瘋人說

U0011069

穆戈——著

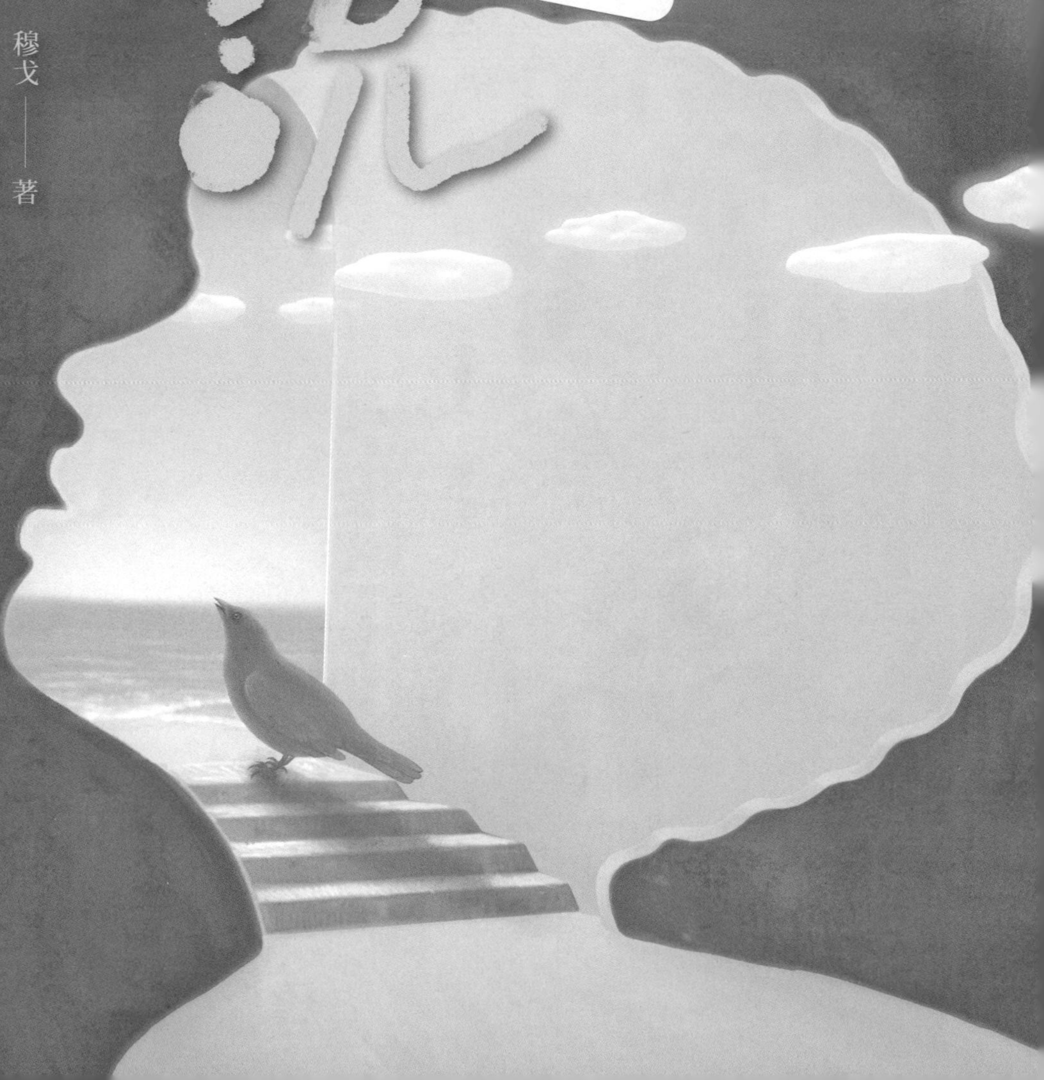

我走著，發現這條走過無數次的病房過道裡，打進來冬日的陽光。
穆戈，你也要向著光，衝！

序言

當我和穆戈成為密友、見識過她的許多作品後，再看到《瘋人說》——一個我完全沒料到的，力發千鈞的敘事系統，我會想：她這就敢處理這麼深刻的命題了嗎？她已經能操作如此複雜的劇情了嗎？

如果你也試圖做個講故事的人，就會明白這背後的考量。

人人都有講故事的願望，但大多數人都止於零碎的片段，或模模糊糊地描述出自己腦中的印象。不是因為大家缺乏什麼，恐怕這就是「故事」的原生形態。所謂的天賦之能，不是上天將豐沛曲折的情節化作一張精妙的地圖展開在誰的眼前那樣，沒有那種「老天爺賞飯」，講故事的天賦與才能是傾盡努力積攢、搭建素材，完成持久高效作業的功率和動能。

一個能把故事講得複雜精細的人，是無論如何都能窮思竭慮找到出路，卻並不滿足於此，進而再將路繞成迷宮繼續給自己走的人。一個能把故事講得龐雜宏大的人，是個有起重愛好的人，他操控著的巨型鏟斗就是要一籮筐一籮筐地吃泥沙，挖得深、裝得滿，才能讓他產生安全感。在這個意義上，我知曉她的天才，既不玄乎，又不可多得。

我腦中的穆戈只長了張大嘴。我這麼說並不是因為沒見過真人——她雖屬於「蛙系」長相，但嘴並不大。我腦中的她是個無需眼睛鼻子的卡通人，有一張嘴巴用來大笑，再把塵世間的喜怒哀懼吸進去大口咀嚼，足夠了。她是個能量極強的人。初識她時，她早年身處一片混沌中的經歷已讓我足夠吃驚。那種感覺，就好像眼看著一個矮矮的小女孩安靜又狂熱地暴食。我會想：這也是你能吃下的嗎？這也是你能消化的嗎？

因為，就在她書中所寫的這段時期，我眼看著她把自己的生活過得千頭萬緒、一團亂麻。她，每天都像開著破冰船在航行。當時，我是那個在她耳邊吹風，提醒她「你明明知道怎麼更容易」的人。我甚至還煽情地說：我知道你或許習慣了承受重壓、力挽狂瀾，但過去你是不得已的，現在你已經有給自己規劃出更輕鬆生活的選擇權，為什麼不願麻木於簡單模式，而要去走一條更難的路呢？

這種話一出，我的心頭忽然盈滿了憐愛和感動。但如果讓我再說一遍，我必不會操著同情的口吻。我應當說：她，就是很強。就算讓她平穩地過日子，她也會拿這股跌宕勁兒寫小說。

我在此與大家溝通，是萬萬不想讀者朋友們沉浸在精彩的故事中，便忘記寫作者的才能。一方面，本就該重視她個人的技藝：故事好看，是因為她寫得好，她還將寫得更好；另一方面，雖然這些故事都有嚴肅的真實背景，但它們並不是照搬生活。描述精神病症的作品會更令人處在焦灼的境地。看到這樣的作品，我們比往常更想知道，這個故事是真的還是假的？有多少是真的，又有多少是假的？如果這個詭異而深刻的故事是真的，那麼，我是不是又往世界的未知黑暗裡前進了一步——我知道前方會發生什麼，下次若是迎面撞上，是不是就不至於那麼慌張？我能不能拿這些故事來衡量身邊的人和我自己？

也許你能在這本書中找到自己的影子，但值得明確的是，這本書是穆戈以現實案例為基礎，輔以心理學知識和藝術加工的手法寫作而成。她塑造了如男護士小栗子、催眠大師韓依依、心理學大拿齊素這些血肉豐滿的人物形象，大膽觸摸原生家庭、校園暴力等社會問題，重新審視精神疾病和社會的聯繫。我想，這些故事最震撼人心的地方，不是治癒疾病的過程，而是揭露病因。

穆戈是一名心理學碩士，也確實曾是精神衛生中心的從業者，但當得知她的這些故事會被一些讀者賦予心理學科普意義，我最初還有些擔心。但當我仔細看過全文後，我的判斷是，她已盡力負責。書中素材沒有胡編亂造，徵引的學說毫不含糊，每一則故事的心理學脈絡都是真實可信的，為了情節完備而補充的部分，也盡力遵照科學。另外，還有一些明顯是製造戲劇衝突的手法，我想沒有誰會以此來質疑全書的可信程度。

我們自然不希望書裡的內容被當作學習或私自診斷的材料，儘管所有的科普性表述她都負責任地傳達，為了幫助理解，還根據故事和病症製作了通俗易懂的病歷。但心理學以及精神病學的研究成果，幾乎無一不是片面的、沒有定論的；我們也不希望故事裡的戲劇衝突，讓過於在意真實性的讀者變得不信任這些故事：真的有渴望死在美裡、又擔心自己死狀不美的藝術家；真的有可以為了母親的哀傷而扮演一隻小動物的小女孩；真的有鑽研了一輩子精神病學、卻恨不得取消這個殘酷學科的大教授。援引我親耳聽過的一句話——來自一位鑽研了一輩子精神病學的大教授——「現在，全世界都觸到了精神病學的瓶頸」。

當DSM（《精神障礙診斷與統計手冊》）診斷標準從第一版到第五版納入越來越多疾病，有些疾病之間的區分度越來越低；當諸如抑鬱症的一些常見病症的診斷範圍在默默擴大；當正念療法、積極心理學等佔據了顯要位置，比起傳統的治療來說更能得到大眾信任……凡此種種，都像在對高傲苛刻的精神病學施以反叛和嘲笑：你真的以為自己很懂嗎？你以為我們一定要接受你的挑剔，才能解決自身的問題嗎？

我第一次深刻地認識到，精神疾病診斷標準只是一定結構內的社會規範，是當我在中產者的世界裡浸淫過一番後，再回到農村的家鄉。我發現，那裡的患病率遠遠高於一線城市，而人們不以為奇，甚至不以為病。你可以悲觀地說，這表明精神疾病的本質是貧窮和掙扎。但說實話，那一下子，我感到世界特別開闊，心裡特別輕鬆。

我也曾痛苦於我來自一個異樣的家庭，好像我們「怪物」在正常人中格格不入，可那天我忽然明白了，我們就是我們那個世界的普通人。而另一個世界更為嚴格的標準，是為了將大家整理得都不那麼麻煩，以達到高效生產生活的要求。這種標準雖有它的好處，但畢竟不是自然的公理。

最有趣也最深沉的，即是這最後一點。書中的齊素，是穆戈本人某方面觀念的戲劇性外化。而這個觀念，不僅毫不偏頗，甚至可以說十分前沿。要說這是什麼，可以從最底層的認知說起。當你去和一個你以為最缺乏知識結構的人聊起心理學，他可能會不屑一顧，覺得所謂的心理治療根本就是糊弄人的、啥也治不了。說一個人有這病那病也是嚇唬人的，「照你這麼說，誰沒病」。

剛進入這個學科不久的學習者可能不會對此反感，因為他們剛嘗到給「變態心理」分門別類的快樂，他們說得出的每一條判斷都是有依據的，令人感到充實的知識都是前人智慧的結晶。但是，只要他們一直往前走，恐怕會驗證到，那些無知者看似粗暴的判斷，幾乎是對的。

這就是我所理解的，齊素說，疾病來自社會與關係。以及謝必的悲劇，表面上看很像現下流行的「輿論暴力」，實質上也是個人與環境的對抗。但是，這個人真的沒什麼問題，無病更無罪。如果可以的話，希望你向上走、向下走、向外走，在你身邊解決不了的問題，可能在別處就會得到解決，甚至變得不再是問題。只有當你留在原有的不適的社會關係中，又感到痛苦，你才需要治療。治療也不是因為你有問題，只是為了幫助你在不那麼痛苦的狀態下，保住你現有的生活和你自己。

穆戈寫這本書，投入了很高濃度的對人類的愛與熱誠，好多次看到書中小實習生莽撞又俐落的質問，我彷彿看到了她本人在我面前眼含熱淚地發出「天問」。從這熱切的初衷裡，我祝願你看完此書，收穫的是自由，因為壓迫本沒有意義。而另一面，從她精心結撰的作品裡，祝願你收穫閱讀的快樂，因為故事本身很精彩。

——本文作者為書中某人

目錄

01 大提琴家——雙相情感障礙

午休結束時，我看見三兩個護士推推搡搡地往康復科走，她們面色潮紅，臉上透著難掩的興奮。擦身而過時，我聽到她們在說：「開始了，開始了，他又開始了！」我心裡了然，知道她們要去幹什麼。她們去看一位病人，一位應當是整個醫院裡最受喜愛的病人。我走了兩步，沒按捺住好奇，也跟著去了。

前些日子，康復科來了位特殊的患者，一位大提琴家。說他特殊，不是因為職業，而是因為病種。他是雙相情感障礙患者，這是一種在抑鬱和躁狂之間來回交替的精神疾病。從他的狀態來看，其實不算特別嚴重，許多程度和他差不多的雙相或抑鬱患者會選擇自主用藥物干預，而不是住院。他卻主動要求住院看管。他不符合重症，又拒絕去身心科，醫院只得把他安排在不上不下的康復科。

我還記得他來門診的那天，我跟著主任旁聽。他清醒極了，知道自己身上發生了什麼，也清楚該怎麼解決。但那場門診我沒能聽完，他禮貌地要求清場，我被請了出去，只有主任和他聊了許久。

我等在候診室外，想著他優雅得體的模樣和濃厚的藝術家氣質。

他出來後，衝我歉意地笑了一下，這讓我有些張惶。清場和隱私管理是病人問診的權利，他完全不需要對我抱歉，該是我唐突了才對。他說：「介意送我出去嗎？」我搖頭，立刻給他帶路，先去藥房，然後出院。其實沒多少路，是他在照顧我的尷尬，讓我總算能做點什麼。

到門口，天下起了雨，是急雨，歪歪斜斜地打進來，被什麼吸引了一般。

我看他好像沒帶傘，問：「您要打個車嗎？」他任雨斜在身上，望了會兒，笑道：「不用，太麻煩，謝謝你。」說完，他直挺挺地走進雨裡，雨更大了些，像因為融入了同類而壯大。

因為清場了，我不知道主任對他病情的最終判斷，也不知道他是否被收治入院。他看起來太清醒了，又從事需要個人空間的藝術職業，我沒想過他願意住院，和別人共用病房。一週後我在康復科見到他時，以為是看錯了，可確確實實是他。他身邊圍著護士，她們正在說笑。我遠遠看了一眼，沒有過去打招呼。我去確認了他的病案，問主任他為什麼需要住院。

主任是重症臨床一科的一把手，年過半百的小老頭，總是一副嚴肅的模樣，經常接診VIP病人，就是他把這位演奏家安排在康復科的。主任只是抬了下眼皮，問：「你打聽這個幹什麼？」我覺得奇怪，我是個實習生，不懂就問很正常，主任怎麼好像有點防備？我又想到了那日的清場，或許是涉及病人隱私，我不該過問。

我沒繼續問，倒是主任突然提了一句：「你別離他太近。」

我追問：「為什麼？」

主任沒再說什麼，把我趕去看病案了。

沒多久，我明白了主任的意思。別離他太近，別對他好奇，你不知道你在凝視深淵。

＊＊＊

我跟著護士們走去熟悉的病房，還沒到，遠遠就聽到裡面慷慨激昂的聲音。果然，這位雙相患者進入了躁狂狀態。

如往常一樣，他的房間聚了四、五個護士，都在「各司其職」，有些人在病房外頻繁路過，有些人慢條斯理照料著其他病人，名正言順看管他的護士就自在得多，看他表情生動激昂，滔滔不絕地演講。她們用目光表達著迷戀，這不是秘密，整個康復科都喜歡他，如果人類有個穴位是專司喜歡的，那他一定不偏不倚地長在那裡頭。

但她們的迷戀裡，似乎又藏著別的什麼，恐懼？抗拒？我不確定。

我也算名正言順的那類，站在門邊看，只要手上拿著病歷本，再按出筆頭，誰也不能把我從那裡趕走。

大提琴家叫賀秉（化名），他此刻精神煥發，身上的病服也斂不去他的鋒芒，他口若懸河，滔滔不絕，彷彿自己是世界上最厲害的演奏家。他講自己的演出，講他那夢幻的第一次登台，講冥冥中接收到從舞台燈光飄下來的啟示——他被賦予了演奏終生的神旨。

我看著他的模樣，哪有半點門診時見過的謙和優雅，他的眼神火熱得如一位吉卜賽女郎，而觀眾都是他虔誠的士兵，我彷彿聽見《卡門》的奏樂響起了。這是典型的躁狂狀態，被稱為「三高」：情緒高，思維反應快，行動速度快。他思維奔逸跳脫，語速極快，舌頭跟不上腦子。

患者在躁狂時，自我感覺是極度良好的，他會覺得自己做什麼都能成功，聰明至極，是個毋庸置疑的能力者。這和抑鬱狀態正好相反。抑鬱是「三低」：情緒低落，思維緩慢，意志活動減弱。所以雙相患者一旦從躁狂狀態跌入抑鬱狀態時，絕望和消極感會因為反差大而更強烈，他們就更痛苦。

他看到我了，熱情地招著手道：「來這裡，過來聽。」

我控制住了自己的腳，沒有過去，這個距離是條安全線。

他毫不在意，只是聲音更大了些，讓我這位不聽話的觀眾能聽得更清楚些。

賀秉說：「我可以用大提琴拉出人話來，抑揚頓挫一模一樣，你們給我找把琴來，我拉給你們聽，你們說什麼我都拉給你們。我在台上表演過這個，你們能想像嗎，那是交響音樂會，我卻擁有無伴奏大提琴表演的機會，我和其他三位大提琴演奏家，他們不是礙手礙腳的人，我覺得不是，那樣的合奏還不錯。網站上有我的獨奏，你們可以去聽，雖然不及現場的萬分之一，演奏一定要聽現場的。朋友們，不要被數位壓縮產物的便捷所蠱惑，別成為懶人！懶人會失去一切感官！他們把享樂和感官搞混了，沒有感官的享樂不是享樂……對，你們去聽吧，沒辦法，你們只能聽網站上的了，但別評論，別評論，請當面對我說喜歡，然後將『喜歡』從你們匱乏無腦的評論字眼裡抹去，那太傻了，說真的……」

他的注意力極快地從一件事飛躍到另一件事，護士們笑著應承，做他囂張樣子的俘虜。儘管我不覺得她們領會了，但不需要領會，她們只需要對他的魅力即時回饋就可以了。他們彼此滿足著，像一道江南名菜——糯米蓮藕，糯米填進蓮藕，蓮藕填進糯米，盤子都是齁甜的。

護士們是被前來查房的康復科醫生趕回前台的。其中一位護士還理直氣壯，說是賀秉不肯吃藥，她才在這看著他好讓他吃藥。

患者躁狂時的服藥依從性確實很差，因為他們不願意從躁狂的巔峰體驗中離開，任何人都無法抗拒躁狂時極度自信自得的舒適感。

護士們回了前台，勸服賀秉吃藥的任務落在了康復科醫生身上，她問賀秉：「怎麼又不吃藥？」

賀秉笑道：「現在好像不需要。」

女醫生說：「需不需要是我來決定的。」

賀秉說：「可是吃藥讓我痛苦，我好不容易暫時結束那種糟糕的體驗，你要把我再推回去嗎？」

我心下一凜，覺得賀秉太會拿捏人心了。

女醫生果然猶豫了，雖然那猶豫很短暫，幾乎讓人遺漏，但賀秉一定發現了。

女醫生說：「短期的痛苦和長期的痛苦，你選擇哪個？你來這裡是希望尋求幫助的，那你得習慣延遲滿足。」

賀秉說：「怎麼總有人讓我延遲滿足。」

女醫生說：「總有人，是指誰？」

賀秉笑瞇瞇地說：「那些把我推入深淵的人。」

女醫生說：「賀秉，我們討論過這個問題，沒有誰把你推入深淵，是你自己走下去的。你現在希望再走出來，對嗎？」

賀秉點頭。

女醫生說：「你發現依靠自己辦不到，所以來找了我們，我十分讚賞你的選擇，這需要很大的勇氣。但你若只想依賴我們的力量，自己卻停滯不前，你的勇氣就毫無作用，你甘心嗎？你不是一個孱弱的人。」

賀秉說：「您高看我了，萬一我是呢。」

女醫生說：「那就把高看變成事實，現在吃藥？」

賀秉說：「可我故事才講到一半，吃了藥，就講不完了。你聽我講完，我再吃，可以嗎？」

女醫生又猶豫了，賀秉熟稔地見縫插針問道：「我推薦給你的歌單聽了嗎？你最喜歡哪支曲子？」

女醫生順著他聊下去了。賀秉成功地為自己迎來了新的觀眾，他又激昂起來，卻與方才同護士講話時的囂張恣意不同，多了一分謙遜可愛，閱歷豐富的女醫生顯然很吃這一套。賀秉遊刃有餘，他似乎總能叫任何一個前來探究他的人被他俘虜，面對兔子女士，他是囂張傲嬌的獅子；面對豹子女士，他是狡黠討喜的狐狸。論如何博取他人的歡心，他像一位心理學博士，但又那麼真誠，只要在他面前，看著他的眼睛，你相信什麼都是真的。他的笑是真的，痛苦也是真的，誰也無法坐視不理。

我沒再聽下去，離開了。不知道賀秉的故事究竟講了多久，才肯吃藥。

＊＊＊

隔天，賀秉就陷入了抑鬱。我並沒有去探望他，我是從護士和同事的狀態上感知到他抑鬱的。實習生同事憂心忡忡，整個上午病案沒有翻過一頁。我問她怎麼了，她說賀秉抑鬱了。我好笑道：「他抑鬱，你絕望什麼啊。」她說：「不知道，就看他那樣，心情好差啊……我都要抑鬱了。」

下班前我去康復科歸還病歷本，一進去就被前台的低氣壓鎮住了。沒有一個人說話，動作都很緩慢，空氣中有被什麼碾碎過的壓抑感。

我問：「你們怎麼了？」

護士們沒心情搭理我：「賀秉抑鬱了。」

他抑鬱不是很正常嗎？他不抑鬱在這裡待著幹嘛？你們見過的抑鬱患者還少嗎？你們能專業點嗎？

我忍著沒把這些話問出來，想起了主任說的「別離他太近」。

護士說：「李醫生已經進去一個多小時了，怎麼還沒出來，這次這麼嚴重嗎？」

李醫生是昨天勸賀秉吃藥，專門負責他的那位康復科女醫生。

我蹙眉，一個小時，就是心理諮詢都已經超時了，她不該還在裡面。有一位能如此影響醫務人員的患者，我不知這是好是壞。一位極富魅力的患者，他的「魅力」會大於「患者」。

可奇怪的是，這群說著擔心的護士們，誰都沒有真的去看望賀秉。是什麼東西把她們拘在這裡，我確信不是什麼愛崗心一類的東西。

我問她們：「你們為什麼不自己去看呢？」護士們陷入了奇怪的安靜。

其中一位嘆氣道：「去多了要著魔的，真的是恨不得替他疼……賀秉這個人，有點可怕。」

一位護士道：「要是真陷進去那可麻煩大了，迷戀還不打緊，心疼多了，真是要出事的。」

我倒是有點驚訝，原來她們是知道「別離他太近」這一點的。

又一位護士故作打趣道：「我只是單純怕他這會兒的樣子勸退我。難得有個賞心悅目的患者，我可不想被這一眼毀了。」她們東拉西扯了幾句又安靜下來，彷彿所有對話都是沉默的倒計時，終點依舊是無聲的恍惚，她們陷入了某種類似集體焦慮中。

我有時覺得，她們的這種焦慮，或許是對生命之神的一種探究，她們看到了旺盛和毀滅的力量在一個人身上同時出現，她們摸到了可能關於精神本質的東西，並恐懼於此——她們處於哪，又將去向哪。

賀秉在這裡就是這麼一位特殊的病人，大家都迷戀他，又抗拒他，想接近，又害怕接近，始終在清醒和渾濁間來回刺探，像個無傷大雅的遊戲。每當他開始躁狂，康復科就如同沐浴在狂歡的酒神祭中，他瘋癲，她們就陪他摘掉腦子；每當他陷入抑鬱，康復科就裹在潰爛的羊脂裡，眼睛淹沒了，思想窒息，神經遊不出去，身體泡得萎縮。

＊＊＊

賀秉每週有一次拉大提琴的機會，兩個小時，在醫院的戲劇心理治療室，這是他哀求了許久得來的。大提琴算高危物品，不允許有衝動傾向的患者接觸，而躁狂狀態是典型的衝動時刻。但是賀秉的表現太好了，他的職業又特殊，不能長時間荒廢大提琴，而且碰不到琴，會加重他的抑鬱。總之不論因為什麼，醫院都對他網開一面，允許他在躁狂和抑鬱的間歇期去拉琴，但他似乎覺得這很尋常。

賀秉在處於躁狂狀態時曾說過：「天賦者擁有特權不是嗎？規則應當不斷地向天賦者妥協。」他說這話時，是一種睥睨天地的語氣，但饒是如此，也不讓人厭惡，而是令人矚目。李醫生放棄了與他溝通這個機會是多麼的來之不易，只讓他謹記慎行，別給她惹麻煩。

跟賀秉打交道久了，李醫生也用賀秉的方式去牽制他，一種以自己為籌碼的手段。假如賀秉說：「我不想吃藥，你忍心讓我吃了藥再回到痛苦之中嗎？」李醫生會說：「你拉大提琴若是出了事，我要負全責，你忍心讓我因為你受責難嗎？」那瞬間，賀秉的臉上似乎出現了抗拒，他顯然不願意背負責任，但那抗拒稍縱即逝。

李醫生為賀秉拉琴出了很大的力，還挨了批評，我看見她被康復科主任叫去辦公室。她面容頹喪，門沒關嚴，一瞥間，我看到她捂著臉對主任崩潰道：「我好像瘋了一樣。」

賀秉第一次去拉大提琴時，我和實習生同事跟著去了，同行的除了李醫生，還有社工科的兩位男性醫生。處在躁狂和抑鬱間歇期的賀秉，恢復了我初見他時的優雅謙和，眸光清冽又清醒，好像連同那位躁狂時的自己都一同寬容了。

我當時不太理解為何要去這麼多人，可是兩位社工似乎挺緊張地盯住賀秉，連主任都半道過來看了一會兒。

賀秉進房間第一句話是：「沒有鏡子嗎？」李醫生一愣，道：「沒有。」賀秉沒說什麼，熟練地調了弦，坐下開始拉琴。我感到李醫生鬆了口氣，她似乎是怕賀秉對琴或椅子或這個房間——對她的任何一項安排感到不滿。

但賀秉什麼都沒說，閒適地拉起了琴，安然接受了這一切，他確實體貼而紳士。

如果說他躁狂的狀態是吸引人的，那麼他拉琴的時候，你會相信他躁狂時說的每一句話都是真的。

他拉了一組巴赫的《無伴奏大提琴曲》，拉到後面，他開始過分激昂起來。

我不清楚是曲子本身如此，還是他的狀態問題，我明顯感受到李醫生的僵硬，她似乎下個瞬間就要衝上前去阻止他。

賀秉拉了兩個小時，沒有誰上前阻攔。他停下來時，喘著氣，面色紅潤，目光赤紅，像是抵達了高潮，戰慄不已。

我明白過來，他在拉琴的時候進入躁狂了。

他似乎下意識去找什麼，但沒找到。後來我才知道，他在找鏡子。

他許久沒有從椅子上站起來，在某個瞬間，我眼睜睜看著他開始陷入絕望，那個過程觸目驚心，我不知道原來有人崩潰起來，是這麼迅猛而無聲的。

賀秉是被兩名社工扶回去的，我沒再跟著，沒敢跟著。

實習生同事回去之後就有些著魔，她哭了，眼淚嘩嘩地掉，我不知如何安慰，傻愣在那裡。我一直認為，在音樂會上哭泣的人，別去碰她。她哭了許久，忽然瘋魔般地盯住自己的手腕，將指甲橫了上去。

我看著她，狀如尋常地輕拍她一下說：「你在幹什麼？」她回神般拿開了指甲，彷彿被燙到了一樣。她似乎也覺得自己不正常，說：「就……想知道一下那種絕望是什麼感覺……真的有這麼絕望嗎？」她搖頭，似乎想甩開這些念頭：「我跟瘋了一樣。」聽到這句，我眼裡，她的臉和李醫生對著康復科主任崩潰的臉重合了。

＊＊＊

偶然的機會，我終於見到了一次賀秉的抑鬱狀態。

我當時是去訪談他房間裡另一位病人的，剛進去，就走不動路了。我的目光定在了賀秉身上，我無法形容那種痛苦具象化後的模樣。他脆弱極了，好像空氣裡只要再多一口呼吸，就能把他壓垮。我也不自覺屏住了呼吸。護士們、實習生同事和李醫生著魔般感同身受，我領會了這樣一個在躁狂狀態時張揚到極致的魅力者所展現出的脆弱，能把人逼瘋。我想起了護士們的話：「你恨不得替他去痛啊……太可怕了。」

沒錯，我面前有一隻被雨淋濕的小狗，而我手上恰好有毛巾，有什麼辦法能阻止我上前替它擦乾？他的哭聲聽著很像大提琴，讓我想起了實習生同事貼近手腕的指甲。抑鬱者把深淵展現給人們看，他們不得不看那些原始的黑暗，於是他們背過身去，假裝看不到。而抑鬱的演奏家，把深淵演奏給人們聽，他們終於從大提琴悲愴的聲音裡聽到了原始的黑暗，去到比荒蕪更荒蕪的地方，所以他們不得不去思考，去共情。

像那個縮回去的好奇的指甲，我朝著黑暗摸索一步，然後落荒而逃。

沒幾天，我聽說李醫生不再是賀秉的主治醫師了。她主動要求的，換了一位黃醫生。我看著那位黃醫生，覺得她不過是下一個李醫生。趁李醫生休假前我去找了她，她的狀態似乎不太好，但輕鬆了不少。

我問她賀秉為什麼想住院。

李醫生說：「你主任沒讓你別好奇嗎？」

我有些窘，還是問：「他是不是想自殺？」

李醫生沒否認：「他是有嚴重的自殺意向。他怕自己哪天沒忍住自殺了，所以要求住院管理。」

我點頭，雙相是所有心境障礙中自殺率最高的，超過重度抑鬱，在那樣兩極的反覆中交替極樂和極悲，痛苦會被無限放大，撐不下來太正常了。我說：「他想自殺，為什麼來尋求幫助？我是說，他明明可以順應自己。」

李醫生沒回答，我就這麼等著她。良久，李醫生說：「他死不了。」我十分不解。

李醫生說：「他覺得死了，遺體就不美了，他不能接受這點。」

我愣了好一會兒。

李醫生接著說：「他就是怕失手殺了自己，產生了不美的遺體，所以要求住院管理。」

我恍然大悟道：「所以他不是怕死，而是怕遺體不美？」

李醫生說：「這要怎麼說得清。因為怕遺體不美，所以不敢死，可他的抑鬱症讓他又想死，他在這兩種反差的情緒裡煎熬著。」

我說：「無論什麼死法，只要是死了，他就覺得遺體不美？」

李醫生「嗯」了一聲。

我一時不知該說什麼，不可思議的是，李醫生的這個描述竟然讓我覺得很驚豔，而不是憂慮。

＊＊＊

賀秉接受了一次轉病房問診，看是否有必要從康復科轉入重症男病區。這次他沒有要求清場，我旁聽了。實習生同事沒敢來，她開始有意識地迴避賀秉。這是一次常規問檢，我沒有準備筆記本，怕冒犯他，很老實地旁聽。

來的賀秉是間歇期的賀秉，溫和有禮。主任按精神檢查的標準順序查問了意識、感知覺、思維、情感、意志、行為等問題。

主任問：「一個人時會聽到什麼聲音嗎？」

賀秉說：「沒有。」

主任問：「吃飯嘴裡有怪味？」

賀秉說：「沒有。」

主任問：「身上感覺小蟲爬？」

賀秉說：「沒有。」

主任問：「看東西會忽大忽小嗎？」

賀秉說：「不會。」

主任問：「自己的臉一直在變？」

賀秉說：「沒有。」

主任問：「時間會忽快忽慢嗎？」

賀秉聽到這，似乎是覺得問題滑稽，笑了一聲。這笑聲明明帶著冒犯的意思，但就是讓人討厭不起來。

主任問完了例行問題，在電子病歷裡寫上「未引出錯覺、幻覺，未見明顯思維聯想障礙」，然後開始問個人化的問題。主任說：「平常喜歡在什麼位置拉大提琴？舞台之外的時候。」

我聽到這句，愣了一下，想起我考研面試時主考老師問我：「平常習慣在什麼位置寫作？」我頓了一會兒才回答：「床上，靠著。」我至今不知道他問這個的意義，但這個問題似乎有助於他看穿我，他問了相當多這樣讓我惴惴不安的問題，感覺他能從我任何一個回答裡輕易獲取令我羞恥的底細。那場面試讓我有了心理陰影，在學院看到那位老師我都會低頭走。

賀秉顯然比我鎮定多了，他毫不猶豫道：「鏡子前。」

主任問：「為什麼是鏡子前？」

賀秉說：「我喜歡看自己拉琴，以一個觀眾的身分。」

主任說：「可以詳細說說那時的體驗嗎？」

賀秉想了想，說：「我坐在鏡子前，很大的鏡子，能把我和我的背景全都囊括。我看著自己，一邊拉琴，一邊幻想我在樂曲高潮中死去的樣子。清醒後，看到自己還活著，後悔極了，又有些慶幸，沒看到我醜陋的屍體。」房間陷入了一刻安靜。

主任很快淡定地把問詢繼續下去了。我在一旁聽得如墜雲霧，心不在焉。

結束前，主任問：「你現在還是想死嗎？」

賀秉說得很真誠：「想啊。」

＊＊＊

我跟主任請求能否訪談賀秉，本以為要費一番嘴皮子，沒想到主任一口答應了。

主任說：「你知道兒童性教育科普的重要性之一是什麼嗎？」

他跳躍的思維讓我顯得有些笨拙，但我還是老老實實回答：「越壓制越好奇，與其讓孩子通過私人或不正當管道去滿足好奇，不如直截了當告訴他。兒童一旦意識到性不是件不可言說的事，好奇心就不會那麼蹦躂。」

小老頭兩手一攤，聳肩道：「去吧，孩子。」

我抱著本子去了，挑的是患者活動時間，病房裡就他一個人，間歇期的他讓我沒那麼緊張。我見著他就先鞠躬：「老師您好，我是醫院的實習生，專業是心理學，對您很好奇，想與您交流一下，希望不會冒犯到您。」

賀秉語氣淺淡，淺淡裡似有一分不以為然：「心理學？」

我知道許多藝術家對心理學都有些詬病，可能是將精神量化的學科讓他們自由的靈魂深感抵觸。科學界就相反，他們永遠嫌心理學量化得不夠徹底，可檢驗性不夠高。哲學家的詬病可能就簡單得多，單純嫌它淺薄而已。我真誠道：「對，如果在交流過程中，您感到任何不適，您隨時可以終止交流。」

賀秉問：「為什麼對我好奇？」

我說：「藝術家離我的生活不那麼近。」

賀秉說：「你迷戀藝術家啊。」

我說：「未知全貌，不敢說迷戀。」

賀秉問：「你應該毫不猶豫地說是，否則我是為什麼而演奏？」

我沒回答他，只是拿出手機說：「老師，我可以錄音嗎？」

賀秉沉默片刻，溫和地搖頭：「最好不要，手機的錄音音質都很差，我不希望我的聲音以這種音質呈現。」

我立刻收了手機說：「您拉大提琴，對嗓音也很關注啊？」

「眾多樂器中，大提琴的聲音是最接近人聲的，所以聽起來，它總是如泣如訴。」他指了指自己的喉嚨，繼續道，「人人這兒都有一把『大提琴』，請諒解。」

我點頭如搗蒜。寒暄得差不多了，我打算拋棄所有心理預設或是問話技巧類的東西，直接進入正題。

我做諮詢時比較怕遇到的，是我人生閱歷無法覆蓋到的人，我不能在這些人手上討到一點好，在他們眼裡我淺薄得如同繈褓嬰兒，賀秉顯然正是這一類人。那怎麼辦呢？只有真誠了，真誠地袒露我的愚蠢，並不可恥。

我開始提問：「老師，您說獨自演奏時喜歡對著鏡子，這句話讓我想到了一個人，他叫納西索斯，您或許自己有想到過嗎？」納西索斯是希臘神話裡自戀的神，愛上了自己在水中的倒影。

賀秉笑了，說：「你是想說我自戀？」

我解釋道：「就是想到了，來徵詢一下您……想知道，您不想見到的醜陋屍體，是真實的自己，還是鏡子裡的自己。」

自殺干預的第一課，就是不要忌諱和自殺意向者討論自殺的問題。不只要問，還可以詳細地討論，知道他的自殺決定到哪一步了，只是個想法，還是準備好操作的工具了，或是已經實際操作過了。不同階段的自殺者危險性也不同，已經實踐過一次自殺的人，無疑是最危險的。

賀秉這次沉默了片刻才道：「這倒是個有意思的問題，我沒有想過。」

我說：「我也只是瞎想。您一方面想死，這種想法對自我是有強烈破壞性的，可另一方面又不願意破壞身體形象，這其中有明顯的矛盾，除了審美原因……單從我的專業角度，我想，會不會是您想殺死的是真實的自己，而想保護的是鏡中的自己。畢竟鏡中的自己，只是身體形象的化身。或者倒過來，您其實厭惡身體形象？想殺的是鏡中的自己？」

賀秉陷入了長久的沉默。「我不是道林．格雷。」

我侷促不安起來：「這只是我不成熟的猜測，我覺得也許跟您討論一下這些問題，對您理清楚矛盾有幫助。我不確定您的抑鬱是否包括這種自我拉扯的痛苦，所以擅自決定跟您聊這些……您完全可以忽略它們，我只是個不成熟的實習生，我的話沒什麼分量。」

賀秉恍惚片刻，看著我笑了笑：「沒事，在我還不成熟的時候，也很喜歡到處給人拉琴，特別喜歡給前輩拉琴，等著他們評價我。」

我頓時鬆了口氣，覺得他給了我講下去的勇氣。賀秉真的太溫柔了。

我閉了閉眼，心一橫，決定繼續說下去，可接下來的話可能更冒犯。我說：「老師，您似乎很喜歡笑。」

賀秉說：「這有什麼奇怪嗎？」

我說：「就是覺得您笑得越好看，您在抑鬱狀態時讓別人越崩潰。」

「別人。」賀秉咀嚼了一下這兩個字，淺笑輕言，「我還得為別人負責嗎？」

我說：「老師，您或許聽說過反社會人格障礙嗎？」

賀秉說：「略有所聞，你說說？」

我說：「反社會人格有一種核心特質，叫精神變態，這是個術語名詞，和常態作區分而已，沒有冒犯的意思。」

賀秉看著我，示意我說下去。

我說：「『精神變態』的特徵是，喜歡欺騙，不願承擔責任，無道德感，追求刺激。反社會人格者都是極具欺騙性的，更好理解的說法是，他們其實都很有魅力，很聰明，能讓聽他們說話的人都相信他們所說為真，輕而易舉被他們騙到，反社會人格者是非常擅長博取歡心的。」

賀秉說：「那他們似乎很適合做演員。」

我一愣：「……這是我第一次聽到的說法，也挺有意思的。」

賀秉說：「然後呢，好欺騙，擅長博取歡心，你覺得我是？」

我說：「因為有研究發現，男性的反社會人格特質和女性的自戀人格特質之間是有關聯的。有學者認為，反社會人格和自戀型人格只是同一個人格在不同性別上的表徵……我就是想說，精神變態的特質和自戀特質，也許是有關係的。」

賀秉歪著頭：「而我好像都具備，所以你懷疑我反社會啊？」

我搖頭，討好道：「不是，我說這個主要是想問，精神變態的好欺騙，都是有目的的，或許是為了騙取錢財，或許是獲取精神刺激。老師，您的目的是什麼呢？」

賀秉看著我。

我說：「您來這裡，是希望我們幫您什麼？」

我繼續道：「您想讓這些對您迷戀不已的人，幫您取消自殺念頭，保住美的身體，還是，您希望她們幫您克服不美的念頭，送您去死？」

賀秉盯住我許久，笑問：「我不能是單純來治療雙相的嗎？沒了這病，這些念頭自然迎刃而解了。」

我站了片刻，朝他鞠了一躬：「如果是這樣，請您原諒我所有冒犯的猜測。」

賀秉看了我一會，又道：「我既然來了醫院，醫院會同意第二種選擇，讓我去死？」他的語氣有些奇怪，有些諷刺反問，又似乎帶著認真。

我立刻搖頭。賀秉沒說什麼，但他的表情似乎跟我透了底。

我恍惚著想，李醫生知道嗎？主任知道嗎？賀秉來這裡，不是來找醫生的，可能是來找兇手殺死自己的。

離開前，他撐著下巴忽然對我說道：「但你好像不是來勸我的。」

我僵了一下，慌不擇路地逃跑，那一刻，我隱隱意識到，我好像犯了一個錯誤。

＊＊＊

「開始了，開始了，他又開始了。」這一天，熟悉的聲音響起，賀秉的演出時間又到了。但這次好像不是在躁狂期。我問走得急促的護士：「這回又怎麼了？」

護士說：「外面下雨了，他說想去外面拉琴，正鬧著呢，黃醫生勸不住他。」

我看了看外面的瓢潑大雨，想起初見他時他走入雨裡的樣子，他似乎很喜歡雨。

今天本來也是他一週一次的拉琴時間。

我到那裡時，他們似乎已經談妥了，只是要換一個拉琴地點。換哪裡好呢，哪裡既能看到雨又不會吵到別人。

我謹慎地開口：「要不就去實習生休息室那裡？離病區挺遠的，那兒有個小花園。」事情很快就這麼定下了。

我拿著鑰匙跟他們同去，擺椅子，擺譜，找避免琴被雨淋到的最佳位置。譜架被賀秉瀟灑地移開了，他又開腿，坐上去，擺好琴就開始演奏，琴聲混著雨聲，我覺得這一幕太瘋狂了。

這麼多的醫護人員，怎麼能讓一個患者如此稱心如意呢？他是怎麼做到的，好神奇。

雨越來越大，他越拉越歡暢，琴聲聽著不似以往的悲愴，他拉出了祭典的味道。但他沒能拉多久，雨太大了，還時不時打雷，雨飄進來打到琴上了。我們只得再次轉移地點，回到戲劇心理治療室。進去時，我驚訝地發現那兒擺著一面鏡子，雖然不大，不像賀秉說過的能容納他和他的背景，但也足以容納他自己了。

他第一次拉琴之後，我沒再跟著來過，所以不知道這面鏡子何時擺在這兒的。看賀秉習以為常的模樣，該是很久了。椅子就置於那面鏡子前，賀秉走過去，坐下，繼續剛才的音樂，樂聲卻從祭典般的歡快變成了月下獨酌的悽楚，悲愴感又蔓延開來。也許是大提琴的特質，再喜悅的曲子都能拉得很悲傷。

我聽他拉得越來越急，越來越急，我的腦海中有了一些畫面，像是《歡樂頌》裡，人們在酒神祭上撕裂自己身體的畫面。我有了不好的預感，只能緊盯著他，在旁的兩名社工也往前走了一步，面帶防備。

然後在某一時刻，我什麼都聽不到了，只能看到黃醫生面色驚恐地大喊著什麼，兩名社工衝上前去。

賀秉在樂曲高潮中，忽然面目猙獰地折斷琴弓，朝自己的胸口狠狠扎去。

慌亂，掙扎，制伏，所有一切在我眼裡都成了慢動作，我愣在那裡，不會動了。
賀秉在尖叫，用他曾說過的第二把「大提琴」，發出了可怕的、非人的聲音。
他沒有成功，他被攔了下來。社工的手被斷裂的琴弓扎傷了。
賀秉不再被允許拉琴。
賀秉開始計畫出院。
賀秉的經紀人來和醫院周旋這些事，醫院以他有嚴重自殺傾向為由不肯放行。
賀秉的粉絲給醫院寄來了恐嚇信。
賀秉成功出院了。
他出院那天，又是雨天，他一如往昔，直挺挺地走入了雨裡，像赴一場雨的約會。
他的深淵依舊在他腳下，只是我看不到了，醫院看不到了。
我有個朋友，寫作天分很高，她曾常年處於死亡陰影中，總是想死去。她認為死亡傾向是不可糾正的，是終極的，它像個巨人那樣橫亙在她的頭頂，她時刻受著死亡的恐嚇，需要做些事來緩衝這種恐嚇。死亡的威脅有時會成為她的寫作趣味，她也會為了寫作而放大這種趣味，但死亡比寫作大。討論兩者的關係時，她說：「寫作就好像是一個露台，令人感受自己的夕陽，然後才能對黑夜抹去一點恐懼。」
剛認識時，我還會像其他人一樣勸她，可收效甚微。後來有一日，我對她說：「你想死就死吧，在死之前，盡可能地留下作品，等你覺得留夠了，就去死吧。」她哭了，說我的話讓她第一次從死亡陰影中有了解脫，她從沒有對任何一句死亡勸解產生過反應。
從那天起，我好像就失去了勸慰一個想死的人的能力。
她現在過得很好，剛從北大中文系碩士畢業，成了一名圖書編輯。儘管死亡這個巨人依舊在她身邊，但她不那麼無力了，活得很陽光，文字作品也更加寬厚有力量。
也許這些藝術追求者們，和生命爭奪的不是死亡，而只是一個，邂逅死亡的權利。

【精神衛生中心　住院記錄】

入院時間：2015/8/17　17：30

科　室：康復科	病　區：男病區	床位號：3
姓　名：賀秉	性　別：男	年　齡：35
監護人：賀祥	關　係：父	住院號：520

主述

嚴重抑鬱，有自殺傾向。

個人史

音樂家，出生本地，未到外地居住。無特殊毒物接觸史，預防接種不詳。喜歡誇大事實，具有欺騙性。無菸，酒、藥物等不良嗜好。

病程和治療

三個月前，患者在鏡子前拉提琴，數次萌生強烈的自殺傾向，自願入院接受管理。有抑鬱和躁狂來回切換的表現。躁狂時，患者自我感覺極度良好，抑鬱時情緒低，思維反應慢、行動遲緩，對自己的評價極端消極。

精神檢查

查問意識、感知覺、思維、情感、意志、行為等問題，未引出錯覺、幻覺，未見明顯思維聯想障礙，患有明顯的抑鬱和躁狂來回切換症狀，混和發作。

初步診斷

雙相情感障礙。不符合重症，建議收入康復科。

簽名：李瑤 2015.10.11

02 躁狂症——家庭系統療法

「該死的，我真想辭職。」臨床二科女病房的護士小栗子說。

小栗子是女病房唯一的男護士，因為他一頭褐髮燙得蓬蓬卷，像個栗子，我們都親切地喚他小栗子。

我正坐在他的位置上翻看病案，打著哈欠問：「又怎麼了？」

小栗子簡直快把他的栗子頭抓爆，吐槽道：「還不是那個于美娟（化名），我要瘋了，世上怎麼會有這麼難搞的女人！」

我心不在焉應承：「不然你以為你在哪兒。」

被我吐槽後小栗子開啟了靜音罵人，沒罵兩句護士台的呼叫鈴又響了。小栗子下意識抖了一下，一看房間號和床位，立刻面如死灰。「又是她，第六次了，今早的第六次了。我要辭職，我今天就要辭職……」我笑了笑毫不在意，這句話是小栗子的口頭禪，他說了半年了，到現在還是老老實實待著。

小栗子幾乎是飄過去的，飄到一半又回來了，哭喪著臉說：「穆姐，要不你去吧，我真的搞不定她。」

我攤手：「我也不行啊。」

小栗子雙手合十：「整個醫院也就你肯聽她叨叨，救救我吧。」

我捏開他的「爪子」，老神在在地說：「嗐，這不都是修煉嗎，少年人，要敢於直面生活的暴擊。」

小栗子瞪大了眼睛，叫道：「暴擊？她那是天雷！核爆炸！彗星撞擊地球！」

一來二去，我耐不過糾纏，還是被他拉去了。

我們到了于美娟的房間，就見她雙手抱胸，站得跟杆槍似的，皺眉盯著一旁的床位。見到小栗子進來，她立刻像只鬥雞一樣地戳了過來。小栗子下意識想往我背後鑽，但礙於男人的面子，他勉強穩住了。

于美娟指著隔壁的床位說：「我之前說過，這個尿壺放的位置不合理，這位老太太尿頻尿急，經常下床來回走動，我的床位和她就這麼點距離，尿壺放在這，能不碰到嗎？今天她不小心把尿壺踢過來了，明天萬一踢倒了呢?!」

小栗子解釋：「這些床位的距離都是固定的，不好調整，我已經向上面申請了……」

于美娟一揮手：「你前天就說去申請了，效率這麼低的嗎？挪個床位而已，非要人催著，你們自己就沒這個意識嗎？」

小栗子憋著氣道：「你來之前就沒人說不合理。」

于美娟冷笑：「那我現在說了，我就不是人嗎？」

小栗子不說話了。

于美娟氣焰高漲起來：「沒人提你們就不去關注，這麼懶散，況且這裡是精神病院，一些病人根本都意識不到要反應。察覺病人無法表達的情緒，難道不是你們的本職嗎?!」

小栗子這下不願意了：「不好意思，每天光是應付病人說出來的問題，我們已經很忙了，顧不上表達不出來和自己想太多的。」

我拉了一下小栗子。

于美娟露出得逞的笑容：「那你們到底忙出了個什麼東西?上週我說要在病房放盆植物，植物呢?床位的事情好幾天前就說了，回饋呢？」

小栗子深吸口氣：「于女士，植物的事我跟您已經說過很多次了，一些患者會把土當成食物，您房間就有一位，這是高危物品，不能放在房間。床位的事我確實已經上報了，這些都要走流程的，您能不能有點耐心。」

于美娟說：「那你們應該把亂吃東西的病人弄去一個房間，把希望看到綠植的患者都分在另一個房間，不然成天這麼死氣沈沈的，病人心情怎麼會好？」

小栗子已在抓狂邊緣：「床位分配哪有你說的這麼容易……」

我知道，他確實擺不平了。我把小栗子拽到了身後，掛上笑：「不好意思啊，于姐，你再等等吧，醫院的擺設都是經過考量設計的，我們也希望最大程度給病人提供方便，但極少數人提出異議的話，我們也確實要商議。我們很重視你的建議的。」

于美娟消停了一會兒，看著我說：「你今天來得挺晚。」

我有點驚訝，我說過要來嗎？想了好一會兒才恍惚記起來，上週好像答應過她，今天要來找她。

我順著她的話說：「啊，因為要看的案例比較多，所以晚了些。你知道的，主任給我的任務。」

于美娟皺眉道：「你們主任就是個木的，成天看案例有什麼用，要多跟活人交流啊。我們這不都在嗎，不比你研究那幾個破字管用？」

我忙點頭說：「對對對……那于姐你等下，我去把桌上的案例收收，還攤在那兒呢，順便跟主任再回饋一下你床位的問題，一會兒來跟你好好聊。」

于美娟擺擺手道：「嗯，去吧。」

＊＊＊

出了病房，小栗子長舒口氣，學著于美娟的語氣作怪腔道：「嗯，去吧。還當自己是領導似的，真受不了。」

我沒搭腔，走了幾步，停下步子說：「你以後不要再說『你能不能有點耐心』這種話，沒禮貌。她是躁狂症，本來就沒有耐心。」小栗子撇了撇嘴不太高興。

我點了下他的頭說：「這話她在外面聽得夠多了，不想來了這裡還要聽，你越說她越來勁。」

小栗子「哦」了一聲，還是不解氣地說：「那她出去啊，早可以走了，我們比她還盼著她出去呢。」

我搖搖頭走快了些，收拾完病案想去找主任說床位的事，走了兩步又停下，折返去于美娟的病房。

醫院說是會回饋，但一兩次之後沒做出實際行動也不用再去說第三次了，大家都是如此，沒過多的精力耗在一件事上。我們都不是于美娟。

于美娟是兩個月前來醫院的，因為闖到別人公司大吵大鬧「發起了瘋」，擾亂公共場所秩序被員警送來的。照她自己的話說是：當時不知怎的，身體不受控制，意識出走了。

她是輕度躁狂，診斷過後早就可以出院了，但沒有家人來接她，於是一拖就是兩個多月。這兩個多月，她每天都在向醫生詢問，自己到底什麼時候能出院。也是，任何一個認為自己沒病的人，都想立刻從這裡出去。

但醫生總也不放行，因為沒有人來接她。聯繫是聯繫上了，她有三個哥哥一個弟弟，但聯繫之後也都沒了後續。醫生都對她感到頭疼極了，因為她言辭犀利，愛上綱上線，總認為自己早就該出院了，是醫生工作沒做到位。她手上積壓著一堆的工作，根本耽誤不起。

于美娟之前是一家上市公司的領導，生意做得不小，頭腦活絡，嚴肅強勢，這種習慣也帶到了醫院裡，一有什麼不滿意，就和醫生護士辯論。她聲音很大，又有理有據，每次挑刺都像一片陰影壓在醫生護士身上。誰都不待見她，又不得不處理她的訴求，都盼著她早點出院。

我第一次見她，是她入院後的第二週。當時是為了畢業論文需要訪談幾個意識清晰的患者，主任帶我去見了她。沒說幾句主任就溜了，留我一個人跟她大眼瞪小眼。

我其實緊張極了，來之前就知道，這個女人很難搞，現在見到主任跑得這麼快，我心裡更加緊張了。

于美娟本來還在跟主任嚴肅地磋商出院的事，說到一半時主任藉口走了，她的話來不及收，很不滿意，追了兩步繼續喊。主任走得更快，開門後警報聲響起，紅色的燈喧嘩著。她發現自己的聲音被警報聲蓋住，喊得更大聲，直到門關上，警報聲消失，于美娟的尾音還重重迴盪在病區。

場面其實有點尷尬，但于美娟不在意，她擺出一副勝利者的架勢，對我這個見證者稍顯和顏悅色起來。

和她接觸了一陣子後，我覺得她不難搞，可能全醫院只有我一個人這麼覺得。擺平她的辦法很簡單，只需要閉嘴，聽她說話就可以了。她一個人就能把對話延續下去。我不用擔心交流間隙的空白和稍顯侷促的回應，她的表達欲會幫我把那些侷促一筆帶過。

躁狂的特點便是如此，話多、思維快、語速快。說話確實帶有很強的攻擊性，無論說什麼都像在批評和說教，但只要不回饋那些攻擊性的詞彙，她就不會失控。而我正擅長於此，自然地袒露柔軟、迴避刀刃。

也許是閱歷的關係，我確實把她的話當成了教育，誠懇地聽，也會認同。於是她對我也軟了下來，認真地教，我們達到了某種互補，關係還算和諧。她家算是書香門第，祖上是做茶生意的，她能如數家珍列舉任何一種茶的發展史，跟我說她做過的茶葉買賣，遇過的茶商騙子，並教我如何通過觀察茶色來區分真偽。

她的病服口袋裡偷藏著前幾日剝下的橘子皮，用紙巾包著吸收水分，攤開時已經乾了許多。她拿了一片遞到我嘴邊：「嚼嚼，挺甜的。」

我頓了一下，就著她的手吃了。她的手很柔軟，聞著有一股橘子清香，和她的強勢性格不同。

餵完我，她自己也嚼了一片，再看了看門外，小心藏起了橘子皮，抱怨道：「你們這地方也是，這個不許那個不許，藏個橘子皮都不行，別跟他們說啊。」

我笑著點頭。

主任知道我吃了她的橘子皮，匪夷所思地看著我：「病人給的東西你怎麼能隨便吃？」

我說：「她遞過來了……」

主任微笑道：「她給你遞把刀子，你也撞上去啊。」

我寫了五千字的檢討，于美娟的橘子皮被沒收了。

不出所料，這日的女病房又不太平，護士台的呼叫鈴快被按瘋了。小栗子說得口乾舌燥，跑得腿都軟了，最後沒人再去理她。於是，于美娟又開始寫信往院長信箱裡投，痛斥醫院規矩的「不合理不人道」。寫了一次後，她似乎發掘了新的樂趣，開始一天一封地寫，常年無人使用的院長信箱幾乎被她填滿了。

後來院長真的來見了她一次。那次我沒在，聽說院長在交鋒中也敗下陣來，灰溜溜地逃遁了。于美娟像只旗開得勝的孔雀，只不過欣賞她美麗尾羽的只有她自己。再後來，病區的院長信箱，不知怎的就被撬掉了，只剩兩顆生了鐵銹的螺絲釘在牆上。拿著信過去的于美娟，手沒能抬起來，她立在原地，盯了那空置的牆面很久，一動不動。

我正好撞見這幅畫面，那樣安靜立在信箱前的于美娟，頭頂燈光昏暗。

＊＊＊

沒了院長信箱，護士台的呼叫鈴又熱鬧了起來。

我每週會去見她兩次，她總有不同的經歷與我說道。她做過建築行業，跟我講建築保險，講爛尾樓工程，講她怎麼虎虎生威帶著一票人去堵那些偷工減料又把帳做平了的工程貪污商，講她如何利用法律懲治那些逃避責任的開發商。她也會講些年輕時南下的窮遊經歷，去了哪裡，見了什麼，遇到什麼匪夷所思的故事，但那些匪夷所思只是對我來說，於她而言好像尋常極了。她鼓勵我多出去跑跑，我說窮，跑不了，她就不屑極了：「現在年輕人越來越不懂窮遊的魅力，誰說要錢才能玩了，沒錢也能玩出很多花樣，你們不懂。」

她閱歷豐富，經驗老到，儘管帶著一些妄想的成分。但在聽她講話時，我並不怎麼能分辨得出來。從她的言辭聽來，她是一位很會生活的女強人，對現狀有強烈的不滿：手上要處理的工作太多了，在醫院每拖延一天都在損失，這份損失我們賠不起。

但她並沒有顯得太過焦慮，她明理道：「我也知道你們要走流程、講規矩，我不為難你們，只希望你們效率高點，我特別受不了低效率。你們要是在我手下工作，早就被我開掉了。」

小栗子聽了極其不屑：「什麼女強人，女強人能混到這裡來？都百八十年前的事了還成天拿出來說，真的是有病。」

我一直都沒有去看于美娟的病案，不知道為什麼，也許是不想戳穿她跟我說的一切，也許只是出於對「朋友」的本分，不去窺探她不願袒露的隱私。

于美娟跟我說得最多的，是她三個事業有成的哥哥和弟弟，兄弟們似乎都很光宗耀祖，她說她是受寵的妹妹。

小栗子不屑道：「受寵？受寵怎麼沒人來接她？電話倒是都打了，就是一個都沒空。今天拖明天，明天拖下週，估計她明年都還待在這兒。」

于美娟最常提起的是弟弟，弟弟長弟弟短，但她不怎麼形容弟弟，只會說些細枝末節的事。我問：「你弟弟是個什麼樣的人？」于美娟就笑笑，神色溫和下來：「他啊，是個好過頭的人。」好過頭？那為什麼不來接你？我沒有問出口。

＊＊＊

有于美娟在的地方就是戰場，這是近日裡臨床二科女病房公認的事實。她身為鬥士，不光據理力爭自己的權益，還幫其他患者爭取權益。有位患者因為病情發作被綁在椅子上，在開放公共區域活動的時候消停了，他開始哭訴，但沒人發現。于美娟氣勢洶洶衝到護士台，要求護士給患者鬆綁。

小栗子說：「鬆綁出了事你負責嗎？」

于美娟說：「能出什麼事？你就在旁邊盯著，你是廢的嗎？哪有人需要二十四小時綁著的，綁豬呢！」

小栗子說：「那……我也做不得主，醫生說了算。」

于美娟冷笑：「你們除了會把醫生搬出來還會做什麼？什麼事都是醫生背鍋，那要你們來幹嘛？」

小栗子說：「你說話能不能不這麼難聽！」

于美娟說：「那也比不得你們做的事難看。」

小栗子差點擼袖子了。幾個護士把他攔住，他靜音罵了好久，還是去問了主任。主任耐不過，來看了一下又走了，避開了于美娟，只讓小栗子傳話：「這個患者的發作間歇期很短，不能鬆綁。」

于美娟轉身就走，腳步有力，拖鞋走出了高跟鞋的動靜。

上午晨會時間，一群患者擁在閱讀室看新聞聯播，但他們聊天的聊天，看書的看書，發呆的發呆，幾乎沒人在看電視。只有于美娟認真在看，還做了筆記。晨會結束後，她拿著筆記去找小栗子，說根據國家出台的某某醫療政策，病房應該做出以下改進，並開始朗讀記錄下的條款。

小栗子聽得頭暈眼花，哪裡有這樣的政策，都是于美娟在強詞奪理。

被駁回之後，于美娟還杵在那裡，高聲道：「那晨會時間的電視能不能換換，那電視是給病人看的還是給護士看的？怎麼都是護士在轉頻道，不是病人在轉？」

幾個護士面上露出了不悅，小栗子還是一板一眼說出那句老話：「我去反應一下。」

于美娟冷笑一聲，也學小栗子的靜音罵，對他做出口型：「廢物。」

小栗子又擼袖子了。

＊＊＊

中午吃飯，我們脫了白大褂堆在門口，再進去食堂。小栗子無精打采像顆乾癟的黃豆，排隊時他「啊」了一聲，抓著他的栗子頭道：「我忘拿飯卡了……穆姐，借我你的刷吧。」

我有心敲打他，問：「你最近怎麼像遊魂似的？」

小栗子嘆氣：「太累了……于美娟到底什麼時候能出院？我覺得我會比她先出院……肉打多點穆姐，那個蹄膀也要，還有鴨腿。」小栗子吃了兩大盤肉，心情似乎好了點，但還是目光呆滯。

他問我：「穆姐，你覺得我適合在這裡工作嗎？」

我聳聳肩：「我不知道，我也只是個實習生。」

小栗子又陷入呆滯，差點把筷子往鼻孔裡戳。吃到一半來了電話，是主任。小栗子接起，「嗯」了幾聲後，漸漸容光煥發。「真的嗎？好好好，我吃完飯就去弄！」

我問他：「怎麼了？」

小栗子高興道：「上面同意了，給于美娟房間的那個異食症患者換房間，然後給普通病房引進植物。」

我很開心地說：「太好了。」

小栗子用大拇指戳著自己：「這個是我辦成的！我一直跟上面反應呢！本來都快放棄了，沒想到居然成功了，好神奇！」

我笑著揪他的栗子頭說：「嗯，真厲害。」

小栗子高興得又去添了碗肉，我一週飯錢都被他吃光了。其他護士也順著他開玩笑，或許是醫院男護士稀少的緣故，大家都愛湊小栗子的熱鬧，也不知道是把他當兒子還是當「姐妹」打趣。吃完飯，小栗子就去處理換房間的事了，換完回來繼續罵罵咧咧，說于美娟又提了什麼讓人窒息的要求。

雖然罵得兇狠，但呼叫鈴一響，小栗子還是飛速衝去了于美娟房間。

我發現于美娟好像特別喜歡折騰小栗子。

臨床二科因為有于美娟的存在，每天都雞飛狗跳，但也因為她的存在，病區活絡了不少。護士和醫生都要打起十二萬分精神應對于美娟的隨時發難。他們必須修煉得牙尖嘴利，扛起唇槍舌劍，去應對她的「奇葩」症狀。

一些具備良好意識的患者也被于美娟感染，開始向醫院反應他們的需求。臨床二科於是更忙了，護士台的呼叫鈴壞了兩次。

年末的時候，臨床二科被評上了先進集體，護士們都沒時間反應或者高興什麼，因為呼叫鈴沒停過。于美娟來來回回地奔波，拖鞋打在走道上像是擊鼓的動靜，她橫衝直撞的身影，看著像個女戰士，覺醒了這個地方。

＊＊＊

平安夜，醫院搞了個小晚會，醫生護士們都去參加了。我沒去，因為跟于美娟約好了，去了她病房。其他患者在活動室慶祝，病房裡就她一個。

于美娟看了看我身後，問：「小栗子呢？」

我說：「哦，他啊，參加晚會去了。」

于美娟好像不太高興，但沒說什麼。

我扯了個謊：「他晚上有節目。」

于美娟一如既往地嘲諷道：「他？能表演什麼？上台炒栗子嗎？」

我笑了。

我們也沒做什麼，就是坐在床邊，只剩了一盞床頂燈，聽她講故事。窗外因為溫差結起了霧氣，看不清晰。于美娟說：「你那個論文，可以找這幾個人去聊聊，我觀察過，她們還可以的。這裡厲害的人多得很，我不喜歡叫她們病友，應該叫神友，精神病，不就是該叫『神友』，為什麼非要叫病友？」她的說法很驚豔，我立刻應承了。

于美娟講著講著忽然不出聲了，她看著模糊不清的窗外喃喃道：「冬天來了啊。」

我也看過去說：「嗯。」

于美娟說：「以前，冬天一來，我就給我弟弟織毛衣，他穿不慣買來的，就覺得穿我織的舒服。」

我沒出聲。良久，于美娟問：「這裡可以織毛衣嗎？」

我剛想說不可以，就聽于美娟道：「我想給你們織兩件，過冬。」

我有些鼻酸。于美娟的毛衣沒織成，醫院不可能給她織針這種高危物品。

＊＊＊

于美娟的弟弟來了，一起來的還有她的弟媳。他們沒有去探望于美娟，只是去了前台和主任那裡。

我從一科趕來時，先看到的是站在前台的弟媳，穿著打扮都很時髦，講話和風細雨的，和于美娟截然不同。弟媳掩嘴一笑，道：「聽你們這麼說，那這裡還蠻適合她的。」護士們疑問，她笑道：「相處了一段時間，你們大概也知道了，她吧，特別喜歡命令別人，在外頭做不到了，沒想到在這裡倒是可以實現作威作福。」護士們的表情不太好看。

弟媳拿起手中的水果遞給她們：「真的麻煩你們啦，我也知道她很難相處的，不然也不至於到這裡來。你們不能收東西，我只能買點水果給你們，有什麼事你們隨時跟我講的呀，醫院真的辛苦，什麼人都得接待。」

小栗子問：「你們什麼時候能接她回家？」

弟媳笑了笑：「這個嘛，其實不太方便……」

小栗子說：「哦，水果你拿回去吧，我們沒時間吃的。她挺好相處的，照顧病人我們倒是不怎麼辛苦，麻煩的是一些自說自話的家屬。」小栗子就這麼晾著她遞水果的手沒去接，低頭認真看起病案，當她完全不存在似的。

弟媳尷尬了一會兒，收回了水果，沒趣地走了。

我去辦公室旁聽，小栗子跟著一起來了。

于美娟的弟弟也是一頭蓬蓬的卷髮，是黑色的，像是自然卷。

我指著于美娟的弟弟說：「看，你哥大栗子來了。」小栗子觀察了一會兒說：「還是我小栗子好看。」

于美娟的弟弟叫于明朗（化名），他跟主任打聽了一下情況，態度很好，跟他妻子不一樣。但當主任問他什麼時候可以接于美娟出院時，于明朗就不出聲了。

最後他們還是沒有把她接走。臨走前，于明朗對主任說：「別跟她說我來過。」小栗子冷哼出聲，被他聽到了，轉頭看了我們一眼。小栗子翻著白眼直接走了，路上不斷無聲地罵罵咧咧。

于明朗的妻子去支付醫藥費了。于明朗坐在主任辦公室外，身體前傾，弓背，似乎被什麼壓著，一動不動。我走過去，在他身邊坐下了，也許是從于美娟嘴裡聽到他太多的事，于明朗對於我來說並不陌生，甚至還有些親切。

于明朗看到我坐下，朝我和善地點了下頭，又陷入了沉思。

我問他：「怎麼不去看她呢？」

于明朗沉默了好一會兒才說：「我不知道她想不想見我。」

我愣了一下，問道：「她為什麼不想見你？」

于明朗這次沉默得更久，似是覺得不知道怎麼開口：「她應該，是想待在這兒的。」

我說：「她很急著出院。」

于明朗說：「我知道，這樣說可能很奇怪……但我覺得她是自己想來的……她在家裡鬧，沒成功，於是去外面鬧。」

他抹了把臉說：「她自己可能沒有意識到，我不知道如果她看到我，意識到了，會不會不好？她一直是個有進取心的人……抱歉，我不知道怎麼解釋這種感覺……請不要告訴她我來過，謝謝。」他站起來朝我鞠了一躬，走了。

我看著他的背影，久久沒能回神。

* * *

我沒忍住，還是去看了于美娟的病案。

病案顯示，于美娟在五年前就已經離職，中間斷斷續續做了些生意，全都失敗了。從裡面記錄的對話來看，于美娟似乎是無法接受自己「無能」的現狀，比起積極進取，她入院前的狀態更偏向於逃避失敗，當避無可避，她就讓自己「瘋了」。

于明朗說她想待在這裡，或許是對的，這裡是她逃避的終點。而她大概自己都沒想到，來了醫院，除了有逃避自我的初級獲益，還能有「作威作福」的次級獲益。這裡對她來說，或許一定程度上，是此岸天堂，她在這裡展示出的進取心，已經「還原」成那個她認可的自己了。她終日嚷著要離開，是她進取心的目的地，但這只是個葉公好龍般的進取心。

于明朗若是見到她，該如何向她問出那句：「跟我走吧。」她的自尊心又會怎樣破碎？當她見到于明朗，發現這個目的地就在眼前，而她發現自己想跑，于美娟這麼要強的人，會崩潰吧。

小栗子還是不解道：「那別帶她走，好好說，就說她還不適合出院，只是正常探視不行嗎？他一眼都沒來看過啊。」我憶起于明朗像被什麼壓著的背影，想到了家庭治療的起源。家庭治療和精神分裂症有很大的淵源，那個時代，還沒有家庭系統的說法，病人的症狀只被孤立地看待。

有一個精神分裂症患者，他的病情有很大的改善，醫生安排了他和母親見面，希望進一步緩和症狀。他看到母親，很高興地跑上前，想要擁抱她，但母親下意識後退了一步，顯得有些怕他。患者愣在那裡沒再上前，隨即母親又撐起笑臉，上前親親密密地抱了他一下，然後離開了。當天，患者的症狀就加重了。

這件事被精神醫學界重視起來，他們發現，患者的症狀不是孤立的，不能只從生物取向割裂地看待精神疾病，不是只治療「瘋了的人」就可以，症狀還會受他人的影響而加重。症狀是流動的，應該放到關係裡去看。當時的場景裡發生了什麼？母親害怕他，母親笑著抱了他。他接收到了兩個矛盾的資訊，他混亂了。

精神醫學界總結為三個重點：一是存在對患者極為重要親密的人；二是這個人給出了患者兩個截然相反的矛盾資訊；三是這兩個資訊沒有對錯之分，患者無法判斷該相信哪個。這三點導致了患者症狀加重，也讓精神醫學界開始關注家庭系統的問題，把患者的症狀放到家庭裡去看。

于明朗方才所說無法解釋的感覺，雖與之不同，但具備了這個意識。他比于美娟更早發現了她的兩種矛盾觀念，她想出去，但她不敢出去；他想帶她走，但他也不敢帶她走。他帶著這兩種截然相反的觀點來見她時，表現大抵也就像那個母親，下意識流露恐懼之後，補償般地展示親密。

他可以不問出那句「跟我出去吧」，可以配合她，裝作她還不適合出院，但他們很親密，于美娟瞭解他，她會感知到這種矛盾，感知到虛偽。意識到他是帶著怎樣的騙局來的，或許比她意識到自己的怯懦更可悲，弟弟是怎麼看她的，提醒著她此刻有多失敗，這或許會加重她的分裂感。

所以，于明朗選擇把矛盾壓制在他這裡。我又憶起于美娟溫柔地說：「他啊，是個好過頭的人。」

＊＊＊

又是一週過去，到了我去找于美娟的日子。新年新氣象，于美娟心情不錯，風風火火地在活動室撕紅紙，指揮著大家貼窗上。我去了之後，也被她指揮著幹活，小栗子面如苦瓜地任她差遣來差遣去。我有些想笑，見過于明朗的栗子頭後，我隱約覺得，于美娟或許也把小栗子當弟弟了，所以總喜歡折騰他。

全部張貼完，白色的醫院總算添了點生氣。于美娟笑著哈氣，和我講往年的新年是怎麼過的。

她問我：「過年是回家的吧，不在醫院吧？」我回答：「嗯。」

她笑了笑說：「回家好，回家好。」我猶豫了很久，還是說了：「于姐，你弟弟前天來了。」

于美娟頓住了，沒有罵罵咧咧說怎麼才來，也沒有指責我怎麼沒告訴她，就只是頓住了。

約莫五天後，于美娟向主任請示，想給家裡打個電話，這也被禁止了。患者不被允許自己聯繫家屬。不過主任還是給于明朗打了個電話，說明了于美娟的意思。于明朗來了一次醫院，他們倆見了面。

然後安排就出來了，這週六，于明朗來接于美娟出院。

還剩三天，這三天我本想一直陪著她，可第一天之後我就沒再過去。于美娟肉眼可見地焦慮著，她焦慮得甚至都不說話了。我感覺她在避著我，哪怕面對面，也在避著我。她不想讓我看到這樣的她。

到了週五晚上，我還是偷偷去看了她一眼。她站在窗前不停地踱步，小栗子說她已經兩天沒有睡過了。病房的患者反應她晚上很吵，一直在碎碎念，但她明天就要走了，大家都忍了。我偷偷站在病房外看她，她走來走去，看看窗外，不知道嘴裡念了什麼，一會兒又趴回床上，蒙上被子，蜷縮成一團。

我雖然很想抱抱她，還是忍著沒有進去。她就要被趕去「可怕的塵世」了，得去面對她的失敗和「無能」，她太焦慮了。可她是于美娟，于美娟怎麼能怕呢，于美娟什麼都不能怕的。

我恍惚覺得，這個世界對人有多不友善呢？明明是新年，我卻從朋友那兒得到許多噩耗，面臨被裁員的，疾病纏身的，離婚獨育的，要賣房抵債卻突然得知房子陷入爛尾樓困境的……數不清的磨難在朝世人碾過去，但人除了硬著頭皮撞出一條血路，還能如何？人時時刻刻在面臨著「于美娟」的困境，又不得不去成為「于美娟」。

我剛要離開，卻突然聽到病房裡，一句很小聲的，壓在被子裡，自我打氣的聲音：「于美娟，向著光，衝。」

我破涕為笑，輕手輕腳地離開了。

＊＊＊

週六天氣很好，于美娟出院了。

于明朗來接的她，臨床二科的門打開，警報聲又喧鬧起來。于美娟站到門口，沒有立刻踏出去，她看了那門好一會兒。

我喊道：「姐！」

于美娟回頭看我一眼，和往常一樣擺擺手，踏了出去。這一步跨得太快，我沒能收拾好心情。最先崩潰的是小栗子，他在一片保險門開關的警報聲中哭得稀裡嘩啦：「她終於走了，我是不是受虐狂啊，怎麼還覺得捨不得！不行，我得去找主任診斷診斷。」我拽住他的衣領把他拖走了，說：「別秀了，整理床鋪去，下一個病人要進來了。」小栗子哭哭喪喪地被我拎走了。

臨床二科的門也關上了，警報驟停，那個有著比警報聲更響亮嗓音的女「戰士」離開了。

我走著，發現這條走過無數次的病房過道裡，打進來冬日的陽光。窗上有一片火紅的手工紙，映在地上也是紅的。

穆戈，你也要向著光，衝。

【精神衛生中心　住院記錄】

入院時間：2015.10.9　9：30

科　室：臨床二科	病　區：女病區	床位號：3
姓　名：于美娟	性　別：女	年　齡：34
監護人：于明朗	關　係：弟	住院號：534

主述

焦慮、脾氣暴躁、情緒不穩定。

個人史

生於上海，目前無業。從小生長發育可，受教育程度高，做過企業高管，無工業毒物、粉塵、放射性物質接觸史。無煙、酒、藥物等不良嗜好。

病程和治療

患者五年前離職後，出現煩躁、坐立不安、情緒失控等症狀。因在他人公司吵鬧，被警方移送我科。意識清晰，但常無故發脾氣，講話時不允許他人反駁，言語上有較強攻擊性。

精神檢查

意識清，定向好，儀態整，躁狂時過於嚴格地處理事情。無法停止說話，情緒高，思維反應快，行動速度快。受到反駁時，情緒容易失控。

初步診斷

輕度躁狂。

簽名：王健　2015.10.9

03 水鬼的眼睛——噩夢

—本文為患者與醫生雙視角—

【畢華】

四月七日，早上八點半，倒計時四小時。

我坐在床上，緊盯著玻璃窗外忙碌的護士台，白衣服白帽子，藍衣服藍帽子。

有醫生走過，筆在來回被按，我聽不見聲音，目光聚焦在那時隱時現的筆尖。

醫生走過去了，看了我一眼。

還有四小時。四小時後我又要進入睡眠，在那之前我要找到它。這個遊戲我已經厭煩了。

我的眼珠在動，可能飛出了玻璃窗，可能沒有，我感覺不到眼珠與身體的連繫。

該死的，是被它帶走了。

它帶著我的眼珠走了，要我看它看到的世界。

它會把我的眼珠按到哪個人身上去？那個寫字的護士，還是那個打哈欠的？穿著皮鞋的醫生？

它的眼光太糟糕了，我知道它，它喜歡那些頭髮如同稻草一般乾枯得能打結的女人。

我察覺我的眼睛在掃描這些人，一個個盯過去，試圖找到它。

她來了。

這次只有她自己進來，那個目光犀利的劉醫生沒有在。

他是放棄我了？不，是放棄它了，他料準了我找不到它，該死，該死。

她手上拿著本子，身旁軋著鋼圈的那種。她進來就翻本子，認真讀著什麼。

鋼圈發出難聽的摩擦聲，那麼小聲，我卻完全被它侵犯，我難受極了，像刮磨骨頭的動靜，那種細瘦的指骨。裝模作樣。她只是不敢看我罷了，等著吧，她馬上要擺弄她的專業了，躲在本子背後，像個遮掩醜事的牧師，她只要比愚蠢的信徒擲地有聲，誰都猜不出她那羊圈裡藏著什麼香嫩的幼體。

她說話了，笑模樣。

然後我看到了它，在她背後，露出一隻眼睛，濕淋淋的，看著我。

我分辨不出它是在看我，還是看我眼裡的她。它想做什麼，不言而喻，我該利用她抓住它嗎？

「昨晚的夢怎麼樣？今天又看到什麼了？」她的聲音也是潮濕的，是因為馱著它的緣故嗎？被壓進水裡了，聽起來不太真切，像怪物。

我說：「和之前一樣。」

她說：「一樣是什麼樣？」

我說：「黑水，祠堂，很多個它們。」

她說：「它們在做什麼？」

我說：「跳舞，祭拜，可能是祭典，我記不太清了。」

她指了指外面，揶揄道：「那我們醫院今天是辦祭典了？」

我應該要笑一下，她可能也等著。

我忽然聽見了它的聲音，不知是從哪裡冒出來的，有些刻薄道：「要是不讓別人滿意，哪裡都不會要你。」

於是我對她笑了一下，嘴角的弧度是我對著鏡子練習過的，卑微而討喜，我說：「沒有。」

她點點頭，在本子上記錄著說：「那你的症狀好像輕了點，夢裡的東西沒有全跑出來，吃藥果然是有用的。」

我看了一眼窗外滿醫院遊蕩的它們，趴在玻璃窗上窺視的它們，點頭。

她問：「今天的夢和之前比，還是一點變化都沒有？」

我想了想說：「有的。」

她說：「是什麼？」

我說：「它多了一隻眼睛。」

她追問：「多了一隻眼睛？長在哪？」

我看了她一會兒，說：「你頭上。」

＊＊＊

我從重症病房出來，走了沒兩步，就迎面撞上了劉醫生。劉醫生是畢華的主治醫師，厚眼鏡，冷面孔，原則性極強，有時會顯得不通人情，一張高知臉看著有點厭世。

劉醫生在我眼前晃了晃手說：「怎麼了，一臉恍惚？」

我摸摸額頭道：「我這裡有眼睛嗎？」

劉醫生說：「什麼？」

我搖頭說：「沒什麼。對了，安排一下，畢華想出來走動。」

劉醫生稍顯訝異，蹙眉道：「走動？他不是死宅嗎？」

我說：「症狀改善了吧。」

劉醫生從窗外望了他一眼，正撞上畢華的目光。我看過去，只見他如往常般避開了視線。

劉醫生看了會兒，離開去安排了。

＊＊＊

畢華是「長眠」於重症病房的患者。

每次我經過重症病房，總能見他安靜地睡著，過分安靜，和重症病房的紅字門牌不太匹配。他是我所接觸的患者中，幻覺最嚴重的一個，他能在現實中看到夢境裡的東西，而他的夢幾乎全是噩夢，鬼怪是主旋律。他總說自己能在白天看到「鬼怪」。他曾說親眼看到一隻怪獸，把整座醫院踏平了，他和我都被踩死了——那時我正在與他做訪談。我沉默片刻，問他：「那麼現在跟你講話的我，是活的還是死的？」他低頭不語。

總是如此，每當被問到一些或許會戳破他幻覺的問題時，他就不會給任何回饋。這是精神病患者的共性，他們擅長於自圓其說，也擅長排斥和無視挑明他們精神世界裡的矛盾資訊。

畢華的症狀性質決定了他的情況是個惡性循環，他白日見到噩夢的實體，受到驚嚇，夜裡做的夢便更恐怖，第二日所見的噩夢實體也就更恐怖，當夜的噩夢又加劇……這種恐怖還會被加工，比如第一天見到的噩夢實體是健全的怪物，到了夜夢裡，這隻怪物便出現了殘肢斷骸，或是出現數量和體積上的增長，像連續劇。

夢境和一個人的想像力水準有關，有些人不常做夢，即使做夢也比較單調普通，有些人的夢卻奇幻詭譎。畢華長期的異常狀況使得他的想像力水準居高不下，夢境也就保持著高加工的水準。他在這樣的狀況下幾乎無法工作和生活，喝水時能見著血，吃飯時能看到斷肢，他曾為了逃避噩夢，吞了過量的安眠藥以求長睡，結果被送去醫院洗胃，然後轉來了這裡。

我問劉醫生：「他為什麼要住重症呢？」

劉醫生說：「你看到怪物朝你撲過來，第一反應是什麼？」

我說：「逃啊。」

劉醫生說：「逃不了呢？」

我說：「……打？」

劉醫生點頭道：「這怪物出現在空處還好，要是出現在人身上，出現在醫院裡來往的醫生護士身上呢？」

我問：「他會把人看成怪物？」

劉醫生說：「他長期如此，視覺已經出現異化，他眼裡的人和我們眼裡的不一樣。他之前在家裡砍傷過自己。」

據劉醫生說，這也是畢華自己央求的，打鎮靜劑進入睡眠，避開現實裡的噩夢災難。於是他幾乎終日沉睡於重症病房，每日有四個小時的清醒時間，這還是醫院強制規定的，他似乎一刻都不想醒。

我又問：「他夢裡也可怕啊，他一直睡著，豈不是一直做噩夢，這樣他還要去夢裡？」

劉醫生說：「你自己去問他吧。」

在他清醒的時間，我跟著劉醫生去探訪了他。我問他時，他說：「夢裡至少不會餓。」

我點頭表示理解，隨即道：「其實會餓的，夢會反應你的生理狀況，比如你的身體有尿意，就會夢到水或下大雨；你身上哪裡痛，夢裡那個部位也許就被捅刺了；你睡得出汗或是發燒了，夢裡或許會出現火爐。早期醫生會用釋夢來探查疾病情況，你察覺不到的身體痛覺，在夢裡會被放大，夢是帶著預警作用的。」

他依舊低著頭。

我繼續說：「餓的話，你也許會夢到吞噬的黑洞，永遠吃不到的食物，血盆大口，或者其他代表吃的象徵物。身體不適，也會導致夢境的恐怖。」

他終於抬頭看我。

我笑道：「真夢到過血盆大口？」

他又不說話了。他好像有些靦腆，也許是症狀的緣故，長期無法社交的生活形成了他的封閉狀態。

我語氣溫和了些：「畢華，多起來走動一下。總是躺著，身體僵硬了不舒服，也會反映在夢裡，可能會夢到殭屍？斷手斷腳也有可能。」畢華沒有採納我的意見，他掐著時間，四個小時一過，立刻喚來護士打鎮靜劑，又墜入了夢裡，像被什麼趕著似的。

畢華有個值得注意的地方，他經常重複同一個夢境。有十多年了，那個夢境會發生一些變化，但主要角色和環境都基本一致，於是他大部分時候在現實裡看到的，都是那個夢裡的角色。

我問：「那個夢裡有什麼？」

畢華的眼神有些失焦，回答道：「黑水，茅屋，還有……水鬼。」

我說：「水鬼？怎麼樣的水鬼？」

他又不說話了，黝黑的眼珠盯著我，眼白的部分顯得格外白，無神中帶點偏執。

今天不同。我早晨去他的病房查房，離開前他叫住我：「我想去外面走走。」這是他第一次提出活動要求。

劉醫生安排得很快，主任那裡立刻放行了。事實上，畢華再不願意出重症病房，他們也會強制要求他出來走走，一直處於封閉的環境和過多的睡眠，會使畢華的生理狀況紊亂。

畢華被允許在監視範圍內於院內走動，隨行要跟一個醫生，我自告奮勇。

劉醫生說：「你好像挺喜歡他的。」

我說：「他挺親切的。」

劉醫生不解道：「你哪裡看出他親切？」

我說：「你每次見他都苦大仇深，他自然對你不親切；我笑得跟小太陽似的，誰見我不親切。」

劉醫生說：「我看你是缺弦。」

我說：「你不懂，自閉的孩子都可愛，他最近恢復得不錯，是不是沒多久能轉普通病房了？」

劉醫生又從重症室的窗外望進去，畢華正在穿鞋準備出門。他看了會兒沉聲道：「再看吧。」

【畢華】

四月七日，早上九點二十，倒計時三小時十分鐘。

我終於從那鳥籠裡出來了，那玻璃窗分明是鐵銹欄杆，沾著乾涸的水漬。

它時常就扒著那欄杆看我，黑水從上面淌下，進來燒掉我的鳥毛。

還剩三個小時，我要解決它。

她走在我身邊，我看她一眼，她身後的它便看我一眼。我想問她腦袋沉不沉，需不需要我幫她摘下來。

她說：「今天怎麼想活動了？」

我說：「就想動一動。」

她笑道：「是個好現象，可以保持呢。不然我們做個約定，每週的今天，都出來活動一次？」

我說：「沒有每週了。」

她說：「什麼？」

我沒有回答。蠢貨，今天就會解決，哪來的以後？

我們沿著過道走，我小心躲避著來往的水鬼，不想沾上黑水。她毫無禁忌，直接從它們的身體裡穿了過去，身上淌著漆黑的汁水，我看著難受極了，想把她甩乾。但我忍住了。

沒一會兒，發現她跟我走成了一個軌跡，幾乎是踩著我腳後跟在走。

我停下看她，她問：「你在躲避什麼嗎？我是不是碰到了？我跟著你走避開他們。」

我說：「沒有。」

她說：「沒有嗎？你今天看到幾隻怪物？」

我看著走道上密佈的水鬼，說：「沒幾個。」

她高興道：「症狀真的在好轉了。」

我們繼續走，我不再躲避，直挺挺穿過水鬼陰涼的身體，忍著極度的不適。

我的牙關緊咬，發出了呼哧呼哧的聲響。我們進了電梯，它還趴在她腦後。電梯門關。

我看著電梯裡她和它的倒影，覺得這是個機會，從七樓到一樓，幾秒的時間我可以掐住她壓到門上，從脖子裡揪出它來，速度快一點，這裡狹窄，趁它沒有準備，它溜不掉。

或者，把她弄出血來，身上開個大洞，把它塞進去，用這身皮囊封住它。到時候千百隻水鬼也會跟著它湧入她的身體，它們就全都完蛋了。

我閉上眼壓抑著呼吸，按捺住蠢蠢欲動的手，要忍耐，要忍耐，它滑溜得很，我不能搞砸。

她頭上那隻眼睛明明滅滅像一片風中的樹葉。到了一樓，她問：「你想去哪走？」

我說：「現在是杜鵑的花期。」

我們去了小花園，天陰沉得很，入眼就是一大片紫粉的花叢。

我朝它們走了去，她果然帶著它跟了過來。她說：「你喜歡杜鵑啊。」

「我外婆喜歡。」

我捏住一片花瓣在指間用力摩擦，感受水分在我手指上掙扎流逝。花瓣碎了一片，沾在拇指上像從肉裡流出來的。

她也去擺弄花了。這一刻，它貼在她腦後老實極了，注意力都被那花給吸引走了，身體也不似往常靈活，它想停在這裡。

我忍住狂喜，就是這樣，沒錯，它喜歡這裡，機會來了。

我朝她慢慢靠近，手背在身後，食指指腹無法抑制地摩擦著拇指的指甲，像磨刀一樣。兩步，一步。

她回頭了。

我猛地伸手。

***

我帶著畢華走出重症室，似乎是太久沒出來，他站在外面時有些呆愣，良久才往前走去。

我走在他身旁，發現他是不規則移動的，我只能用移動這個詞，他甚至不像在走路，而是橫著，側著移動，像螃蟹一樣，調動他的「八條腿」朝各個方向躲避。順著他的移動，我逐漸能拼湊出一條「怪物行進路程」。

他看到的怪物似乎不少的樣子，躲避得滿頭大汗，時不時朝我瞥過來的視線裡帶著不滿，又盡力忍耐著什麼。

我有些想笑，於是順著他的步子走。我不想冒犯他，他卻停下看我，有些侷促不解。

我問：「你在躲避他們嗎？我是不是碰到了？我跟著你走，避開他們。」

畢華說：「沒有。」

我說：「沒有嗎？你今天看到幾隻怪物？」

畢華說：「沒幾個。」

我點頭道：「症狀真的在好轉了。」

畢華走得正常多了，再沒有那種誇張的移動。我有點不安，他是不是為了遷就我在忍耐？他眼裡的世界和我不同，我路過空氣時，他可能正忍著恐懼穿過怪物。但最近他的病情確實大有改善，也許只是不習慣常態罷了，我該給他忍耐的機會。

進電梯的時候，他緊緊往前湊，幾乎要貼在門邊；和我一起站在狹小的空間裡讓他不適應。他有些侷促，閉了閉眼，做著深呼吸，把電梯裡更大的空間讓給了我。我看著，覺得他真是個易碎品，有些憐惜他。

我問他：「你想去哪走？」

畢華說：「現在是杜鵑的花期。」

我一頓，這是他第一次對我主動表達，平常都是擠牙膏式的標準問答。我有些高興，跟著他朝小花園走去。路上我嘗試與他聊天：「夢可能是人潛意識裡被壓抑的願望，它們以偽裝的形式在夢裡出現，以獲得疏解。我們通常看到的夢都是經過變形的象徵物，你的水鬼，是什麼的象徵物你想過嗎？」

畢華沒說話，頭一直低著。

我說：「你長期做同一個重複的夢境，也許是有意義的。解開那個意義，你的症狀或許會進一步改善呢。」

畢華還是不說話。

我看了他一會兒：「不過我有點好奇，你能見到夢過的東西，這不只需要特殊的感知力，還需要龐大的記憶力。大部分時候，人是記不住自己夢過的東西的，你是怎麼做到的呢？」

夢也是資訊，人可能每天都會做夢，如此龐大的信息量如果都要儲存在腦中進行加工，大腦會崩潰的。我們的大腦會自動篩選資訊的輕重比例，進行過濾，大部分的夢境都會被大腦的記憶模組直接處理掉，清空記憶體，好把更多加工空間留給更有意義的資訊。這是我們為什麼經常醒來之後，會隨著時間的推移不記得夢境，但凡有印象深刻的夢，那都是自己已經在大腦篩選時加深過了，被確認為「重要」資訊值得儲存的片段。

畢華說：「不知道，它們自己跑出來了。」

我笑了笑說：「這個說法我接受起來要費點心，不如你聽聽我的？其實你大部分時候看到的，都是那同一個重複夢裡的水鬼吧，哪怕平常做不同的夢，你也偏向於對水鬼進行加工。你很熟悉它，它不怎麼佔用你的記憶處理，所以你總能很清楚記得夢裡的它們，繼而看到它。」

「你並不是在現實裡見到了夢到的一切，只是在現實裡重複那同一個夢。或者說，你有意識地在重複它？」

畢華蹙眉不語，又出現了聽不懂或不願意聽那種排斥空洞的神色。

我繞回來說：「願望被壓抑，通常是因為它引起了意識的焦慮，不能出現在意識裡，只好被趕去了潛意識，但它又希望獲得表達，於是讓自己改頭換面出現在夢裡，既躲過了意識的察覺，又紓解了自己，這是一種委曲求全的表達方式……畢華，你一直重複這個夢，是你的什麼願望被壓抑了？」

「一個你不能接受的願望。」畢華頓了一下，繼續往前走。

我說：「你就讓它跟你一樣委屈嗎？不被看到，不被認可，無止境地被攆去黑暗裡，於是在青天白日都能見到怪物。」

畢華站住了。

我有些緊張，我其實並不了解他，說這些也都是碰運氣，自閉的孩子基本也跑不出這些描述。我覺得自己有點可惡，給活人下套死理論。

畢華停下沒多久，又走了起來，他顯得沒有縫隙，無堅不摧。怪物都能忍受這麼多年，我這幾句話又算得了什麼。長期處於黑暗中的人，黑暗都成了金鐘罩，他可能自己都沒意識到，是他在需要黑暗。症狀之所以還在，是因為症狀能幫助患者維持生活，「症狀是為了生存」，這個認知是精神分析的基礎，患者是需要這個症狀的，一旦他不再需要，症狀自然會消退，就跟進化一樣，無用的器官會自己消失。

我跟上去問：「那你再跟我說說你那個夢，這可以吧？」

畢華走了幾步，說：「黑水，茅屋，水鬼。」

他的重複夢境總是圍繞這三個主體進行，但他很少詳細跟我描述這個夢，好像不僅是出於他匱乏的語言輸出習慣，他似乎不太想公布那個夢。我有時會懷疑他在刻意防備我，防備任何一個對於他的夢可能的解析。這其實也是種顯而易見的意識的焦慮，他不允許那個願望浮出水面被他知曉。

我只能在他的隻言片語中大概拼湊出些許畫面：漆黑一片的山林，沒有月光，茅屋靜謐，黑水滌蕩，時而湍急，水鬼在山林和黑水裡來來回回。他的夢還有一個關鍵意象——眼睛。儘管場合總是變化，眼睛卻經常出現。照他的描述，那眼睛有時長在水鬼身上，有時化成山林裡密密麻麻的樹葉，有時生在他腳底，有時淌在黑水裡。

我問：「那些水鬼通常做什麼呢？」

他回頭，看我的額頭，那裡有一隻眼睛，說：「跟蹤我。」

我追問：「……為什麼要跟蹤你？」

他不說話。

＊＊＊

到了小花園，風和日麗，植物都亮堂堂的。

我深呼一口氣吸道：「陽光真好。」

畢華看了看天上：「有嗎，很陰沉。」

我一頓，順著他望上去，陽光刺眼，說：「你看到了什麼？」

畢華說：「漫天黑水。」

我被光照得瞇起了眼，畢華卻睜著眼自若地盯著天空，皮肉沒有一點強光照射的神經反應，好似面對的真是一片黑水。我有些脊背發涼。

他朝那一大片紅花走去了，我跟了上去。「你喜歡杜鵑啊。」

「我外婆喜歡。」

他在花叢中擺弄著花，我也去望了望。沒一會兒聽到身後有腳步聲，我轉身，是畢華走近了。不知是不是日光刺眼，他的面目看著有些猙獰，那眼神分明是看仇人的。可再細瞧去，他還是那個靦腆的孩子，目光帶怯。他朝我伸出手，支起手指給我看，指頭上有一撮碾碎的花瓣，像是從花上摳下來的，水分盡失，殘骸暗沉，色素都上了皮膚，有點像暈開的血。

我從他指上撚下那撮碎花瓣：「喜歡什麼就要毀掉什麼，誰教你的？」

畢華僵住，杵在那裡，如鋸了根的木墩一般。

我又不忍心了，摘了一朵杜鵑遞給他。他戰戰兢兢接下，一種用劣質物品換來了珍貴禮物的無措。我看著他驚弓之鳥的表情，想起他說過，小時候以為那些怪物都是真的，他能通靈。我問他，那是什麼時候才知道是假的，他沉默良久：「通靈怎麼可能總是同一個對象。」

我說：「同一個對象？誰？」

我不確定他說的是不是重複夢境裡那些水鬼，還是其他什麼。他沒再回答。

畢華不與人交往，終日忙於躲避幻覺中的怪物，現在哪怕是在治療期，在夢中的時光也遠多於現實。對他而言，也許夢裡的怪物是更真實，甚至更親密的。我忽然想，他們會不會彼此有交流，會互動，畢竟這麼長的年歲裡，陪他最久的，其實是那些「怪物」——他夢裡的水鬼。

我問他了，以為他又會如往常般不回答，誰料他抿唇道：「會玩遊戲。」

我驚訝地說：「你和它們玩遊戲？什麼遊戲？」

畢華說：「捉迷藏。」「抓住它，遊戲結束，它消失。」

我更驚訝了，畢華這是與他夢境裡的幻想主體達成約定了。

這並不是個好兆頭，患者對幻覺捲入越深，越難消除，而且我注意到他說的是「它」，而不是「它們」。

我問：「它？跟你玩遊戲的只有一個？」

畢華不說話了。

我追問道：「那你抓到過嗎？」

畢華看了我好一會兒才說：「快了。」

他的眼神有些奇怪，朝我又走近了一步。

＊＊＊

「穆戈。」

我朝後看去，是劉醫生。我說：「你不是不來嗎？」

劉醫生說：「就准你偷懶？」他話是對我說，看著的卻是畢華。

畢華走開了，他似乎不太喜歡劉醫生。

我說：「你也太失敗了，你的病人這麼討厭你。」

劉醫生說：「你是氯丙嗪嗎，要病人喜歡你做什麼？」

我倆站在一邊，看畢華慢悠悠走在杜鵑叢，盯著花發呆。

我仰頭看了看刺眼的天空說：「你知道黑水在國內外眾多神話裡是什麼嗎？」

劉醫生說：「什麼？」

我說：「冥界的河，死人要穿過黑水引渡，才能投胎。」

劉醫生沒說話。

我轉頭看他說：「畢華家裡有誰死了？」

劉醫生蹙眉道：「你想說什麼？就因為神話聯想要研究這個？巧合吧。」

我搖頭說：「榮格晚年一直在研究神話，他覺得神話是整個集體無意識的投射，我們一部分生命活在當下，另一部分連接到過去。最常見的連接就是通過夢境，人做的夢是有跡可循的，神話的象徵通過夢境是有所傳達的。」

劉醫生說：「我不研究榮格，夢只是大腦皮層活動不均衡的過餘產物。」

我說：「你們搞生物認知取向的這麼說是沒錯啦，但多個視角不是就多條路嗎？他數十年重複同一個夢，肯定有原因。」

劉醫生打斷我說：「我發現你有個問題。」

我說：「什麼？」

劉醫生說：「你總是喜歡問為什麼，但精神科只關注是什麼和怎麼辦，不問為什麼。」

我頓了頓說：「可是不問為什麼，怎麼知道怎麼辦？」

劉醫生笑了一下，搖搖頭走開了。

＊＊＊

畢華放風時間結束，回去後我又把畢華的病例翻了出來，看他的家族史。之前並沒有發現需要注意的地方，父母都健在，本人未婚配，也沒有什麼大的疾病。我翻了幾遍，裡面沒有記錄他較為深刻的死亡經驗。忽然想起在花園裡他的一句話：「我外婆喜歡。」

我立刻去找畢華再上一輩的家族史，記錄也很少，他幾乎沒提到，只翻到了隻字片語。然後我驚愕地發現，他的外婆名字就叫杜鵑，她死於十二年前，和畢華的重複夢開始的時間幾乎吻合。

＊＊＊

【畢華】

四月七日，上午十一點，倒計時一小時三十分鐘。

我坐在床上，手裡捏著一朵杜鵑，它進來不過五分鐘，已經開始枯萎了。

我焦躁難耐，床沿被指甲磨掉了一大塊鐵皮，碎屑落到地上，有點噁心。我拿腳去蹭，沾上了腳底，我渾身不舒服極了，開始在地上狠命地磨蹭。地板發熱，腳底傳來鈍痛感，我越磨越快。

還有一個半小時。

該死。

該死。

該死。

杜鵑掉到了地上，我盯了片刻，從奄垂的紫紅花體裡，恍惚中又看見了那個女人，灰色纏結的枯髮，黯淡的布料，濃重的老人味。她笑著問：「小華，喜歡杜鵑啊。」小孩看著面前大片的杜鵑，咯咯地笑答：「喜歡。」於是那些搖曳風姿的紅花就在他面前，被她一鐮刀砍了，砍還不夠，她連根拔，綠色和紅色亂了一地。

她抓著大把的紅花，牽著小孩回了茅屋。在木桌上，把紅花搗碎在盆裡，用一根很長的棍子。每搗一下都看他一眼，他走開，就會被她抓回來坐好，直到看她把所有紅花都碾碎，倒入熱水，端到他面前說：「喝。」

紅豔的碎花汁暈開了像血，他看到裡面還有螞蟻，在動。「喝。」

小孩喝掉了。

她在腰前肚子上擦掉了滿手的花色，讚揚地摸了摸他的腦袋。小孩看著她衣服上的紅色手印，像她剛殺完豬的樣子。他又小心翼翼看那根搗碎了杜鵑的棍子，算著何時會落到他身上。

我清醒過來，遭瘟般遠離了那朵紅花。

「喜歡什麼就毀掉什麼，誰教你的？」那壓在水中模糊不清的怪物聲又找上了我，我陰沉至極，再抬頭時，就見它出現在玻璃窗上，不，是出現在欄杆上。它靜謐地盯著我，像在質問我，我幾乎能看到它那黑漆漆的面上出現的不滿神情，像在說：「為什麼不動手？」

我死死瞪著它。

它說：「你抓不住我，就擺脫不了我。」

我說：「我可以。」

它說：「你不行。」

我說：「我可以。」

它說：「你不行。」

我衝上前砸窗。

它笑說：「你從小就蠢啊，什麼都做不好，要是不讓別人滿意，誰都會不要你。看到了嗎？他們正在商量，要把你趕出去。」我看過去，只見那些醫生護士三三兩兩湊在一起交頭接耳，朝我看過來，眼神閃避，眉梢卻直接。他們大方又遮掩地合謀著這種孤立，他們給我搭了戲台子，要看我精彩的反應。他們不擔心合謀的眼神，肯定覺得我看不懂，又覺得看懂了也沒什麼，反正我是被關養的鳥。

「快點哦，沒時間了，我們又要夢裡見了。」它笑說，「噢，你其實迫不及待著吧，那裡才是你的歸屬。」說完它又消失了，混進了外面密密麻麻的水鬼裡，把眼睛安插在它們的每一處。我找不見，它卻時刻看著我。

又來了，重複同樣的遊戲，夢裡如此，現實中也如此。我眼前似乎又出現那座山，那間茅屋，夜裡空蕩蕩的，連燈都不亮。小孩哭著喊，沒有回應，他從山裡找回茅屋，再從茅屋找回山裡，什麼都沒有。

黑水赤條條。

她一生氣，他就天災。

待到天亮，一身髒污的小孩終於見到她。

她笑盈盈地出現，彷彿前夜拋棄他的不是她，問：「怎麼搞成這樣？」小孩縮到她懷裡不說話，緊緊抓住她。她滿意極了，享受這種被需要的時刻。小孩抖著，不知是怕黑夜，還是怕她。

病房的門打開了，她焦急地進來問：「怎麼了？砸玻璃？」

我看了她好一會兒，直到這一刻才發現，不是它跟在她身後。

她就是它。

她就是那隻我要找的水鬼，眼睛如葉，投擲於整片山林，密密麻麻，哪裡都逃不過她的視線。

我走上前，她毫無防備地被我抓住了。

遊戲結束。

＊＊＊

畢華正掐著我，他在使勁。

劉醫生在外面候著，武警隨時準備進來，重症二科一觸即發。

主任趕來，看了一眼，面色淡定道：「畢華，你在做什麼？這樣醫生會痛，你先放開。」

畢華完全聽不見似的。

我被掐著，說話好像不成問題，盡量平靜地說：「畢華，我不是你外婆。」

我感覺到他僵了一下，但看不到他的表情。

「你的手在抖，你先放開我，你不想這樣的對嗎？」

畢華沒有動。

我小心地抬起手，輕拍他的手背，他立刻條件反射般攢緊了，我差點喘不上氣。「……這是正常的，你只是對我移情了，因為我們聊了些事，你把對外婆的感情置換到了我身上。沒事的畢華，你沒做錯什麼，你只是想她了。」

「我不想她。」

「你可以想她。」

「我不想她。」

「……好，你不想她……先把我放開好嗎？你不想她，我也不是她，這裡沒有她。」

好一會兒，畢華鬆開了手，我沒有立刻逃開，只退了一步，轉身看他。

劉醫生和武警進來了。主任問劉醫生：「怎麼回事？不是說他症狀改善了？」

我咳了幾聲說：「是我說他症狀改善了。」

「我沒問你。」主任看著劉醫生說，「她是實習生腦子不清楚，你呢？」

劉醫生低頭道：「是我的問題。」

我不敢吭聲，我沒見主任發火過，這小老頭平常就像個「白無常」，「白無常」不用憤怒都足夠嚴肅了。

劉醫生跟著主任走了，武警在一旁看著。

畢華坐在床上一聲不吭，床下有一朵被碾碎的紅花，紅液蹭了一地，有點像屠殺現場，是我送他的那朵。我進來時就見到了，他那時瘋了般在砸窗，玻璃窗都被砸出了血印子。當看到地上這朵被踩得稀爛的花時，我是有危機感的，但還是晚了些。畢華看我的眼神裡有種繾綣，那讓我誤了時機，被他抓住了。

然後聽他很小聲地，像是對自己說了一句：「遊戲結束。」

我看了他一會兒，看這個剛剛把爪子橫在我脖子上的兇手，此刻又露出了膽怯侷促的目光。要不是脖子還在疼，我都覺得剛剛發生的一切是幻覺，我問他：「你現在能看到幾隻水鬼？」

好一會兒，畢華道：「遍地都是。」

我皺眉問：「為什麼騙我症狀改善了？」

畢華不吭聲。

我這才意識到，自他入院起，狀況幾乎每日都在改善，似乎太順了些。每次查房詢問，他都說所見的幻覺都在減少，身體表現得也不那麼抗拒了，我們竟是都被他騙了去。可他必得是忍著巨大的痛苦去施展鬆弛的身體表現，為什麼要這麼做？我說：「你是來治病的，謊報症狀只會對你不利。」

畢華許久才出聲道：「如果沒有變好，醫院不會留我。」

我驚訝道：「你為什麼會有這種想法？」

畢華又不說話了。

我朝武警大哥道：「您能稍微出去一下嗎？我問完例行問題就叫您。」

武警把畢華的一隻手扣在病床上，出去了。

我搬了椅子坐到他面前，隔了點距離，他搆不過來。

我問他：「你覺得，你要是不按照醫院設想的變好了，醫院就會趕你走？」

畢華點頭。

我說：「為什麼會這麼想？」

畢華不吭聲。

我朝他比劃我通紅的脖子說：「你好意思跟我玩沉默？」

畢華視線躲閃，良久才開口：「要是不讓別人滿意，哪裡都不會要我。」

我一頓，道：「誰跟你說的？」

畢華沉默片刻說：「外婆。」

我愣了會兒，才說：「你外婆，是個怎麼樣的人？」

畢華又不說話了。

我回憶著病例中記錄的繼續問：「你小時候跟你外婆在山村裡生活，因為父母工作忙，托她照顧？」

畢華回答：「嗯。」

我說：「那你外公呢？」

畢華說：「我沒有外公。」

我不解道：「什麼意思？」

畢華說：「她不會有人要的，我媽是野種。」

我一時沒能接話。

畢華說：「所有人都討厭她，村裡人討厭她，我父母也討厭她，所以把她一個人丟在那裡，讓她自生自滅。」

我說：「真讓她自生自滅，怎麼還會把你放過去。」

畢華笑一下說：「大概是讓我一起滅了吧。」

我沉默片刻說：「和你玩遊戲的是她嗎？你要找的那隻水鬼。」

畢華又把嘴封了起來。

我說：「你抓住了我，你把我認成了她，所以你想抓的是外婆，她是那隻水鬼？」

畢華臉上又露出了肉眼可見的抗拒，他想結束這個話題，這個話題讓他焦慮。他越是如此，越讓我明白，這接近他壓抑的願望了，意識在拼命推拒他的思考，推拒這個願望浮出水面。

我小心地推進，盡量不刺激他，語氣放柔緩道：「跟我說說你外婆，什麼都可以，你印象中的她。」時間不知過去多久，畢華才開口：「她的頭髮乾枯，像稻草一樣。」他看向地上那攤殷紅的碎花屍骸，說：「像這個。」

我看過去問：「你是說她的頭髮像這個，還是她這個人？」

畢華不吭聲。

我說：「為什麼把花弄成這樣？你明明喜歡杜鵑。」

畢華有些急道：「是她弄成這樣的，她把山上的杜鵑都砍了拔了，村民都攔不住，當著我的面，全部碾碎，叫我喝下去。」

我有些發愣，想起我今天質問他喜歡什麼就要毀掉什麼，誰教你的。

原來是他外婆教的。

畢華細碎地說起來，不太連貫，話語連成了畫面，拼湊出了他的童年，和那個遭所有人厭惡的瘋女人外婆。

我說：「既然她這麼壞，你為什麼還要找她？這隻水鬼這麼多年都在你夢裡待著，怎麼現在要找了。」

畢華說：「一直在找。」

我問：「什麼意思？」

畢華說：「一個遊戲，它從小跟我玩到大，找外婆。」

我說：「找外婆？」

畢華說：「我一惹她生氣，她就會消失，哪裡都找不見的那種。茅屋裡沒有，山上也沒有，她說不聽話的孩子沒人要，我一次都沒有找到過她，只能等她自己出現。」

聽到這，我明白了他和水鬼所謂的「捉迷藏遊戲」。人在童年時經歷的創傷，會反覆在他今後的人生裡重演，一個跨不過去的坎，這輩子都會重複去跨；一次失敗的尋找，會讓人這輩子都困在尋找的遊戲裡。我說：「那她什麼時候再出現？」

畢華說：「兩天後，三天後？不記得了，有時候我餓昏了，醒了她就回來了。」

我說：「她是怎麼死的？」

畢華又不說話了。

我陪他靜默著，良久，他道：「我小時候落過一次水，就是去找她的時候。夜裡，水很黑，很急，我差點就死在那了。」畢華接著說：「村民說，我是被水鬼救上來的。」

我說：「你信了？」

畢華說：「我父母也這麼說。」

又陷入靜默。

畢華說：「她就是那天晚上死的。」

我抬頭看他，心裡有了不好的猜測。

畢華說：「沒有人跟我說她是怎麼死的，我被父母帶走了。」

我候著他。

畢華說：「但她好像是在跟著我的，每次我去找她，她都偷偷跟著的。」

沒有人再說話，回憶斷在那裡，像那個女人斷了的命，她不再有未來，於是他的未來也永遠困在了那一刻。我明白了他夢裡關於眼睛意象的出處，那些眼睛，都是她的眼睛，一雙偷偷摸摸跟在他身後的眼睛。

我離開前，畢華問我：「我是被水鬼救上來的吧？」

我不知該怎麼回答。

＊＊＊

離開病房，我有些腿軟，看著空蕩蕩的醫院長廊，彷彿也能看到那一片黑水。我摸了摸額頭，似乎那裡真的有隻眼睛，看到一個小孩跌進了黑水，於是朝那黑水撲去，再沒有上來。

村民厭惡杜鵑，便不給她好的死因，父母厭惡杜鵑，便給兒子編造一個水鬼，他們誰都沒想讓這個女人以任何一種紀念形式存在下來。畢華想她，可他不該想一個如此令人厭惡的她，於是編造了一場十年大夢，把她藏進夢裡，以水鬼的模樣。

＊＊＊

【畢華】

四月七日，上午十二時二十九分，倒計時一分鐘。

鎮靜劑緩緩流入我的血管，我馬上又要進入睡眠。

遊戲失敗了。

並不意外。我的掙扎在她那裡一向毫無作用。

睏意襲來，還有那一片沉沉的黑水。我安心地睡了去。

夢裡，我又回到了那個茅屋。

我又惹她生氣了，她總是莫名其妙地生氣，我站在那裡，只是因為兩腳沒有併攏，她就怒火中燒。

她又消失了，把屋子裡所有的燈都帶走了。

我縮在桌子邊，黑暗讓我不安，可我也生氣，為什麼我要這麼倒楣。

我不打算去找她，可想了想還是出門了，她希望我去找她的，我要是不找，她又該生氣了。

我摸索著穿上了鞋，今晚的夜空沒有月亮，黑得很，我仰頭看了會兒，看到了一條長長的黑水，它壓得很低，觸目驚心，它好像在警告我什麼。

於是我剛跑出院子就縮回了腳，還是回茅屋等吧。

我不去找，就不會落水，只要挨過幾頓餓，她就回來了。

【精神衛生中心　住院記錄】

入院時間：2015.1.7　22：00

科　室：臨床二科	病　區：重症區	床位號：3
姓　名：畢華	性　別：男	年　齡：22
監護人：畢升	關　係：父	住院號：542

主述

常年做噩夢，出現噩夢中的鬼怪來到現實世界中的幻覺。

個人史

無家族遺傳病史，兒時被寄養在外婆家。外婆因未婚先育導致性格極端，家庭內部矛盾嚴重。患者童年時溺過水。無吸煙、飲酒、用藥等不良嗜好。

病程和治療

患者能在現實中看見夢境裡的惡鬼和斷肢殘骸，經常重複被水鬼糾纏的噩夢。曾服安眠藥自殺，為躲避幻覺，持刀砍傷過自己。入院後，自願使用鎮靜劑，每日昏睡20個小時，避免在現實生活中看到噩夢中的怪物。

精神檢查

患者意識尚清，理解、交流能力正常，但有極強的幻覺症狀。常年的噩夢讓患者視覺出現異化，無法區分噩夢世界和真實世界。

初步診斷

噩夢、幻覺。

簽名：劉祀 2015.10.11

04 請幫幫我媽媽——雙重人格

從門診部到住院部有一條不長的通道，露天的，四周是修葺完好的花叢。頭頂是鋪開的廊橋，醫生和患者都會走那條路。醫生趕工，患者入住，患者家屬前往探病，有一條專供行走的道兒，鮮少會有人停留在那裡。

我就是在那見到他的，高高瘦瘦的一個男孩子。他立在花叢邊，仰頭看住院部的大樓，看了一會兒又低下頭，看花叢裡的一隻野貓。他穿著高中生的校服，身邊沒有人，我懷疑他是不是迷路了，便走過去問他。

他不太想搭理我，神色有些陰沉，自顧自地盯著那隻貓，顯得很沒有禮貌。

我順著他的目光看過去，那是一隻三花雜毛貓，自己在地上翻著肚皮玩，距離我們有些遠。

「我要是過去，它會逃跑嗎？」男孩忽然問。

我頓了片刻道：「會吧。」

男孩繼續說：「那我要是走掉，它會來追我嗎？」

我說：「不會吧，你們之間又沒有聯繫。」

男孩沉默片刻說：「那要是有聯繫呢？」

我沒有回答，感覺他心思有些重，便親和地問他：「你叫什麼名字？」

「方宇可。」

男孩話音剛落，遠處傳來一個女人驚惶的叫聲：「宇奇！」

男孩轉頭，我也跟著看過去，來的是一個約莫四十歲的女人，應該是男孩的母親。旁邊還跟著小栗子，他一副焦頭爛額的樣子，跑近了就衝我嘮叨：「我找了他半天，原來落在你手裡了。」我衝著小栗子蓬鬆的頭髮一拍，說：「好好說話，什麼叫落我手裡了。他是誰？」

那男孩迎著他母親上前，動作挺快的，沒讓他媽媽多走。終於相聚時，母親看起來是迫不及待想擁抱的，她的身體卻突然停住，眼神裡帶點不確定和小心翼翼：「你現在……」男孩露出溫暖陽光的笑臉，體貼地搶話道：「我是宇奇，媽媽。」

我稍一愣，宇奇？他不是說他叫方宇可嗎？

那母親聽完鬆了口氣，摟過他說起了悄悄話，我聽不太見了。那男孩臉上有著與先前看貓時截然不同的神采，好像換了個人似的，陰鬱多思的男孩變得亮堂起來。

我看著他側臉上笑出的蘋果肌和含蓄露出的笑齒，疑惑那個鬱鬱沉沉問著「那我要是走掉，它會來追我嗎」的男孩，還能有這樣的表情啊。

小栗子在我耳邊絮叨：「剛剛門診，母親和孩子要分開談話，母親進去沒一會兒，這男孩就不見了，可急死了，他媽都快哭了。主要他這病啊……」

我問：「是分離性身分識別障礙嗎？」

小栗子一頓，問：「咦，你怎麼就知道了？」

分離性身分識別障礙，俗稱多重人格。猜出來並不難，這來自於這個男孩口中不同的名字，先後截然不同的性格，以及母親對他的反應。多數人因為影視作品而對多重人格有誤解，覺得那是從一個人格轉變為另一個人格，需要很長的時間和反應誇張，因為影視作品總需要讓這個時刻拖長來達到戲劇性的效果。其實沒有，人格的轉換，只在一瞬間就完成了。

比如，這個男孩方才在轉向他母親的一瞬間。

＊＊＊

方宇奇和方宇可像是一對兄弟，存在於同一個人身上的兄弟，方宇奇是弟弟，方宇可是哥哥，兩人今年都十七歲。母親第一次發現異常是在他十二歲那年，正在步入青春期的孩子本就人格不穩定，有變化也正常，直到症狀太多，她才開始重視。來看診的原因是，方宇奇差點溺死在游泳池裡。他是個不會游泳的人，卻跑去游泳，這讓他母親驚怕得再也忍不下去。

方宇奇的母親名叫謝宋美，她俐落回答著主任的問題，像是事先就考慮過許多遍那樣。直到她漸漸發現，主任在懷疑她虐待孩子。

謝宋美大驚道：「我沒有，你怎麼會這麼認為？我們母子關係一直很好的。」

主任安撫她說：「您不用激動，我只是照例詢問，因為多重人格出現，通常是因為童年遭受虐待，而分裂出一個人格保護自己，逃避痛苦，我只是跟您確認一下。」

謝宋美面有不豫之色：「沒有的，不信你自己問孩子，我要是撒半個謊，天打五雷轟。」

主任點頭。

謝宋美顯得很焦慮：「這個可以治的吧，什麼時候能治好啊？宇奇明年就要高考了，他成績一直很好的，不能被這個影響。」

主任安撫了她一陣，說先要帶他去做個檢查。

謝宋美一愣，問：「是什麼檢查呢？檢查腦子嗎？」

主任說：「檢查他是真的多重人格，還是裝的。」

檢查是我帶著去做的，小栗子陪同。一路上方宇奇都很乖巧，幾乎是有問必答，反應極快。小栗子本想緩解他的緊張，逗他樂，反被方宇奇逗得合不攏嘴，走在長廊上笑得跟個爆竹似的，被經過的護士長瞪了好幾眼才消停。

我觀察著這個像小太陽般的男孩，他很有親和力，哪怕是在去診斷他病症的路上也心態敞亮，十分討喜。他像那種生活裡沒有陰暗面的孩子，看著他，我會相信他母親說的，他沒有受過虐待。

那麼，另一個陰沉的人格，是怎麼出來的呢？我看著他，卻想著那個看著貓、說自己叫方宇可的男孩。

他分裂出了一個陰沉的哥哥。

＊＊＊

他要做的是多重人格的常規檢查，過去這種案例也曾出現過不少「患者」偽裝成多重人格，常見的比如犯罪嫌疑人指認犯罪的是另一個人格，好進行精神脫罪，甚至出現過一些偽裝得幾乎無懈可擊的嫌犯。也有些青春期的孩子想逃避學習，或逃避家庭，偽裝出另一個人格離開學校，或者博取家人的愛護。

那要怎麼識別呢？

多重人格的多重身分都是獨立的個體，簡單說來，他們是不同的人，所以在完成心理測試時，彼此的得分是不同的，包括智商和情緒反應。而且不同的人格之間，生理反應也不同，他們的皮膚電、汗腺活動以及EEG腦電波等都有區別，而視覺上的變化，像視敏度、折射度和眼肌的平衡等區別，是很難偽裝的。對這些生理反應的檢查，是識別多重人格真偽的重點。這得通過催眠進行，引導出他的多重人格，來做對話和檢驗。

＊＊＊

韓依依是我們院外聘的催眠醫生，能力很強，但性格龜毛，有點大小姐脾氣。她跟我同校同院，是大我六屆的學姐。多重人格的鑑別，一直是她負責的。

其實帶方宇奇來做檢查，我一個人就可以了，小栗子不用跟來。可我和韓依依極其不對付，經常撕破臉地吵架，他怕我們打起來，堅持要來做避雷針。

韓依依從檢查室出來，一頭染得跟孔雀尾巴似的大波浪蕩漾在白大褂後。她看到可愛的小栗子，上前揉揉他的臉，然後轉向方宇奇說：「就是你要檢查呀？你叫什麼？」

「方宇奇，麻煩姐姐了。」男孩說。

韓依依高興了，一般高中的孩子都該喊她阿姨了，這小孩嘴真甜。接著，她目光在我臉上轉了一圈，從嘴裡吐出了一個話梅殼。那吐殼的舉動十分侮辱人，彷彿是朝我吐的。小栗子遞上紙巾，韓依依笑眯眯地包著殼一扔，沒扔準，扔在我腳邊，然後擦擦手，帶著方宇奇進檢查室去了。

小栗子連忙撿起我腳下的垃圾塞進垃圾桶，緊張地看我的臉色。

我冷笑道：「看什麼？我臉上長話梅了？」

小栗子嘆氣說：「你倆到底什麼仇啊，一見面就你死我活的，難不成是她搶了你男朋友?!」

我懶得理他，靠在牆上等結果。

小栗子又嘆氣道：「還真是可惜，方宇奇多陽光開朗啊，怎麼會有這毛病，學習好，長得好，樣樣好，這是不是天妒英才。我看了他媽拿來的照片，那獎狀放得滿房間都是，活生生『別人家的孩子』，誰能想到他背後無端分裂出了個哥哥。」

我問：「你怎麼知道是他分裂出了哥哥，而不是哥哥分裂出了他呢？」

小栗子一頓，眨巴著眼道：「他身分證上的名字是方宇奇呀，方宇奇就是主人格。而且你沒發現他媽一直都喊他方宇奇嗎。」

確實，身分證可以證明本人是誰，而長期生活在一起的親屬，對於主副人格的辨別是最有感受的。而且一般來說，第一次來尋求幫助的，通常是掌握主權的那個人格，從進入門診起，顯現的就一直是弟弟方宇奇，而不是哥哥方宇可。

小栗子聳肩道：「唉，誰知道呢，也許就是裝的呢，這不結果還沒出來嗎。」

我沒有說話。

檢查做了很久，韓依依帶著方宇奇出來，手上拿著一堆檢驗表，分別記錄了眼動頻率差異，腦電差異，皮膚電阻差異，和一些心理測試表，都差異顯著。韓依依翻閱著手中的化驗單：「人格分裂是真的，不過副人格數量為一，就是他的哥哥方宇可。」韓依依強調數量為一，是因為通常多重人格都會有三個人格以上，同時具備十多個人格很平常，像方宇奇這樣只有一個副人格的比較少見。但他年紀還小，或許再過幾年，其他人格也會慢慢覺醒。

小栗子聽聞又是一聲嘆，勉強對方宇奇笑著。因為剛才打了腦電膏洗了頭，方宇奇的頭髮濕漉漉的，他用嘴吹了吹濕答答的劉海，反過來安慰小栗子。

我接過那些表，看到了智商表上兩人明顯的差異：方宇可的智力水準比方宇奇低了不少。

韓依依捏了捏眉心：「不過他這副人格有點不愛表現自己啊，出是出來了，也很聽話，但就是不開口。除了名字，問什麼都不回答，我還是第一次碰上這麼不愛表現自己的副人格。」

我故作驚訝：「方宇可不跟你聊嗎？真奇怪，他剛才還和我聊呢，是不是被你那頭噴漆似的雞毛噁心到了？」

韓依依黑臉了，小栗子連忙擋在我倆中間，推著我就走，連連回頭喊：「韓姐！晚上一起吃飯呀！辛苦韓姐！韓姐麼麼噠。」

我給他一肘子，說：「姐個屁，叫韓姨。」

小栗子焦頭爛額地把我推得走快了些。方宇奇跟著跑，在一旁看著我們笑。

遠離檢查室後，小栗子在一旁喘著粗氣，方宇奇湊近了問我：「醫生姐姐，哥哥真的跟你說話了嗎？」

我稍微反應了一會兒，才明白他嘴裡喊的哥哥，是他的另一個人格。因為他喊得太親近太自然了，我一時以為他真有個哥哥。

我回答：「說了，怎麼了？」

方宇奇顯得很開心：「就是覺得挺好的，哥哥從來不跟除我以外的人說話的。」

我一愣，問他：「你們會對話？」

方宇奇點頭道：「是啊，照鏡子的時候，有時候哥哥也給我寫日記。」

這可真是少見了。一般來說，人格和人格之間就算彼此知道，也不往來，甚至是彼此厭惡，想消滅對方的。我看了他很久，問他：「你們關係很好嗎？」

方宇奇真誠道：「當然，他可是我唯一的哥哥，是這個世界上最了解我的人。」

那你為什麼要過來治療？治療意味著讓你哥哥消失。我想問，但沒有問出口。無論如何，他願意來治療，是一件很好的事。

我走出幾步，突然聽他又開口了：「可是，哥哥說他想殺了我。」

我轉頭看他，他依舊露出了那種明媚的笑容。我不知道他這句「哥哥想殺了我」和之前他在游泳池差點溺死有沒有關係。我想再問，但已來不及，我們回到主任那兒了。

謝宋美認真聽著主任給他講解那一大疊檢驗表，聽到確認是多重人格時，臉上有些許崩潰的神色。她摸了摸站在身邊的方宇奇的頭，像是很不忍心孩子遭受這樣的心理疾病。方宇奇很乖巧地反握住母親的手，安撫她。

討論進入如何治療的部分。因為宇奇只分裂出了一個副人格，統合人格不會太過複雜，但還是要先瞭解宇可人格出現的時間和動機，只要找到原因，治療會有大進展。

主任問：「您先前說最早發現問題，是在他十二歲的時候，當時是哪兒不對勁呢？」

謝宋美先是想了會兒，然後才說：「是他的老師通知我，說他卷子上的名字總是寫錯，把方宇奇寫成方宇可，『奇』字總是漏寫了上面的『大』字。」

我一頓，這才發現「奇」和「可」確實只差了一個「大」字。從語詞聯想上來說，把分裂出的人格用了一個和「奇」字象形的「可」字，應該是有意義的。「大」這個字，在哥哥弟弟的分化中，應該是有意義的。

謝宋美接著回憶：「一開始只有卷子上，後來連作業本上都會寫錯名字。我問他時，他又說沒錯，要嘛就是沉默不語，很長一段時間改不過來。」

「後來，我發現宇奇洗澡要洗很久，還會有講話聲，起初以為是早戀，後來我實在不放心，偷偷把門打開看了一眼，結果看到他對著鏡子在說話，樣子和語氣還變來變去的。」講到這裡，謝宋美的話已經有些哽咽，任誰看到自己兒子發生這樣的變化，難免害怕又心疼。

方宇奇輕撫著他母親的手臂，作為當事人，他的臉上有心疼，卻沒有羞愧，或是被揭穿的窘迫。他顯得坦然極了，彷彿在浴室對著鏡子和另一個人格對話是多麼正常的一件事。

聽到母親的哭聲，方宇奇誠懇地對主任道：「請幫幫我媽媽。」

我注意到他說的是「幫幫我媽媽」，而不是「幫幫我」。

等謝宋美情緒稍微緩和，主任接著問：「他對著鏡子說話這件事，是幾歲的時候呢？」

謝宋美說：「就前年。」

主任說：「當時怎麼沒有來醫院？」

謝宋美說：「那年他中考，我不想影響他的情緒。」

主任將手裡的化驗單整理好，說：「我們回到寫錯名字這件事，試卷代表考試和學習成績，宇奇在試卷上寫錯名字，意味著他在考試時呼喚了宇可，以此來逃避考試。從智力測驗來看，宇可的成績應該不好，可能由於你過於在意宇奇的成績，他用這種方式向您表達對學習的不滿。」

我看向方宇奇，這段算是指控他反抗學習的話，在方宇奇臉上沒有留下任何痕跡，他依舊面色如常，彷彿說的不是他的事。

謝宋美愣了一會兒不知在想什麼，隨即點點頭，語氣有些沉重：「您說得有道理，我可能是逼得太緊了。」

「在那之後呢，這些年來，寫錯名字的事情還有發生嗎？」主任問。

謝宋美搖頭道：「後來就沒有過了。」

這個回答有些模糊，主任繼續問：「後來是指什麼時候，有沒有具體什麼事件或者時間之後？」

謝宋美沉默一會，有些支吾道：「就是沒有了。」

她顯然隱瞞了什麼。

＊＊＊

主任要和謝宋美單獨討論方宇奇的治療事宜，方宇奇和我還有小栗子都出來等。方宇奇還沒滿十八歲，不能獨立決定治療方向，還是得由監護人來商定。

小栗子去開藥了，方宇奇坐在候診室，我在一旁看著他，他也看著我。

方才討論得出的初步結論，是方宇奇在小學時因為學習壓力大，而在考試的過程中呼喚出了方宇可這個人格，來代替他考試。方宇奇成績很好，方宇可成績不好，方宇奇潛意識想讓母親失望，表明一種反抗。方宇奇分裂出的人格，身分是哥哥，而不是弟弟，哥哥通常是潛意識中負責保護的角色。方宇奇在學習壓力大時呼喚出一個哥哥來「保護」自己，這說得通。而隨著高考將近，方宇奇壓力越來越大，哥哥人格的出現頻率也越來越高，甚至有些過分的行為，所以被母親重視，帶來看病了。

我梳理了一遍，覺得邏輯上基本能通。我走過去坐在方宇奇旁邊，問他：「我注意到你剛才對醫生說的是『請幫幫我媽媽』，而不是『幫幫我』。」「你來這裡是想幫媽媽？你自己不希望方宇可消失？」

方宇奇笑問：「穆醫生，你有哥哥或者姐姐嗎？」

我說：「有個弟弟。」

方宇奇又問道：「你弟弟會希望你消失嗎？」

我說：「說不準，我經常揍他。」

方宇奇大笑道：「我哥哥對我很好的。」

我追問：「有多好？好到把你推進泳池？」

方宇奇收斂了笑容，沉默片刻：「是他讓我來的。」

我一愣，有點不理解，副人格讓主人格來治療？副人格是區別於主人格存在的個體，個體怎麼會不爭取自我存在的機會？反而去助推自己的消失？我剛想細問，卻發現方宇奇的臉逐漸陰沉下來，眼角微吊著，抿唇，整個人的氣場和先前的陽光樂天完全不同，甚至連瞳孔的縮張都有差異。

是方宇可出來了！

方宇奇先前是看著我的，所以方宇可出來時也看著我，用方宇奇的眼睛。這次和在花叢時完全不同，那時方宇可沒有正眼看過我，這樣突然的直視讓我沒來由一陣惶恐。這是一雙怎麼樣的，死水般的眼睛。下一刻，他又立刻撇開了視線，望著地上。

我屏住呼吸，輕喚了一聲：「方宇可？」

他沒說話，應當是默認了。

我組織著語言：「還記得我嗎，我們在住院部的花叢邊，有過一面之緣。」

我本以為他不會開口，卻見他點了點頭。

我鬆了口氣，盡量找些他可能感興趣的話題：「你之前在看住院部，是覺得自己會住進去嗎？提前來參觀一下？」

方宇可緊盯著地面說：「不會住進去的，他還要高考。」

我一愣，這個「他」明顯是指方宇奇，方宇可用「他」要高考來稱呼，而不是「我」要高考，說明他知道參加高考的是方宇奇，他很清楚自己是副人格的身分。

我問：「宇奇說，你對他很好，看起來是真的。你很關心他的學習？」

方宇可沒說話。

「你去泳池做什麼呢？方宇奇不通水性，你想殺他嗎？」我捏著手心裡的汗，拋出這個問題。我緊盯著方宇可，不錯過他臉上任何一絲細微的表情。但是什麼都沒有，被指控有殺人嫌疑，他卻依舊淡然如前。

「我只是想去游泳。」方宇可的聲音很輕，彷彿是不該吐露的話語，被他倒出來了。

我一頓，好一會兒才明白過來，問：「你喜歡游泳？」

方宇可點頭道：「嗯。」

我大概明白了，方宇奇不善水性，常年遠離水邊，而分裂出的方宇可卻對游泳感興趣。但由於主人格的壓抑無法接觸水，所以在獲得身體主權後，沒忍住跑去游泳。游到一半時，方宇奇的人格回來了，於是產生了溺水。

我不解地問：「你是什麼時候學的游泳？」方宇奇從未學過游泳，和他共用一個身體的方宇可又怎麼會游泳？

方宇可又沉默了，任我怎麼問都沒再開口。

良久，他才道：「再不去，就沒機會了。」

他的眼神有些落寞，但很平靜。他好像知道自己要消失了，湧上來認命一般的情緒。

我想再問時，方宇奇回來了，他起身走向主任室。

兩個人格的切換讓我見識了什麼叫「忽如一夜春風來，千樹萬樹梨花開」。

是謝宋美出來了，方宇奇迎了上去，謝宋美的眼眶有些紅，方宇奇懂事地安撫著她。

他們回去了，主任讓他們下次來複診時，帶上方宇奇和方宇可溝通的日記本。

我死死盯著方宇奇的背影，我沒有錯過剛才他人格轉變的一瞬間，方宇奇的眉眼間逞強的痕跡。

＊＊＊

我去找了韓依依，沒敲門直接進的。她正在往腳指甲上塗花紅柳綠的指甲油，辦公室裡掛滿了油畫。她喜歡研究些美學的東西，書櫃裡還擺著我送她的黑田清輝的畫集。

韓依依頭也沒抬：「整個醫院對我這麼沒禮貌的，肯定就你一個。」

我開門見山地問：「方宇奇的人格真偽檢驗，你確定嗎？」

韓依依吹了吹腳指甲，漫不經心地說：「我憑什麼回答你，主任的授權單呢。」

「沒有。」

韓依依嗤笑，繼續塗腳指甲，沒理我。

我就站在旁邊看著她，也不出聲，卯上了勁。

良久，她估計是煩了：「你問這個幹什麼？」

我說：「我覺得方宇可在扮演方宇奇。」

今天我一共見識了方宇可兩次人格轉變，一次在花叢，一次在候診室。轉變的原因，都是因為見到了謝宋美。他在謝宋美面前，好像必須是方宇奇。第一次我沒注意，但候診室那次，我明顯看到了方宇可轉變的不自然，他在偽裝。那樣一個陰沉自閉性格的方宇可，想裝成方宇奇是艱難的，但他顯得很熟練，應該不是第一次了。

韓依依終於抬頭看我說：「你確定？」

「不確定。」我沉默片刻，說出我的猜想，「如果人格真偽檢驗沒問題，確實存在兩個人格，那我懷疑方宇可在計畫取代方宇奇。他扮演得很熟練，而且來醫院求治，也是方宇可慫恿方宇奇來的。這裡面可能有問題。」

韓依依說：「也沒有什麼取不取代的，治療本來就是整合這些人格。」

我說：「但最後顯現的，只有一個人格。」

韓依依說：「你是讓我下次催眠治療時，探一探方宇可的動機？」

我點頭道：「嗯。」

韓依依說：「他封閉性很強，不怎麼能聊。」

我說：「你跟他聊游泳，或者聊貓吧……但我又直覺方宇可不是這樣的人。」

「直覺？」韓依依的白眼翻上天了，她抄了本簿子就朝我砸來，「我有病才聽你滾過來跟我講這麼多廢話。」

我俐落且習慣地避開，道：「你千萬記著。」說完頭也不回地跑了。

後面傳來韓依依的咆哮：「又不給我關門！」

＊＊＊

謝宋美帶著方宇奇來複診了，那本日記被帶了過來。方宇奇去韓依依那裡做催眠治療，謝宋美陪著主任在辦公室看完日記之後，給我看了。

這日記很厚，裡面的字跡有成長的痕跡，應當是從小寫到大的。而且字跡不同，方宇奇的字跡大方好看，方宇可的字跡有點像蟲扭的，還真是字如其人。筆跡是騙不了人的，他們應該確實是兩個人格。日記的封面，是用很好看的正楷寫的幾個字：**我和哥哥的秘密花園**。

是方宇奇寫的。

他們在日記裡，以哥哥弟弟互稱。我從第一頁開始翻，那似乎是在方宇奇剛上初中的時候，一直往後，他們的對話密切而親密。

【我和哥哥的秘密花園選段】

二〇一〇年三月四日，晴，深夜

弟弟：他們吵得好大聲。

哥哥：你睡覺就好了。

弟弟：睡著了，媽媽會不會把我們丟下偷偷離開？

哥哥：不會的，媽媽喜歡你，她捨不得你。
弟弟：媽媽也喜歡哥哥的。
哥哥：她不喜歡。
哥哥：快睡覺吧。
弟弟：哥哥睏了嗎？我不想睡，哥哥陪我下棋吧。
哥哥：不行。你明天考試，要早點睡。
弟弟：為什麼媽媽要我考試，你也要我考試，你們只在乎我考試好不好嗎?!

這裡方宇奇的筆跡有些混亂，似是情緒激動。

哥哥：你考得好，媽媽才愛你。
弟弟：那哥哥呢，也是只有我考得好，哥哥才愛我嗎？
哥哥：快去睡覺。
弟弟：你為什麼不回答我！！！！！！！！

下面是一長串的用筆狠狠劃破紙張的痕跡，非常混亂，顯而易見動筆的人當時情緒憤怒。

很下面，才有一行方宇可小小的，歪七扭八的字跡。

哥哥：就玩一小會兒，不能被媽媽知道。
弟弟：哥哥，沒有你我怎麼辦？

後面是他們畫的棋盤，用不同顏色的筆在下棋。棋盤畫了整整兩頁，像是下了很久。

二〇一三年五月十六日，陰，白天

這一年，應該是方宇奇中考的那一年。

弟弟：哥哥，我想吐。

哥哥：怎麼了？哪裡不舒服？

弟弟：看到書想吐，為什麼人要學習？熬過中考，熬高考，熬過高考，熬大學，有什麼意思呢？就為了畢業後，變成像那個人一樣的東西嗎？

哥哥：你這些話不能跟媽媽說。

弟弟：那我不開心呢。

哥哥：你全都跟我說就好。

弟弟：哥哥，你到底是愛媽媽，還是愛我呢。

哥哥：快去睡覺，很晚了。

弟弟：哥哥，我想跟你講話，真的講話，不是這樣子的，我想看著你跟你講話。

哥哥：去鏡子那。

這應該就是他們第一次通過鏡子對話，時間符合謝宋美說的在中考期間被發現。

二〇一三年六月三日，晴，深夜

這兩篇日記相差不過十多天，就在方宇奇中考前幾天。

弟弟：哥哥你最近為什麼總是不出來？我想見你。

下面是寫滿了一整頁的雜亂無序的「想見你」。到第二頁，哥哥的筆跡才出現。

哥哥：你馬上中考了，我怕影響你。

弟弟：你怎麼會影響我？

哥哥：我想去游泳。

弟弟：我跟媽媽說了想學游泳，她讓我不要不務正業，說我小時候對游泳玩物喪志過，我怎麼不記得？

哥哥：你別再去問媽媽，我不游了。

弟弟：哥哥不想出去玩嗎？總是你陪著我，我也想陪你玩。除了游泳，我都可以滿足哥哥的。

這裡弟弟同樣的問題寫了好幾遍，才得到了哥哥的回答。

哥哥：想放煙花。

弟弟：那我們就去！

後面的字跡換了，很潦草，像是回來後再寫上的。

弟弟：太刺激了，我好開心，從來沒這麼開心過。

哥哥：不能告訴媽媽。

弟弟：我知道！這是我和哥哥的秘密，我誰都不會告訴的。

看到這我有點愣，方宇可居然在方宇奇中考的前幾個夜裡，偷偷帶他出去放煙花。

弟弟：哥哥，等我長大了，我們去一個你想游泳就游泳，想放煙花就放煙花的地方吧，就我們兩個。

哥哥：媽媽呢。

弟弟：不帶媽媽。

哥哥：她會傷心的。

弟弟：那就我們三個一起，約好了。

這篇就是去年的，方宇奇已經是高二的學生了。

二〇一四年十二月二十八日，晴

弟弟：你到底出不出來！你不出來我明天考試就不去了。

哥哥：你不能不去。

弟弟：你這幾個月為什麼不出來?!媽媽在接受你了！她知道你了。耶誕節她還給你送禮物了！你還有什麼不滿意？你到底想怎麼樣？

哥哥：沒有不滿意，你快高考了，我不能總是出來打擾你。

弟弟：去他的高考！我又不是哥哥你！成績這麼差！對高考如臨大敵！我有分寸，我知道怎麼學習！

接下來一大段弟弟顯得非常激動。

弟弟：對不起，哥哥，我口無遮攔。

哥哥：你沒說錯。

弟弟：哥哥對不起，我只是太生氣了，覺得你不想要我了。

哥哥：方宇奇，和媽媽去醫院吧。

弟弟：你說什麼？

哥哥：去醫院，接受治療，我們這樣是不正常的，會影響你高考的。

弟弟：哥哥你在說什麼？你還清醒嗎?!

哥哥：你沒看到媽媽崩潰了嗎？

弟弟：媽媽媽媽！你就知道媽媽！那我呢！你不怕我崩潰嗎！要是沒了你我怎麼辦！

哥哥：方宇奇，我沒有這麼重要，你會習慣的，去醫院。

弟弟：你瘋了嗎？你會消失的，不可能，我絕對不會去的，你休想離開我。

這後面是方宇奇瘋魔般亂寫的話語，我辨認不清，基本是他在控訴哥哥對他的殘忍。直到翻頁後，那裡才有方宇可歪歪扭扭的字跡。

哥哥：你要是不去，我會殺了你。

看到這兒，我頓了好一會兒，所以方宇奇說哥哥想殺了他，之後的泳池溺水也是方宇可在威脅他，告訴他雙重人格是危險的，他隨時有可能對他做出什麼事來，逼他必須去醫院治病。方宇奇說謝宋美知道了方宇可的存在，還送了禮物，這一點謝宋美跟我們都沒有提過。

日記再往後翻，只有方宇奇的筆跡了，方宇可再沒有和他對話過，不管方宇奇怎樣地哀求。日記的最後，停留在三句話上，是上個月寫的。

二〇一五年三月六日，晴，白天

弟弟：方宇可，我還有最後一個問題想問你。媽媽和我，只能選一個的話，你選誰？

弟弟：是媽媽吧，我知道。

弟弟：下輩子，你千萬別做我哥哥。

我捧著日記，在辦公室呆愣了很久，方宇可真的是為了弟弟而甘願消失。我想著那個站在花叢旁陰鬱的男孩，他竟然能做到這一步嗎？可是為什麼？一個分裂出的人格也會對母親產生這麼大的愛意？甚至比主人格都深刻？謝宋美對他做了什麼嗎？方宇奇又是以怎樣的心情來到這裡，用笑臉寬慰著母親，準備送他最愛的哥哥「赴死」。

這本日記讓我不是滋味極了，總覺得哪裡有問題，疑點太多，卻不知從何抓起。而且日記裡從頭到尾，沒有出現「爸爸」兩個字。方宇奇的家庭是完整的，沒有離婚再婚或分居，那麼爸爸呢？在哪？日記裡只出現了幾處，用的代稱是「那個人」，「那個人」是指爸爸嗎？

韓依依的短信來了，她告訴我第一次人格整合催眠治療結束了：「雙重人格真偽無誤，方宇可對方宇奇也沒有危險動機，方宇可很配合治療。」

我看著短信，不知作何滋味。方宇可對於他自己來說，也是獨一無二的一條命，他為什麼要為別人的命放棄自己？方宇奇說他從不和除自己以外的人交流，那他的生命裡曾有過什麼呢？一個陰沉的自閉的孤獨的本就不被關注的生命，他最終能回饋外界期待的，能對外界產生價值的事情，居然是他的消亡。

＊＊＊

這之後，方宇奇定期過來做治療，效果不錯。我有好多話想問方宇可，但我再沒有見過他出現。那本日記一直放在我這，當天方宇奇來問我要時，我問他能否再借我一段時間，結果他很輕易地答應了。

我反而有點奇怪，問道：「這不是你和哥哥的秘密花園嗎？我這樣拿著沒問題嗎？」

方宇奇笑道：「他跟你說過話，也許是有什麼想告訴你。如果你知道他想跟你說什麼了，請告訴我一下，他不願意見我。」

於是那本日記就一直在我手裡，我反覆地看，一字一句地看，終於找到了奇怪的地方。

弟弟：我跟媽媽說了想學游泳，她讓我不要不務正業，說我小時候對游泳玩物喪志過，我怎麼不記得？

這句話說明方宇奇小時候應該學過游泳，可他沒有那段記憶，但方宇可喜歡游泳，甚至確實會游泳。這是不是意味著，方宇奇沒有小時候游泳的記憶，而方宇可有？可是主人格怎麼可能沒有小時候的記憶？只有副人格才可能會因為分裂得晚而不具備更早時的記憶和技能。

方宇奇是主人格確定無誤，身分證和他母親的態度，都表明這個家裡最初和最常見的兒子都是方宇奇。甚至日記裡的對話也已經說明了，弟弟以主人格的身分存在，哥哥不常出現。

那問題到底出在哪？

我思緒忙亂，手上的日記掉在了地上，當我拾起時無意翻到了最後的夾頁，裡面裡有一句話，字跡歪歪扭扭，是方宇可寫的，這個地方特別隱蔽，極難發現。

我遠比你想的愛你，你永遠不知道我為你放棄了什麼。

我的心怦怦跳，這句話是寫給方宇奇的嗎？方宇奇看到了嗎？方宇可為他放棄了什麼？結合先前的疑惑，我有了極其不好的猜測。

我終於等到個機會去印證我的猜測，是在方宇奇最後一次參加催眠治療時。

這期間因為主副人格的配合，治療非常順利，韓依依都說她從沒有治療過這麼輕鬆的多重人格案例，可能是因為只有兩個人格，或者是副人格太過配合了。

其實治療早就可以結束，但最後幾次總有些問題。韓依依認為是副人格對生長環境還有留戀。她提出最後一次催眠去方宇奇家裡做，最好就是在他們的臥室。沒想到謝宋美直接反對，她有些尷尬：「不好意思，家裡他父親在，不方便。」我們這才明白，方宇奇來治病，他父親是不知道的，他父親甚至不知道方宇奇有分裂出的人格。他只知道自己的兒子是個陽光好少年，謝宋美是瞞著他帶方宇奇來的。

謝宋美哀求我們：「他父親身分敏感，不能被人知道孩子有問題。」

韓依依表示理解，於是想著能否在家裡拍點圖，或者拿點親近的東西來，在催眠室做一個類似家的熟悉環境。拿什麼東西最有效，拍哪裡最直接，不會有比醫生更清楚的了。我毛遂自薦，帶著小栗子一起跟謝宋美回去了；方宇奇留在醫院進行催眠準備。路上謝宋美一直耳提面命，讓我進屋時裝成方宇奇的學校老師，千萬不能被她丈夫知道來的是醫生。

方宇奇的家很大，家境很好，進去時他父親果然在，只跟我們點了頭，也沒多問就進了書房，關了門，看起來很忙。我直奔方宇奇的房間，對謝宋美說：「把他小時候寫錯名字的卷子全都翻出來。」

謝宋美一愣，有些支吾著說：「那些，早就沒了。」

我很堅持，說：「那把他小時候的相冊全都拿出來。」

謝宋美立刻去拿了。

小栗子舉著手機對著房間開始拍攝，然後將照片傳給了韓依依。沒一會兒小栗子忽然道：「哇，幾張照片就起作用了，這也太方便了！她助理說讓我們不用找東西了，那邊已經開始催眠了。」

我皺眉，手上的速度加快了些。

小栗子說：「穆姐，你還在找什麼？」

我說：「幫我找他的試卷，全部，快點。」

小栗子見我神情嚴肅，也連忙跟著找了起來。我找得急，走動間踢到了桌角，痛呼一聲，看下去，卻見桌角下好像墊著什麼。我蹲下身，從裡面扒出了那東西，是一本小冊子。因為塞得深，只露出一個角，乍看還以為是個墊桌腳的。封面上寫著名字，但被塗掉了，塗得非常黑，什麼都看不清。我連忙翻開，一看到那歪歪曲曲的字跡，就知道是方宇可寫的。

這居然是一本屬於方宇可自己一個人的日記！從遣詞造句可以看出好像是他年齡很小的時候，有些字寫不來，寫的還是拼音。看上面的日期，是在他七八歲的時候。那個時候，方宇奇已經分裂出方宇可了嗎？我迅速翻看著，捕捉到了以下幾句話。

我好像和別的小朋友不一樣，他們背書很快，我不行，他們算數很快，我不行。爸爸看我的眼神很可怕。

我討厭考試。

爸爸媽媽又在吵架，我偷聽到了，爸爸說要再生一個，埋怨媽媽身體不好生不出了，又說就是因為媽媽身體不

好，才生出了我這麼個蠢貨。

今天考試的時候，我突然沒感覺了。醒來的時候卷子做完了，還考得很好，這是為什麼？

我有了一個弟弟，弟弟很聰明，媽媽喜歡他，爸爸也開心了，我也會開心的。

我有新名字了。

日記停在上面那句話。

我的眼眶已經有些模糊了，我幾乎拿不住這本日記。

翻到最後，果然，方宇可喜歡在隱蔽的地方留話，那個字跡是最近寫的。

你要代替我給媽媽幸福。

小栗子走過來，聲音有些僵硬：「我沒找到試卷，但是找到了這個。」他遞給我一本幼稚園紀念冊，上面放著照片和孩子的名字。我一眼就看到了方宇可，陰鬱著小臉，坐在最角落的位置，和他對應的名字，是方宇可。

從來都是方宇可，而不是方宇奇。

＊＊＊

小栗子這回罵出了聲，他轉身踢了一腳，不小心踢翻了床邊兩個盒子，像是個禮物盒。我想起了那本秘密花園日記裡，方宇奇提到媽媽送了方宇可聖誕禮物。我連忙過去打開它們，兩個盒子裡的禮物是一樣的，還有賀卡，我先翻開的是送給方宇奇的。

宇奇：媽媽祝你聖誕快樂，健康長大，心想事成。

我再去翻開送給方宇可的那張卡片，卡片很好看，上面只有一句話。

請你放過我兒子。

我終於知道為什麼方宇可會突然要求方宇奇去治病，甚至不惜以命威脅。是什麼讓他下定了決心？是他最親愛、最想給予幸福的母親，求他放過她的「聰明兒子」。

謝宋美進來了，她沒發現我和小栗子的不對勁，把相冊攤開給我們看：「是要拿過去嗎？還是拍過去？」我看著那相冊上，是笑得無比燦爛的方宇奇和父母的合照。我一張一張往回翻，沒有一張是方宇可，全是方宇奇明媚的笑臉，相冊到約莫十二歲時，再往前就沒有了，彷彿再往前的部分，不配出現在這本精裝的相冊裡。

我問：「你們和方宇可拍過照嗎？」

謝宋美一愣，似是不理解我為什麼這麼問。

我看著她問：「你什麼時候給方宇可改的名字？」

謝宋美的臉色大變。

我闔上相冊說：「你說過的，方宇奇小時候把名字寫錯，事情是真的，但是人物反了吧？是方宇可把名字寫成了方宇奇，從那以後他的成績突飛猛進。你也許開始覺得他哪兒不對，但這個『不對』滿足了你對兒子的期盼，於是你乾脆就給他改名成方宇奇，而自從改名後，他再也沒有寫錯名字了，對嗎？」

謝宋美臉色慘白，說不出話來。

所以不是一個學習壓力大的聰明弟弟，呼喚出了一個成績差的哥哥來反抗母親，而是一個蠢笨的哥哥，呼喚出了一個聰明弟弟去寬慰母親。

「為什麼他沒再寫錯名字，你想過嗎？之前那個陰氣沉沉蠢笨的兒子哪去了？他只是希望突然出現的弟弟能讓你開心，但你把他的名字改了，他知道自己不被期待和需要了。那一天起，方宇奇成了主人格。」

「而他哪怕退居成了副人格，也還在關心著弟弟的成績，關心著你的情緒。到最後，為了你，心甘情願地消失。」「因為他發現，他這個沒用的兒子，能讓你幸福的唯一方法，居然，是讓自己消失。」

謝宋美一句話都說不出，神色惶恐極了。

我拿出手機準備給韓依依打電話，告訴她主副人格反了，催眠不能繼續。可我剛撥通電話，謝宋美突然衝了上來，把我的手機砸在了地上，踢遠了。

我震驚地看著她，她目露瘋狂，顯然在崩潰邊緣了。

她幾乎快跪在我面前，哽咽道：「就差這一次治療了，你別阻止。我求你，宇奇不能有事，他絕對不能消失。」

我難以置信地看著她，有些說不出話來：「你生出來的那個，叫方宇可。」

謝宋美哪怕是哭，也很小聲，她怕被外面的丈夫聽到。她扒著我的褲腿：「我知道啊，我自己的兒子我不知道嗎？可是我沒辦法，他爸是不會要宇可的，小時候差點要把他扔了。我沒辦法，真的沒辦法，只有宇奇才能是我們的兒子！」

我不知該說什麼了，小栗子暴脾氣上來，撿起我的手機，拽開謝宋美，拉著我就下樓跑著離開。

謝宋美在後面哭著追。

＊＊＊

我們搭計程車回醫院，小栗子在路上打了好幾個電話，助理說已經開始催眠了，她沒辦法進去打斷韓依依。小栗子氣得直罵。

我始終陷在恍惚裡，滿腦子都是那個我在花叢邊看到的少年。他給分裂出的弟弟取名叫方宇奇，「奇」字比「可」字多了一個「大」，說明他認為這個聰明陽光討喜的弟弟，比他的分量更大。他分裂出的是一個弟弟的身分，而不是哥哥，說明他潛意識裡就把自己放在了守護者的位置上，守護媽媽，守護這個能給媽媽帶去幸福的弟弟。

他有時也會以自己的人格顯現，但他知道謝宋美不想看到他，而人格的切換又不受他控制，於是他學會了偽裝成方宇奇，不讓謝宋美懷疑和難過。他那樣熟練，頂著巨大的心痛和困難表演著方宇奇，看著母親只對方宇奇展露母愛。於是他漸漸很少出現，他不和別人交流，減弱自己的存在感，他可能很早的時候就意識到自己會離開。他甚至沒有讓方宇奇知道他才是主人格，心甘情願陪伴著這個能給母親帶來幸福的弟弟，疼愛著他。

如果說，方宇奇有什麼依仗能成為主人格，那一定是來自原主人格十年如一的餵養。

我這才明白，我第一次和方宇可見面時，那段關於貓的對話是什麼意思。他說的不是貓，而是他的母親。

我想起了第一次見到他時，花叢邊的少年那段關於貓的對話，他說的不是貓。

「**我要是過去，它會逃跑嗎？**」（我要是告訴媽媽，我才是主人格，弟弟是假的，她會嚇跑嗎？）

「**那我要是走掉，它會來追我嗎？**」（如果我成全了媽媽，我消失了，她會想我嗎？會來找我嗎？）

我說：「**不會吧，你們之間又沒有聯繫。**」

他說：「**那要是有聯繫呢？**」（我們是母子啊，我們有聯繫的。）

我再也沒法想下去，方宇可怎麼可能一點害怕和不捨都沒有？所以他才會說再不去游泳就沒機會了，他當然也想以自己的模樣活著。

小栗子難以理解地問：「為什麼方宇可會願意為這樣的母親犧牲？這樣的母親到底有什麼好？」我無法回答。孩子不被愛時，他們第一反應不是去控訴父母，而是反省自己有哪裡不好，不值得被愛。渴求父母的愛，是孩子成長中一段時間的主旋律，方宇可只是在努力讓自己值得被愛。只不過，在他還沒看懂到底是誰不值得之前，成長就斷裂了，他只能永久地活在求愛的主旋律中。

下了車，我們疾衝進醫院。到了催眠室，助理焦頭爛額地守在門口，顯然被小栗子的連環奪命Call嚇到了。但是並沒有什麼用，催眠一旦開始，誰都不可以進去打擾，否則對患者的影響會特別大。我們就這樣在門外徒勞地等到催眠結束，韓依依一臉疲憊地出來，露出笑容：「成功啦，他的治療到今天就全部完成了。」

在場三人，沒有一個能笑得出來。小栗子絕望地拿頭撞牆，沒忍住哭了。

韓依依覺出了不對，問怎麼了？我攔住了小栗子沒說，韓依依看了我們許久。

一旁腳步聲傳來，是謝宋美，她跑得氣喘吁吁。韓依依對她道：「你回來得正好，你兒子的治療已經完成，他正在休息，醒了我出來叫你。」說罷看了我們幾眼，便回了催眠室。

謝宋美明顯鬆了口氣，她坐了下來緩緩喘息。過了一會兒她臉上喜悅的神色慢慢消失，有些木訥地問了一句：「治療成功了，是什麼意思？」

小栗子火冒三丈，低聲吼道：「就是你的寶貝宇奇完整了，方宇可再也不會出現了！」

謝宋美又愣了好一會兒，訥訥道：「消失了，是，這個人沒了？」

小栗子說：「對啊，沒了，這不就是你想要的嗎。」

謝宋美好像這時才覺出什麼來，說：「我的兒子宇可，沒了？」

小栗子聽著火氣更大了，再懶得看她。

良久，謝宋美忽然崩潰了，蹲在地上就大哭了起來，哭得驚天動地。

小栗子嚇了一跳，滿臉震驚地問：「她怎麼還有臉哭？」

謝宋美越哭越大聲，好像想把她這輩子的委屈都哭乾淨。小栗子想過去罵人，被我拽住了。

我走過去蹲下說：「方宇可沒有消失。」她頓住了，淚眼朦朧看著我。我繼續道：「治療是把分裂的人格整合了，他只是被整合進了方宇奇的人格，他倆現在合二為一，都是你的兒子，依然是你的兒子。也不會再有危險了，他們都能健康成長，這是好事。帶他來治療這個決定，沒有錯。」

謝宋美看著我問：「你說的是真的嗎？」

「我是醫生，我騙你幹什麼。」

謝宋美直起身子，連連朝我道謝，然後擦掉眼淚，跟著助手去了催眠室看方宇奇。

我又喊住她：「等他好了，帶他去游泳吧。」

謝宋美重重地點頭，進了催眠室。

小栗子憤怒道：「你就是在騙她，你讓她好受幹嘛，她就該知道自己做了什麼！」

我反問：「她知道了，然後呢？」

小栗子一頓，道：「什麼然後呢？」

我有些疲倦地說：「她回去之後，一直懷著殺死兒子的愧疚，方宇奇往後會怎麼活？你覺得她這些愧疚不會回饋在他們母子的相處中嗎？」

小栗子不說話。

我說：「方宇可已經沒了，方宇奇還要生活。小栗子，你知道一個孩子能幸福生活的前提是什麼嗎？」

「什麼？」

「他的母親能幸福。」

小栗子偃旗息鼓了。

我緩緩往回走，步子有些疲乏。

小栗子擔心地問了一句：「你還好嗎？你怎麼情緒這麼正常……這才不正常。」

我笑道：「不然呢，我也撒潑打滾在地上大哭一頓？時間久了，你就知道該怎麼辦了，心上落一層灰，再一層灰，當這些灰堆積成山了，你就不會在意山上再落下的一粒灰了。」

「讓自己變成山吧，小栗子。」我拍了拍他的肩膀。

我有些口渴，去接了水。身旁走近一個穿著患者服的病人。

我稍微讓開了些，把大地方騰給他，估計是哪個剛做完催眠的患者。

「你做的山的比喻，可能有些傲慢了。」

我一愣，看向這個患者。這是個約莫四十歲的男人，模樣周正，氣質儒雅，和住院部的其他患者有著明顯區別，他看起來特別清醒。他聽到我剛才和小栗子說的話了。他朝我笑笑，舉起手裡剛剛灌滿水的杯子說：「你以為你是山，但可能只是個小杯子；你以為的灰，可能是灌入其中滾燙的水；你以為你在積灰成山，其實可能只是沸水滿杯，你覺得你堅若磐石，但其實……」他用指甲彈了彈杯子，裡面的沸水立刻震盪了些，隱隱要衝出蓋子。

「但其實，它可能下一秒，就要爆炸了。」

「別太把自己容納負性情緒的能力高估了，很危險的。」他說完朝我笑了笑就離開了，步伐緩慢而穩健，一點都不像個病人。

我疑惑，如果我們醫院有這麼氣質特殊還能說會道的患者，我應該不會沒見過啊，他是新來的嗎？

＊＊＊

方宇奇痊癒回去後，我去做過幾次隨訪。一方面想知道謝宋美的情緒是否安好，會不會影響方宇奇；也跟她商量好，不讓宇奇知道宇可才是主人格。另一方面是想多看看方宇奇。在他每一次看向我的眼裡，我都期待著一個陰沉的目光。雖然我知道不會有。

隨訪時，我把秘密花園日記夾頁裡的那句話給方宇奇看了。他沒什麼反應，只是用手指摩挲著那句話。我立刻明白，問：「你之前看到過？」

方宇奇點點頭說：「不然我怎麼會願意去醫院呢。他沒有拋棄我，只是換一種方式繼續愛我。我覺得我還能感覺到他，不是質疑你們的治療，就是……玄學。」

看他焦頭爛額地解釋，我笑了：「我明白，玄學。」

我有時經過住院部長廊，還會想起那個少年。他看著貓，說著話，從不正眼看人的目光裡，藏著純粹的愛。

【精神衛生中心　住院記錄】

入院時間：2015.9.11　9：30

科　室：臨床二科	病　區：男病區	床位號：3
姓　名：方宇奇	性　別：男	年　齡：17
監護人：謝宗美	關　係：母	住院號：571

主述

人格分裂、幻想自己有一個叫「方宇可」的哥哥。

個人史

生於上海，從小生長發育良好，性格開朗外向，無遺傳家族疾病。家境良好，父母均受過良好教育，但對患者較為嚴格。

病程和治療

患者12歲時出現人格分裂狀況，一開始經常寫錯試卷上的名字，逐漸演變成對著鏡子自言自語，神態語氣還會變化。患者不會游泳，7日前因溺水被送往就醫。

精神檢查

邏輯較清晰，對答無障礙，可引出人格分裂。人格轉換時表現明顯，方宇奇的人格現身時，患者反應快，性格討喜。副人格方宇可較為壓抑，不喜交談。患者對副人格的依賴性較強，親和度高。

初步診斷

人格分裂。

簽名：劉祀　2015.9.13

05 微笑抑鬱症

CDC（疾病預防控制中心）最近開了一個新專案，叫「微笑之家」，是專門為微笑抑鬱症者開的。場所設立在康復患者的社區，歡迎社會各類人士參與。活動設計得像一個簡單的派對，並不提及任何關於抑鬱症的話題。

微笑抑鬱症是抑鬱症的一種，現在越來越多出現在工作和社交場合，泛指那些對抑鬱情緒做出符合所謂社交禮儀的偽裝，強顏歡笑，無法正當地處理外界壓力的人。具體表現為內心破損不堪，卻要營造積極陽光的形象，唯恐被人看穿。自尊心高，極少溝通與抒發，獨自面對深淵，他們的微笑和積極具有表演性質，情感和內在體驗不一致，難以表現真實的一面。這一類型的患者比較少去醫院求治，也不把自己當成患者，醫生能做的有限，因此，社工部就挑起梁子，嘗試以院外的形式進行干預。

微笑之家專案是王醫生提出的，他是社會工作碩士畢業，CDC的扛把子人物。為人熱心好事，總把患者的事當成自己的事，大包大攬，願望大概是消滅世間一切因精神病引發的痛苦。他在患者中人氣很高，但在醫生同業之間就顯得有些討嫌，因為他總是不分時間場合地為了康復患者騷擾醫生，明明工作地點在隔了好幾棟樓的社工部，平日裡卻總能在臨床一科、二科看到他，追著各科醫生問東問西，打聽康復患者之前的住院情況。一科、二科的醫生看到他總會想躲。

「微笑之家」算是今年社工部的大項目之一，主策劃和主辦都是王醫生。據說這個項目前年就開始提，被否了四、五次，直到今年才通過。

微笑之家專案分為兩個部分，第一個部分是每月一次號召社會上的微笑抑鬱症潛在患者前來活動交流，以遊戲和娛樂為主，篩選適合並有意願更進一步治療的人成立互助小組；第二個部分就是運營該互助小組，吸納更多成員，健康有效地應對微笑抑鬱症。活動並不以抑鬱症為主旨，既不提這三個字，也和傳統的心理論壇講座交流不同。它是一項純娛樂活動，秀在活動展架和宣傳單上的標語是：時常快樂，卻不快樂的人的狂歡。

一開始並沒有什麼人來，來的人也並不全符合標準，第一次通過簡單的線上測試後，大概只到了十個人。參加的人還頗有些嫌棄活動場地，他們並不十分清楚這個活動的性質，只知道與心理健康相關，有吃有喝有玩，而且免費。那十個人裡，最終也只篩選出來了一個人符合條件、並願意進入微笑之家長期互助小組的。

也正常，微笑抑鬱症更多出現在學歷高、社會地位高的成功人士身上，這一類人注重隱私，不太願意浪費時間來這裡暴露自己，更可能一下班就宅在家裡不出來參加活動。所以除了線下，微笑之家還有相當一部分線上的分享日和測試日直播活動，線上反而能夠接觸更多的潛在患者，隱匿性和參與度都更高。

約莫第三次的線下活動，人開始多了，有三、四十個人。我輪值到CDC，被王醫生拖去現場幫忙。小栗子雖然在二科，但被我拖去幫忙。現場還挺熱鬧的，都是些習慣微笑的人。小栗子還嘆了一嘴，這哪裡看著像有抑鬱症的，比他都健康吧。

放眼望去，大部分人都跨過剛開始的拘謹活躍了起來，好像爭著比誰更積極一般。我觀察了一圈室內的三十八人，估計今天能挑出兩三個適合進互助小組的就不錯了。

＊＊＊

活動器械很多，我來來回回地跑，東西差點摔了，被路過的一個小姑娘托了一把。她看著年紀不大，還穿著初中校服，馬尾綁得很高，看著精氣神很旺，人也很熱情，說話中氣十足的，手腳利索地幫我直接把東西運進去了，還替我跑了幾回。小姑娘叫胡貝貝，初二，在回家的路上經過了這個社區，她幫我搬得滿頭大汗，我有點不好意思，便留她在活動室吃點東西一起玩，本就是娛樂場地，能吃能喝的不少。

胡貝貝問這裡在辦什麼活動，我說是心理健康活動。她打量了一圈，興致勃勃笑道：「還有這麼玩的心理活動啊。」胡貝貝非常開朗，很愛笑，面對一大群成年人既不膽怯也不彆扭，還特別自來熟，玩破冰遊戲的時候反應很快，挺能調節氣氛，那一整晚都能聽到她的笑聲，感染力特別強。

活動結束，人都離開後，王醫生公布了這次挑出來的兩個適合進入微笑之家互助小組的成員名單，其中一個是胡貝貝。

王醫生把她挑出來，小栗子非常不解：「她哪裡像抑鬱症啊？都被她逗死了，而且她不是路過的嗎。」

王醫生問：「字詞反應中，她最先看到的詞是哪個，你知道嗎？」

小栗子說：「哪個？」

王醫生說：「虐待。」

小栗子不說話了。

字詞反應是微笑之家活動中的一個流程。在大家相鬧甚歡時，突然停下來，提醒大家接下來四面牆上會投影數百個詞語，記下最先看得到的三個，寫下來上交，不能和旁人交流，也不能被旁人知道。

字詞反應是一種潛意識反應，人的大腦會對更敏感的詞彙加工更快，類似的還有顏色反應、記憶反應、圖片反應、眼動反應，等等。在記憶字詞反應中，要求在半分鐘內記住的詞越多越好，人們最終更快記下的詞，都會是自身更敏感的詞。這是潛意識的加工過程，人們在意識中察覺不到，所以抗拒減小，測試結果更直觀真實，而且具備趣味性和隱匿性。

牆上投影的數百個詞彙中，一半是正性詞彙，如快樂、希望、美好、美食、甜品、帥哥、玫瑰、陽光、寵物等。另一半是負性詞彙，如悲傷、絕望、厭惡、恐怖、車禍、去世、黑色、末日、過期等。中間夾雜少數具有象徵意義的中性詞彙，如太空、列車、門把手、衣服等。

胡貝貝在那突如其來的字詞反應中，最先看到的三個詞，按順序是：虐待、感冒、墓地。

字詞反應全場進行三次，三次分別都挑在人們玩鬧得最盡興時，突然將四面牆投影，讓整面牆塞滿大小和顏色一致、只有方向稍顯錯落的詞彙，要求人們迅速反應。

在第二次的十秒中英夾雜記詞反應中，胡貝貝一共記住了八個詞：陰影、小刀、鴨血、Spider（蜘蛛）、懸崖、巨人、Suicide（自殺）、埋葬。

詞卡是單獨寫下的，參與者之間彼此不通氣，寫完之後有幾分鐘時間讓大家對牆上的詞做討論，但不能透露自己所寫的詞彙。在那幾分鐘裡，小栗子清楚看到胡貝貝一直笑著在和身旁的女生討論牆上的甜點詞彙，還誇張地做出吃某樣甜品的樣子，逗樂了不少人。

全場三十九個人中，只有胡貝貝的三次字詞反應中沒有一個正性詞彙，這也是極少有的。一般來說，潛意識反應跟當下的狀態也有關係，字詞反應是在全場最沸騰愉快的時刻進行，怎麼著也能看到一兩個正性詞彙。

小栗子在當時被要求做了對照組實驗，他的十秒中英夾雜記詞反應記住了九個詞：煎餅，Joker（小丑），睡覺，醫生，Fruit（水果），洋甘菊，Univerise（宇宙），遊戲，廁所。

對比很明顯，小栗子記下的大部分是正性詞彙，中性詞彙其次，負性詞彙最少。

王醫生宣布活動結束，我們都在收拾時，他留下了胡貝貝，詢問她是否願意做一套抑鬱測試。

胡貝貝答應了，做出來結果是重度抑鬱。但她連交報告時都是笑著的，還連連誇讚王醫生，說活動很有趣，下次可以帶朋友一起來嗎？

聽到這，我也明白了：她今天不是路過。胡貝貝應該是早就知道這裡有微笑抑鬱症的活動，特地過來的，在外面徘徊要不要進來時，撞上了我，於是順水推舟接受邀請進來了。

＊＊＊

王醫生並沒有立刻詢問胡貝貝是否願意加入互助小組，他想再看一看。畢竟微笑抑鬱症算是成年人的疾病，青少年比較少。青春期本就情緒波動大，開心不開心都比較容易顯在臉上，微笑抑鬱症是不太常見的。

到第四次微笑之家線下活動，胡貝貝果然又來了。這次她不是一個人來的，還帶了另外兩個女生，都是很陽光開朗的姑娘。這次我留了心，和小栗子一起全程關注這三個姑娘，她們玩得非常愉快，笑聲不斷，笑料也不斷。小栗子看著看著，蹙起眉頭，他說不清哪裡不對，就是不太舒服，半晌，他轉頭問我：「她們……」

我說：「是不是覺得長得很像？」

小栗子一愣，狂點頭道：「可她們明明長得完全不一樣啊。」

胡貝貝紮著馬尾，大光明，沒有劉海，瓜子臉，身材中等偏高，學生氣比較濃；另外兩個朋友，一個娃娃臉，短髮，戴眼鏡，矮胖身材，像個小招財貓；另一個長髮披肩，化著淡妝，比較精緻，鵝蛋臉，小眼睛，輕熟風。三個人從長相到氣質到穿衣風格都南轅北轍，區別非常明顯，但看起來就是感覺像。

我說：「因為笑容，她們臉上有著幾乎一模一樣、像是複刻般標準的笑容。」彷彿此刻在我們面前的不是三個女孩，而是同一個女孩的三重身體。

活動結束，看字詞反應的結果，三個女孩都是負性詞彙居多，而且有一個奇怪的共同點：有一個詞彙，在三人的字詞反應或十秒記詞反應中都出現了：感冒。

胡貝貝上次是在字詞反應中出現這個詞彙，這次是在記詞反應中，她記住了十個詞，第三個是「感冒」。另外兩個女生，一位是在字詞反應中，「感冒」是她第三個看到的詞彙；另一位是在記詞反應中，「感冒」是她第一個記住的詞彙。

在當時，這個特徵還沒有引起我們的重視。直到第五次微笑之家活動，胡貝貝又多帶來了三個女生，總共是六個人，本來以成年人居多的線下活動因為她們的加入，一下子變得年輕起來。同樣的，這新來的三個女生，長相也分明全然不同，卻有著讓外形相似複刻般的笑容和快樂。並且同樣的，在那一次的字詞反應中，新來的三個女生，也一樣記錄了「感冒」這個詞彙。

她們都有不同程度的抑鬱症。

這件事終於引起了王醫生的重視，活動結束後將她們六人留了下來，詢問她們的情況。本以為她們是同班同學，但得知只是她們同年級，不同班級，都是在今年認識的。

王醫生問：「怎麼認識的呢？」

六個女孩相視一笑，同樣標準的笑容像六個俄羅斯套娃，她們說：「學校的心理活動。」

王醫生追問：「心理活動？什麼樣的活動？」

胡貝貝微笑道：「微笑活動。」

＊＊＊

王醫生要帶我去胡貝貝的學校，六亭三中，是所市重點，今年評上了「優秀心理健康模範校園」。王醫生先前已經和學校聯繫好，以調研青少年心理健康為由，他要來見三中的心理老師。

那天向胡貝貝瞭解了這個學校所謂的微笑心理活動。據胡貝貝說，從今年開始，每星期都有一堂心理課，學校特別重視學生的心理問題，那段時間教育部正好在嚴查青少年心理健康狀況，學校自己也定了目標。每週一次大教室心理活動，全年級一起上，心理老師主要教他們練習快樂，心理老師姓吳。

第一堂課上，吳老師就給全年級做了心理測驗，然後按照分值，給每個學生排了位置。健康的和健康的坐一起，不健康的和不健康的坐一起，越健康的坐在越後面，越不健康的坐在越前面，被老師盯著，被後面所有學生盯著。這六個女生就是因為座位被分在一起，所以認識了。她們坐在第一排，測驗結果都很不健康，照吳老師的話，是需要加強干預的。

王醫生聽完連道荒唐，怎麼能以學生的心理健康程度排列位置，這不是教學生去歧視心理疾病嗎？

排位置只是開頭，之後這位吳老師下發試卷，要求學生把自己當下最煩惱最抑鬱的事情寫下來，然後從前排到後排，挨個上前來大聲朗讀。吳老師聲稱這是脫敏治療，讓大家都聽一下彼此的抑鬱，知道誰都過得不容易。前排的同學先講，也是給後排的同學打樣，聽完前排嚴重的心理問題，後排的人就知道自己沒什麼大不了的了。

胡貝貝是第五個講的，她拿著卷子在講台上站了半天，一個字都講不出，只把卷子捏得緊緊的。在全年級的目光下，她不敢問出那句：卷子上寫明了隱私不會洩露，為什麼要唸？

這份卷子，所有人在做的時候，卷子上都強調了隱私不會公布，可以放心安全地寫，甚至允許學生不寫名字，所以大家都放心抖落心事了。沒有人想到，吳老師會直接讓他們上去唸。

胡貝貝唸不出，吳老師拿走了她手裡的卷子，幫她唸完了。

那是第一次，胡貝貝說感覺在講台上時，自己不存在了，意識飛走了。

胡貝貝的父母在鬧離婚，她見到了父親的出軌對象，父親要她喊阿姨。

那天之後，全年級都知道胡貝貝的父親出軌了。

吳老師在下課前，特意叮囑了，我們這個大心理教室屬於一個聯盟，關起門來的秘密只能在裡面共享，出去之後誰也不可以說，聽到的一切秘密也要當沒聽到。話是這麼說，學生也應了，但那天起，胡貝貝能感覺到別人看她的眼神不一樣了。甚至會有學生跑來跟她講，「我爸媽也離婚了，沒什麼的。」「你爸爸的那個小阿姨漂亮嗎？」

胡貝貝的抑鬱加重了，而一旦加重，她在每月一次的心理測驗中，座位就要更往前調，更早上台演講她寫的「煩惱」。儘管自第一次後，沒有人再敢寫下真的煩惱。她身邊的一個女生，第一次沒有防備，寫了早戀的事，不知道被誰告密了，第二天班主任就請雙方家長來了。

胡貝貝經過幾次測驗，升到了第一排第一個的位置，第一個演講。但她的「煩惱」裡，再也沒出現真的煩惱，吳老師笑瞇瞇對台下的同學說：「看看，全年級最抑鬱的同學，她最大的煩惱只是今天沒買到喜歡吃的早餐，所以說，根本沒什麼大不了的。你們都還小，隨便點事兒都能當天塌了，笑一笑就過去了呀。」

也不是沒有反抗的同學，有男生跟吳老師發生爭執了，不願意唸，吳老師便請他出去，不讓他再上心理課，對班主任說他管不了。班主任於是又叫上了家長。

不僅如此，因為全年級一起上心理課，分享彼此最隱私的事，已經形成了一個巨大的隱私聯盟，所以被趕出去沒上課的學生也會遭到其他學生心理上的排斥。他被孤立，抑鬱加重，症狀明顯，班主任更加急得勸他回去上心理課。

於是他又回來了，再也不爭執了，老老實實寫，老老實實唸。

唸煩惱，也只是這堂心理課的基礎；更主要的，是教學生如何快樂。吳老師說，行為療法，就是要用行為帶動心情，無論什麼事，笑一笑，就能過去了。吳老師找來了很多笑的視頻，教學生練習笑，要他們走在校園裡都要這麼笑，他要求每個學生上台來唸煩惱時，都要笑著唸，說一旦笑著唸煩惱了，看待煩惱的方式也會不一樣。

這種方式確實有效果，當學生笑著唸出「我今天沒交作業」「我今天被老師點名批評了」「我今天食堂去晚了沒打到菜」「我今天摔了一跤」，這些本來就沒什麼的事，聽起來就更沒什麼了。

胡貝貝上台唸了幾次，非常蠢，她覺得自己像個小丑。吳老師會指點她的笑容，說笑得不真摯，笑得很假，要真誠一點，發自內心地感到快樂。胡貝貝不明白一點都不好笑也不開心的事要如何笑得真誠，她只能一遍遍勾起嘴角去試，慘不忍睹，因為吳老師說要笑到他滿意才能下去。

那是她第二次在台上意識飛走了，清醒時，她已經回到座位上了，吳老師說她的笑容通過了。

所有人都努力地在這個大集體裡合群，不能被趕出去，不能被孤立，把練習笑容當成作業一樣完成。家長們都誇孩子們變開朗了。

這個大教室的座位一直在變，每堂課時間有限，唸煩惱的人基本只有排在前面的幾十個，誰也不想一次次上台分享隱私，故作愚蠢的笑容，淪為笑柄，於是都想在心理測驗中獲得高分，坐到後面去，輪空上台的機會。漸漸地，學生摸到了心理測驗的門道，知道怎麼做測驗才能被評為健康，因此，纖真實煩惱不再出現在試卷上後，學生們的真實情緒也無法反映在測驗中了。

胡貝貝從心理測驗的前排第一名，排到了第十名，再到第二十名，四十名，她被吳老師當眾表揚，說心理問題調節得很好，希望大家向她學習，讓她上台分享經驗。她掛著被吳老師通過的標準笑容，站在台上分享經驗：「心理問題就像感冒，打幾個噴嚏就過去了。」

假話。

胡貝貝是怎麼「覺悟」的？

每次下課後，吳老師都會點幾個配合度低的學生，要求她們輪流去敲他的辦公室門。

在只有兩個人的辦公室，胡貝貝問出了那個問題，什麼是標準微笑？為什麼不開心也要真誠地笑？

吳老師沒回答，而是要求她去拍一張父母的照片，要笑著的照片。

胡貝貝去拍了一張母親的照片，當時母親正在處理離婚的事，很憔悴，但笑容真誠，慈藹。

吳老師指著那張照片道：「這就是標準笑容。」

吳老師問她覺得母親在拍照的當下快樂嗎，胡貝貝說不出，她想說快樂的，但她說不出口。吳老師說，成人在經歷比她痛苦一千倍一萬倍的事，如果母親都能對她笑出來，她沒有理由笑不出。她不只要笑，還必須笑得比母親真誠，因為事實就是如此。吳老師露出標準笑容說：「你沒有資格比大人不會笑，大人都還在笑，你必須笑。」

胡貝貝再也沒有問題了，她看著手裡那張母親的照片，這就是標準笑容。她窺視到了一個成人世界的秘密，獲得了通往成人的密碼。

吳老師把手指戳到她的臉上，讓她笑成跟母親一樣的弧度。她在辦公室練習了一個午休的時間，那是她第三次意識飛走，清醒時，已經回到教室裡了，臉上掛著母親的笑容。

每一個單獨從吳老師的心理辦公室走出去的孩子，都再也沒有問題了。

就這樣，大教室的排名一直在變，前排的學生一直在換，學生們的心理測驗分數越來越高，越來越健康，笑容越來越標準。班主任開心，校領導高興，校園生機盎然，順利摘下「優秀心理健康模範校園」的稱號。

胡貝貝雖然聽話，開朗女孩一直扮演得很好，但她隱隱知道自己出問題了，意識經常飛走。直到一次偶然機會，她得知了這裡在辦微笑抑鬱症的活動，專門幫助那些時常快樂，卻經常不快樂的人，她便找來了。

王醫生聽完，勃然大怒，這個心理老師根本在胡來，這個所謂的心理健康模範校園，根本是座心理墳墓。胡貝貝顯然已經出現創傷後壓力症候群了。

＊＊＊

我們聯繫了學校，跟校方要求先見一下這位心理老師。

王醫生帶我到這位心理老師的辦公室門前，我和王醫生一頓，門上貼著標語：「**心理問題就像感冒，打幾個噴嚏就過去了**。」共同出現在六個女孩字詞反應中的「感冒」的出處找到了，原來是吳老師辦公室的標語，是她們單獨反覆來敲吳老師的辦公室門所得出的心理癥結，被迫把抑鬱理解成笑一笑就過去的感冒。

吳老師開了門，一個臉上掛著和胡貝貝相似至極的笑容的男人。

我心道，這才是所有學生的笑容範本，他們都在學這個老師。

王醫生和吳老師見面後，兩人皆是一頓，吳老師先道：「王莽啊。」

王醫生叫王莽，吳老師叫吳宗一，兩人是本科同班同學，都是社工專業的。王醫生後來讀研了，吳宗一畢業後選擇直接工作。

王醫生臉色難看地說：「你為什麼在這裡，你根本沒有心理諮詢的從業執照，沒有考心理諮商師資格證，也沒有學校心理資格證。」

吳老師的眼神有點輕蔑：「你還是老樣子，古板守舊，我要是沒資格，學校為什麼請我？關鍵是有用啊。」

吳老師是社工出生，沒有考過心理諮詢職業認證資格書，他是如何被六亭三中這樣一所市重點吸納為心理老師的？

吳老師畢業後，入職了一個「教育工坊」的公司，專門矯正孩子的不良行為和不良情緒。他用兩年的時間從助教一路升到了重點講師，他教過的孩子都很陽光乖馴，被很多家長在朋友圈宣傳為孩子的健康快樂達人。網上都能搜到一些吳老師的「教育聖經」「教育寶典」之類的視頻。他甚至還出了一本書叫《從癌症裡解決感冒問題》，說孩子的心理問題就像把感冒誇大成癌症，如果讓他們見識一下真正的癌症，就知道感冒是小事情了。

那本書在某些家長群裡廣為流傳，吳老師也在類似的訓誡教育工坊裡成了紅人，生意很多，賺了不少錢，但畢竟是些不入流的編外工坊機構。三十歲後，吳老師想求穩轉型，正巧六亭三中找上他，因為三中出了幾起學生輕生事件，換了幾個心理老師都沒什麼用，而且正值教育部嚴查學生心理健康狀況，只好另闢蹊徑。

吳老師和校方溝通過後，剛開始以健康教育老師的身分入職，編在行政科。當時他還是編外人員。也不是心理老師，他在行政做滿一年，並利用這段時間考教師資格證，通過之後學校承諾給他正式入編，轉成心理老師。

就這樣，吳老師在今年剛剛被轉為編制內的心理老師，開始負責全校學生的心理健康問題。原先的心理老師幾乎被架空了，上個月剛剛離職，據說那位心理老師當時還和學校吵了一架，說吳老師根本不是心理老師，他的心理教育問題非常大。但行政科和教務處顯然站在有明顯成效的吳老師那邊，原先的心理老師憤而離職，學校的心理課順理成章成了吳老師一人的天下。

瞭解完整個過程後，王醫生對他怒目而視，質問道：「你知道你這是在對學生進行心理虐待嗎？」出現在胡貝貝字詞反應中的第一個詞彙「虐待」，出處在這裡，即使胡貝貝沒有明顯意識到自己發生了什麼，但潛意識知道這是虐待。

吳老師哼笑一聲：「又來了，我發現你們這種自詡心理工作者的，真的都很愛小題大做，跟孩子似的，他們的壞毛病就是你們這種人慣出來的吧，哪這麼脆弱。」

吳老師收拾了東西，走到門前說：「讓讓，我要上課去了。」

王醫生沉默地讓開了。吳老師沒走出幾步，聽到王醫生在背後道：「你這不是教育，你是在報復，報復你自己不幸的人生。你在勉強地笑，就要他們也勉強地笑，你只是在洩憤而已。」

吳老師腳步停住，回頭，冷漠地看了王醫生一眼，快步上課去了。

＊＊＊

之後，王醫生正式和學校杠上了，列舉了一系列吳老師的教育不當行為，要求學校調整、甚至開除吳老師。學校沒有受理，和王醫生打太極，由此可知，學校是知道吳老師的教育方式有失偏頗的，但有效就行了。

王醫生於是試圖去煽動家長群，他混入了家長群，給家長普及吳老師這種做法的危害。無法理解的是，幾乎沒有家長回應他。在那個群裡，吳老師曾經發布過教育方式，大部分的家長是知道的，但認為沒有問題，多的是吹捧迎合、一拍即合的。大部分家長就是這麼教育孩子的：「大人都還在笑，你沒有資格不開心。」

王醫生這才意識到，這麼多的學生，怎麼可能沒有一個不和家長反應這件事呢？所以其實是反應了，但家長也認為學生在小題大做，家長認可吳老師的教育方式。吳老師的成功，並不是學校一人的功勞，大部分家長都是他的同謀，這是一場集體洩憤。吳老師將學校變成了那些不入流的「教育工坊」，這些「教育工坊」之所以存在，是因為有人需要，有大把的人真的需要。

王醫生沒有放棄，向下的管道走不通，他就向上走。他向本城的心理協會發郵件，給教育部發郵件，警示六亭三中的學生心理狀況堪憂，舉報其教育不當。

學校知道他的行為後有些憤怒，要他拿出證據，六亭三中的學生哪裡心理不健康了。

吳老師更是大大方方地說：「要證明學生心理不健康，你得先給他們做測試，看結果吧？」

王醫生於是當著教育部派來的人的面，給六亭三中的學生做心理測試。做之前還對他們耳提面命，請真實作答，這是在幫他們。

依然在那間大教室，三個年級分別來做，學生一進門，下意識按照先前的座位順序坐下。吳老師全程沒說話，就笑容可掬地立在一邊，立在這間大教室裡，臉上掛著標準笑容。

測試結果，學生們都很健康，連先前來微笑之家活動交出真實抑鬱測試的胡貝貝六人，本次的測試結果也是健康的。所有在這間教室的學生們，已經習慣「健康」了，應對心理測試的技巧都很熟練。

教育部來的人走了，六亭三中學生的精神面貌都很好。王醫生鬧了這麼一大通，沒有成效，還被懷疑是誹謗。吳老師私下裡對王醫生悠悠笑道：「何必呢，孩子遲早都要長大，讓他們提前習慣成年人的活法有什麼不好，這才是心理教育的意義。」

王醫生被醫院斥責了一通，沒有喪氣，他看了吳老師良久，回他一句佛洛伊德的名言：「孩子不是為成人準備的。」

王醫生沒有放棄，他現在知道了學生本身也有問題，所以把突破口導向了學生，希望學生能聯名上信，說出真實情況。但是沒有學生應和他。

胡貝貝再一次來微笑之家參加活動時，我詢問了她這件事。胡貝貝的臉上依舊掛著標準笑容，而後問了我一個問題：「可是，你們不是一樣的嗎，吳老師教我們要快樂，微笑之家不也是要教人快樂，擺脫抑鬱嗎？」

我一愣，明白了。先前教育部的測試，學生們沒有真實作答，也許不僅是因為習慣「健康」，或是受學校指示，而是在他們眼裡，吳老師或者王醫生，沒有什麼區別，都是心理教育者，而心理教育者只有一個目標——讓他們表現快樂。他們並不相信王醫生，覺得這只不過又是一次聲明保護隱私、大膽寫煩惱的把戲，他們不會上當了，孩子們對心理教育的看法已經定性了。

我沉默了片刻，摸了摸她的頭，輕聲道：「不一樣，微笑之家要教你的，不是快樂，而是，不快樂也可以。」

胡貝貝呆愣了片刻，似乎是想哭，但嘴角癟了幾下，彎不下去，她不會哭了。

＊＊＊

之後，王醫生依然孜孜不倦地和六亭三中對抗著，用各種方法。寫郵件不行，就跑上門去，教育部不行，就專攻本城心理協會，甚至中國心理協會。王醫生折騰得雞飛狗跳，整個CDC只能陪他一起雞飛狗跳，CDC警告過王醫生好幾次了，不要把麻煩帶進來，本職工作要做好，王醫生答應得總是很好，行為上卻相反。

吳老師每次見他，都會冷嘲熱諷幾句，問他為什麼總學不會輕鬆賺錢別多管閒事呢，王醫生的熱心腸在吳老師眼裡特別愚蠢，說到底，學生的事跟他無關，不只無關，他再鬧下去，CDC估計要把他辭退了。

王醫生並不理會，他一邊做著醫院的康復患者工作，一邊要運營微笑之家活動，一邊還在斥訴六亭三中。我每次見他，都覺得他更瘦了一點，忙得幾乎腳不沾地。我和小栗子也就幫他多顧著一點微笑之家活動。胡貝貝已經說動了十多個學生，每當休息日，就來社區參加微笑之家活動，三個男生，十一個女生。王醫生開設了兩個互助小組，一個給成人的，一個給學生的。這也是很少有的，微笑抑鬱症多是成人的疾病，但兩個互助小組裡，學生互助小組的人數更多，關係也更緊密。

＊＊＊

到年末時，運營了半年多的微笑之家活動被CDC停掉了。不是因為王醫生，而是項目的更迭，CDC有更重要的專案需要做，所有人力物力財力都要投在那個項目上，微笑之家活動必須暫且擱置。王醫生被迫接受了，他前兩個月就知道了這件事，逐漸在給微笑之家的活動劃句號了。任何一項心理互助的活動，都有結束的儀式。

微笑之家的活動結束儀式，和字詞反應相關，也是治療的一環。起初，活動高潮時投影在四面白牆上的字詞中，一半是正性詞彙，一半是負性詞彙。漸漸的，改成了六成正性詞彙，四成負性詞彙，並不明確告訴參與者，只潛移默化地設定讓他們有更大概率看到正性詞彙，這是一種心理暗示，提示他們情緒的變化。

在每一次的活動中，正性詞彙的比例都逐漸增加，人們看到正性詞彙的概率越來越大。到了第七次微笑之家活動時，正性詞彙有八成，負性詞彙只有兩成，每個參與者的字詞反應中，詞卡上寫的一半都是正性詞彙。

胡貝貝的字詞反應詞卡上是：幽默、窗戶、小河。記詞反應的詞卡上是：樹林、懦弱、Wind（風）、椅子、烤肉、燈塔、Speechless（說不出話的）、天使。大半是正性詞彙，而隨著正性詞彙的增加，胡貝貝的笑聲卻在消失，她來了微笑之家七次，逐漸變得不那麼愛笑了，她說感覺輕鬆，她原本就是這樣的。到第八次，也就是微笑之家活動的最後一次。字詞反應中，投射在牆上的幾百個詞彙全部都換成了正性詞彙，沒有一個負性詞彙。這是一個結束儀式，送給參與者潛意識的禮物。

那天，胡貝貝的記詞反應卡上出現了一個陌生的詞，那個詞並沒有投射在牆上：王莽。

王醫生看著那記詞卡愣了很久。

胡貝貝撓頭，說感覺就是看到了，可能記錯了。

在胡貝貝心裡，王莽，就是正性詞彙。

那天結束後，人走沒了，我看到王醫生面對著牆，拿著胡貝貝的詞卡站在角落裡，背影似乎在抖。我沒上前，先離開了。王醫生太累了，他折騰了大半年，活動沒了，學校依舊大行著「教育工坊」，但他今日獲得了微小的光點，非常微小，但或許能支撐他繼續扛下去了。

＊＊＊

不久後，傳來了好消息。胡貝貝等六十多個學生願意寫聯名信，將事實記錄並簽名。

王醫生帶著那封聯名信又去了教育部。

教育部這次派了三個人過來，心理協會也派了兩個研究校園心理的大佬，對六亭三中的學生心理進行多維度的心理測試。報告顯示，一大半的學生都顯出了高度危險的測試結果，和學校提交的年度心理測試結果截然相反。六亭三中被教育部點名批評了，吳老師被學校辭退了，不良行徑記錄在檔案上，應該再難去別的學校謀職。

吳老師離職那天，我和王醫生就在六亭三中。他拿著行李離校時，和我們迎面遇上了。

吳老師的臉上沒有任何挫敗情緒，他知道學校容不下他，他依然有大把可以吃飯的地方。

王醫生蹙眉問：「你就沒有一絲愧疚嗎？」

吳老師哼笑一聲，擦著王醫生就走開了，行為冒犯，他說：「有什麼愧疚的，我的老師就是這麼教我的。」

吳老師離開了。

後來王醫生告訴我，吳老師是奉子成婚，但挺早就離婚了，現在單身，妻子和孩子被他罵跑了，受不了他的管教方式。他本身也是單親家庭，小時候母親跟人跑了，他在學校受歧視，跟父親訴苦時，被直接打了一巴掌，打出了腦震盪，父親還大罵他矯情，活該。而這些，是在社工專業讀書時，某位後來被學校開除了的行為不良的輔導員，在某次大會上逼他說出來的。

胡貝貝來找我們告別。微笑之家活動擱置了，現在學校的事也結束了，她沒什麼機會再見到王醫生了。告別間，她提起了微笑抑鬱症。

王醫生拍拍她的肩，蹲下對她道：「這個病是大人的，你還小，不用這麼早染上這種惡習。你現在還處於想哭就哭，想不開心就不開心的年紀，不用急於快樂，把這種功能扔給未來的自己吧。等你大了，有太多地方需要你快樂，但不是現在，不是你。」

「心理問題不是感冒，你要比誰都重視自己的情緒，你沒有遇到一個合格的大人，不代表你一輩子都遇不到合格的大人。」

這次胡貝貝哭了出來。

＊＊＊

吳老師走後，六亭三中的心理老師辦公室空了出來，王醫生把門上那句標語撕掉了。他進門，看著那個空出的座位，總有些不踏實。走了一個心理老師，接下來會來一個新的老師，那個新老師會不會是個好老師呢？王醫生忐忑著，可這根本也不歸他管，他已經干預得夠多了，這次離校，就是真的離校了，和這裡再無瓜葛。

王醫生獨自在心理辦公室踱步了兩個小時，臨走前，他忐忑地在桌邊的牆上留下一句話。這句話也許會被抹掉，也許不會。王醫生的字不是很好看，但每一筆都很認真：

不能強制，要暗示，不能揠苗助長，要春風化雨。

06 神經性厭食症

楚欣剛來醫院時，只有七十斤（三十五公斤），體重低於正常將近百分之三十，在危險邊緣徘徊。

她身高一米六二，模樣姣好，但身材過於纖細，纖細得有些突兀。頭髮染得五彩斑斕的，跟韓依依有得一拼，但又很厚重，彷彿她全身最有分量的就是那頭長髮，我都怕她那骨瘦如柴的軀幹支撐不住頭髮。

她捂著口罩，戴了副墨鏡，除了好看，沒有其他特點。往VIP的門診一坐，骨頭碰到椅子的聲音讓我稍有些不適，應該是我的錯覺，就算再瘦，哪能屁股上只剩骨頭了呢。這是她給我的感覺，她的狀態是鋒利的，直刺刺地扎進這個座位，彷彿有刀刮聲。

她摘了墨鏡，把口罩拉到下巴，漫不經心地接受詢問，顯得有點吊兒郎當。當她的臉都露出來後，那種瘦削的突兀感更強烈了，她眼窩凹陷，顴骨突出，皮膚病態的白，她的臉像畫紙上的描邊草稿，一橫一撇的輪廓，只有打底時粗簡生硬的線條，沒有內容。

初印象，她像是一幅剛起草的畫稿。

劉醫生問詢了半小時後，初步診斷是神經性厭食症。

照她自己的話，就是不想吃東西，對所有食物都失去了胃口。

楚欣每天只攝入極少量的食物，保持著身材的極度纖細。神經性厭食症的患者一般都有體象紊亂情況。其實已經瘦過頭了，損失了美感，起碼在常人來看是這樣，但她們依然覺得瘦很好看，並且覺得還不夠，要更瘦些。她們對瘦有超乎尋常的執著，對體相的感知是扭曲的。

我看她久了會覺得難受，她真的太瘦了，可她始終自我感覺良好，只把我的目光當作羨慕和欣賞。

臨結束時，劉醫生道：「你考慮住院嗎？你的厭食症再發展下去，你可能要躺著進來了。」

劉醫生說話一向不客氣，但畢竟這是個初次受訪的女性患者。

她蹙起了眉，稍顯不快道：「我沒空住院，你們這有什麼藥嗎？」

劉醫生說：「你已經停經五個月了，如果體重再不增加，仙丹妙藥也救不了你。」

神經性厭食症的死亡率是高於重症抑鬱的，其中一半死於體重過低，生命被推到了危險邊緣，停經是它的醫學後果之一，而另一半死於自殺。不只是神經性厭食症，進食障礙的患者一般都伴隨抑鬱症和焦慮症共病。曾經有個很突出的理論指明，進食障礙，是抑鬱症表達的一種方式。

進食障礙分為神經性貪食症、神經性厭食症、暴食症等，這些分類只是從症狀上進行區分，而它們的病因可能是相關的。進食障礙有複雜的病因，之所以用「神經性」歸類，就是患者毫無緣由地「對所有食物失去了胃口」，或者毫無緣由地暴飲暴食，哪怕胃要撐爆了，也停不下來。

心理癥結是進食障礙的關鍵，而患者的配合度，是治療這一類疾病的關鍵。神經性厭食症最主要的治療目標是要讓體重回升，但讓這一類患者接受「過量」進食，是非常難的事。

劉醫生的話已經挺嚴肅了，楚欣卻道：「體重不能增加，不然我就沒工作了。」

楚欣今年十九歲，簽約了一家經紀公司，現在是練習生。我不知道在公司的標準看來，她此刻的模樣是否算合格的，甚至是美的，她的厭食症多少應該和她的工作性質有關係。

楚欣又道：「你想想其他辦法，你不是醫生嗎，救人是你的本分啊。」

劉醫生笑了一聲，說：「那活著也是你的本分，你這麼著急地去死做什麼？」

這話已經相當不客氣了，我忍不住瞥了他一眼。劉醫生面對患者平常真不是這麼冒犯的人。

果然，楚欣臉黑了，說：「我要是想死，我就不會過來。」

劉醫生沒接話，楚欣沒得到回應，兀自氣了一會兒，然後道：「那我也沒辦法啊，我就是吃不下，不想吃，沒胃口，你讓我怎麼辦，不然怎麼叫厭食症。」

劉醫生說：「厭食症的說法只是症狀的結果——你沒有吃東西，不代表沒胃口；恰恰相反，厭食症的患者是有食欲的，只是壓抑了食欲，或者吃過之後做了代償行為，比如催吐，濫用瀉藥等。」

說著，他的目光移到了楚欣的手指上。

我也看了過去，檢查有沒有老繭——手指經常摳喉嚨催吐的話，和牙齒摩擦，就會長出老繭來。

楚欣的手指粗看下來很乾淨。

意識到我們在檢查什麼，楚欣乾脆把手掌舉到眼前來，正反翻著給我們看，一副大受侮辱的樣子說：「我才不會像那些沒用的人一樣好嗎？」

我和劉醫生對視一眼，他問道：「像哪些人？」

楚欣輕蔑道：「其他練習生唄，撐不住就別來，吃了還要催吐，廢物。」

劉醫生點點頭說：「所以你是靠意志在忍耐，你非常自豪於你的自控能力是嗎？」

楚欣輕哼了一聲，好像受了誇讚一般，彈了彈她好看的美甲。

厭食症患者對肥胖有極端恐懼，她們會為自己的自控力驕傲，這種驕傲也是維持她們症狀的原因之一。

初診時間結束，劉醫生沒有給她開藥，只說：「和家人商量一下，住院吧。」

楚欣沒有即刻對「住院」二字發作，而是蹙眉道：「我十九歲了，住院為什麼要跟家人商量。」

劉醫生一頓，做出一副恍然大悟的樣子道：「哦，對，你十九歲了。」

楚欣是摔門走的，劉醫生倒是自在地叫號，讓下一個患者進來。

我問：「你倆之前認識嗎？」

劉醫生說：「不認識。」

我沉默了片刻說：「有沒有可能是你不記得了，比如某個夜裡，你獨自去了酒吧，遇到了一個未開化的抑鬱女孩在喝悶酒，於是……」

劉醫生像看患者一樣看著我。

我住了嘴，又忍不住道：「你倆這架勢，就很像有過一腿後，她來找負心漢尋釁滋事，又被渣了回去。」

劉醫生面無表情道：「你覺得怪我？」

我搖頭。就拿心理諮詢來說，來訪者在諮詢過程中會對諮商師產生移情，將她和另一位重要人士的相處模式，或僅僅是將她慣常的人際模式帶到諮詢中來，諮詢關係會不自覺地變成她和生活中某人相處的形式。諮詢所要解決的問題之一，就是體察她的人際模式，辨別是否恰當，並在移情過程中，對該模式進行修整。

與其說是劉醫生攻擊了楚欣，不如說是楚欣在誘導劉醫生對她攻擊，這可能是她慣常的人際模式。劉醫生順著回饋，是要把這種模式展現出來，讓她感受到。

這個小姑娘，似乎對年長的男性，有點厭惡。

***

楚欣來住院了。不知道是那天劉醫生的話產生作用了，還是別的原因，她自己來的，自己繳費，自己住院，父母從頭至尾沒出現過。

劉醫生是她的主治醫生，和她商量好了只要體重回到了適當的水準，她就可以離開醫院。這一點是能激勵楚欣聽話的。劉醫生給她開了飲食單，少量多餐，一天吃六頓，每頓攝入四百千卡，穩定增重。

那飲食單被楚欣糊在劉醫生臉上，說不可能吃這麼多。

我和小栗子憋笑費了點力氣，從沒有意識清醒的患者在劉醫生面前這麼造次的。

果然，劉醫生的臉漆黑無比，把臉上的飲食單扒下來後，改了幾個字，每頓攝入變成了五百千卡。

楚欣鬧了起來，說不住院了，要出院。

劉醫生沒理她，和護士交代完情況，提了一句：「要是她過分干擾其他的患者，你們就採取醫護手段吧。」

楚欣問：「醫護手段是什麼？」

小栗子比劃了一下，說：「綁起來。」

劉醫生走了，留楚欣一個人在那乾嚎。

我還挺佩服的，她瘦得人都脫形了，嚎起來卻挺有勁，她是我見過為數不多非常活潑的進食障礙患者了。不說暴食症和貪食症患者，厭食症患者的抑鬱情況還挺嚴重的，她倒生龍活虎的，目前沒看出什麼抑鬱情況。

安撫楚欣沒費太多力氣，我準備了幾張體重更低、瘦得極端脫離審美的照片給她看，問她：「你覺得她們美嗎？」矯正厭食症患者的體象認知也是治療的一環，看照片就類似厭惡療法。

楚欣罵我是不是瞎，我道：「你要是沒住院，再過半年，也差不多是這個樣子了。」

楚欣皺眉道：「肯定不會好嗎，長相基礎就不一樣，我是骨感美，她們是瘦脫形。」

小栗子翻白眼了。

我也不反駁，她看得正嫌棄時，在她耳邊幽幽道：「內分泌水準改變引起的停經呢，只是半饑餓狀態的醫學結果之一，厭食症還有其他一些醫學症狀，比如皮膚乾燥，頭髮和指甲容易斷裂，四肢和臉頰出現絨毛……」

楚欣不鬧了，她的頭髮最近確實很乾枯，掉得也多了，這點戳到她痛處了。

楚欣住下了。

飲食單還是順著她改了一下，一天四頓，每頓四百千卡。就算給得再多，她要是不配合，還是白搭。

我有時候會去監督她吃飯，這項工作本來是小栗子的，但他招架不住楚欣撒嬌。這是厭食症患者的通病了，在熬過前面的治病爭執，答應了醫生大部分的條件，知道自己沒有選擇後，她們會開始變得「嘴甜」，醫生喜歡聽什麼，她就說什麼，哄得高興了，再討價還價，甚至試圖改變醫生的審美，讓他們承認，鏡子裡這個女孩，是胖的。

小栗子靜音罵了幾句，對我道：「她要是算胖的，那我可不就是美國隊長了。」

我說：「別侮辱美國隊長。」

小栗子氣跑了。

＊＊＊

楚欣發現對我撒嬌沒用，就換招數了，說：「姐姐啊，你減減肥吧，你男朋友不嫌你胖啊。」

我反問：「你男朋友嫌你胖了？」

楚欣說：「我沒交好嗎，我是要出道的，萬一以後紅了被查出來，公司這方面管得很嚴的。」

我說：「那你公司對你的體態是什麼看法，胖了？標準是什麼？」

楚欣說：「沒有，是瘦的，我保持得很好，形體老師有誇我。」

我點點頭道：「誇你，你的健康水準，公司裡沒人要求什麼嗎？」

楚欣聳肩，似乎覺得這是個傻問題，沒回答。

她被我盯著吃飯，撒嬌和撒潑都試過了，沒用，於是老實了，艱難地把食物塞進嘴裡，一口咀嚼三十多下，才咽下去。看她吃一頓，比我吃三頓時間都長。

她每次咽下去前，都會停一會兒，食物含在嘴裡，分成幾波吞下去。

我發現她似乎在吞咽上有困難，便問她：「你喉嚨不舒服嗎？吞咽起來不舒服？」

楚欣稍一頓，搖頭，依舊那麼分步下嚥，非常緩慢，生怕咽多了會溢出來一樣。

我把觀察告訴了劉醫生，建議查一下楚欣的食管是不是過細，對吞咽有障礙？進食障礙的原因太多了，各方各面都該考慮到。

劉醫生去給她拍了個片，她的食管沒問題。

我繼續盯著她吃飯，也不是每頓都盯，空閒時會去看看，大部分還是護士負責的。時間久了，小栗子也能免疫楚欣的招數了，其實沒什麼花樣，嘴甜來甜去就這麼幾句。

楚欣是個花瓶，好看，但沒什麼內容，看久了，也就習慣了。

我每次去，都是聽她聊公司訓練生的事，聊最新的化妝品和名牌包包，聊衣服，聊小鮮肉，聊哪些明星紅之不武，聊她的美。每每附和著她，我總要打哈欠，實在是無趣得很。她總是給我一種塑膠感，滿大街都能找到的那種塑膠女孩，漂亮，精緻，腦袋空空，一點虛榮、一點情感問題就足夠糾結討論到天荒地老。我對過分美而自知的人是不感冒的，如果這份美值得探究，那另當別論。但她的美，像白開水，還非要晃蕩出彩色的動靜，於是更無趣了。

我對她的後續印象和第一印象一樣，是一副起草的線稿圖，簡單粗暴，沒有餘地。

醫院每週都會對楚欣進行體重測量，看有沒有穩定增重。剛開始確實重了兩斤，讓她難受了好一陣，可再之後，體重就沒怎麼動搖了。加餐一個月後，依舊只重了兩斤。

劉醫生改變了菜單，增到每頓五百千卡，每天五頓。

楚欣這回沒鬧了，估計是也後怕體重無法回升會影響生命。

再一個月後，她的體重依然只重了那兩斤，這就很有問題了。

劉醫生去查房，我跟在一旁，楚欣老實地和劉醫生周旋，什麼都答。沒一會兒，她發現劉醫生不問了，抬頭看去，劉醫生面色很嚴肅。我上前，抓起她的手指，她臉色一白，掙扎了一下，但我抓得死緊，她沒能掙脫。果然，她的食指指骨上有了一層薄薄的繭。

我再捏開她的嘴，打了手電筒檢查她的口腔，牙釉質還看不太出明顯的腐蝕痕跡，但已經有些黃化了。

我冷下了臉，問：「你在催吐，什麼時候開始的？」

楚欣不滿地從我手中掙脫，揉了揉下巴，生怕被我捏壞了，瞪著我說：「你手勁也太大了，是女的嗎？」

我說：「什麼時候開始催吐的，回答我。」

即使被拆穿了，也不見她有絲毫愧色，她說：「上個月初吧，誰讓你們給我吃這麼多，吃這麼多要死人的。」

先發怒的是小栗子，他吼道：「你催吐才會死人好吧！你是不是腦子不清醒？」

整整兩個月，他按照食譜給她配餐，她居然背著他悄無聲息地催吐，明面上還跟他撒嬌要減餐。這是他的失職，他根本想不到有人會為了好看這麼不要命。劉醫生反倒沒有如往常般生氣，他給了她一張紙，說：「你手寫一份證明書，是你自己要催吐，不願進食，如果出了什麼意外，你對自己的生命負全責，和醫院無關。」

一旁幾位意識清醒的患者看了劉醫生幾眼，似是覺得他也太冷漠了。

楚欣沒接，臉沉了下去，把那紙甩開了，說：「怎麼就無關，就得你們負責。我來治病，我把自己交給你們了，是你們自己沒用，沒辦法讓我吃東西，這就是你們失職！」楚欣罵完，眼眶竟然紅了，明明她才是不講理的那個，卻彷彿受了天大的委屈。

那天的質詢在一片慌亂中無疾而終，楚欣哭鬧不休，昏厥了。她進食過少，血糖太低，這次昏厥又是一次生命垂危的警告。這次昏厥，終於把她的父母請來了。交流後才知道，楚欣的父母根本不知道她住院了，以為她還在公司訓練，沒有接到任何人通知。

＊＊＊

楚欣的母親是個健實的女人，咖啡色的皮膚，中庸的外貌，厚實的身材，笑起來很親切，穿著也樸素，是個想像中能揮舞著鐮刀大勁割麥子的婦女，應該很會打理家庭的大小雜事，但對漂亮女兒的心事一竅不通。

父親的相貌就好多了，楚欣像父親，皮膚白，纖弱，額頭能看到細小血管，身高一米七多一點，即使現在中年禿頭了，也能想見年輕時的少年姿態。楚欣的父親不高，又纖細，和厚實的母親站在一處，彷彿一眼就能分辨，家庭的重擔和主要決策人應該是母親。

也確實如此，問詢全程也沒見父親開過幾次口，都是母親在作答。

我觀察著這個母親，稍微有點強勢，親切更多，有時嘮叨，但見到楚欣時會露出些許無措。不太知道要怎麼跟這時髦的漂亮女兒相處，只能按照她一貫表達好意的方式，給她拿衣服，對她噓寒問暖，三句之後就沒話可講了，因為楚欣不怎麼搭理她。女人也不介意楚欣這副樣子，似乎挺習慣了，只是紅著眼眶抱著她，似乎不明白她的女兒怎麼瘦成這樣了。

楚欣有些想掙開，面露嫌棄，但沒掙動。

父親就在一旁看著，搬了張椅子，坐著給她削蘋果。楚欣時不時地讓他們趕緊走，似乎是嫌丟臉。

母親想去公司請假，晚上陪床。劉醫生自然沒准，住院部是不允許家長陪同的，母親說那她就睡在外面，到探視時間了就進去。

楚欣急道：「你們不懂的，回去吧，我住著挺好的，別弄得這麼難看。」

最後我給他們指了醫院不遠處的一個小旅館，睡一晚，明天再陪一天，然後回去。

我給他們解釋，楚欣的病一時半會急不來，你們不可能請幾個月的假來陪她。

我送他們出院時，父親還在勸母親。母親道：「幾個月怎麼了？十幾歲把她送公司去後，本來一年到頭就見不到幾面的，我現在想多看看她不行嗎？她都這樣了，這樣了啊。」

父親蹙眉道：「可她不想看你啊。」

母親的話戛然而止，她好像一下子被人拿掉了喉嚨。

＊＊＊

劉醫生和小栗子被處分了，小栗子是因為失職，整整兩個月都沒發現楚欣在催吐，差點將患者又推入危險邊緣。劉醫生是被投訴的，楚欣房間的病友告狀，說劉醫生讓楚欣簽無責任書，要甩開責任。

劉醫生挺冤枉的，一張白紙，哪來的無責任書？他是故意刺激楚欣的，沒讓她真寫。但其他患者顯然不會這麼理解，小栗子想幫劉醫生說話，反而被罵得更慘了。

這兩天，小栗子的情緒很低迷，劉醫生倒是沒什麼反應，依舊該做什麼做什麼；我卻焦慮了起來，盯著楚欣進食。我也有份，小栗子沒發現，我不應該，劉醫生每天要管這麼多病人，楚欣是我盯著的，他是信了我的彙報，才疏忽了。

我意識到我在這件事上有問題，每個諮商師都有屬於自己盲區的患者，不擅長應付的一類患者，或是對其有偏見的一類患者，通常諮商師碰到這一類患者都會進行轉介，否則專業度會大打折扣。楚欣恰好，可能是屬於我的那類盲區型患者——無趣的塑膠「美人」。我對她的態度不認真，有點敷衍，我似乎能明白她那天為何如此委屈，嚎啕大哭。感受是相互的，我覺得她無趣，她也一定能感受到我的敷衍。她覺得我不重視她，又何必裝出一副在乎她生命的樣子。

「我把自己交給你們，是你們沒本事讓我吃飯。」她那天是這麼說的。或許，她對醫院也是失望的。我不知道她曾經經歷過什麼，是否對某個歸屬失望過，所以當她決定信任又一個歸屬——醫院，或許是賭博式的信任，但這種信任落空了，失望是更巨大的。

把自己交給你們。

越回味這句話，我越覺得楚欣是有心理癥結的，她並不是那種看上去庸俗無奇的愛美花瓶，她的厭食症，或許不是因為對美的病態追求，而是別的什麼。

突如其來的興趣卻讓我警醒，有些自嘲，這是諮商師的通病嗎？為什麼只有摸到人心的黑暗森林，我才開始沸騰；為什麼只有破碎的人，才能讓我「愛」她。香軟的塑膠花瓶，向陽的無菌人類，如果這些陽是真的，難道不是更好的活法嗎？

我去找了楚欣，問她：「你討厭你媽媽嗎？」

楚欣不太想理我，簡短答道：「沒有。」

我問：「是她硬要把你送去經紀公司的嗎？」

楚欣說：「不是，是我自己想去的，她還不讓呢，最後還是同意了。」

我問：「為什麼你和她很疏遠？有發生過什麼嗎？」

楚欣嗤笑道：「這不是很正常嗎，你跟你媽難道很親近？」

我沒有反駁，沉默片刻道：「你不想吃東西，和媽媽有關嗎？」

楚欣一頓，沒說話，翻了個身把被子蓋上了：「沒有，我睏了。你別瞎猜了，你們搞心理的總是這個樣子，就喜歡胡說八道，根本沒個準的。」

我暗自在心裡劃掉一個猜測——因為討厭母親，不認同母親的一切，包括形體，所以渴望變瘦，拒絕進食，拒絕變得和母親一樣。

我說：「總是這個樣子，你還被誰搞過心理？」

楚欣不說話。

我繼續說：「公司裡的？請給練習生的？」

楚欣一愣，翻身看我，露出一隻眼睛，眨巴了兩下。

我不由地笑了，繼續道：「那個心理醫生是不是對你稍有點不耐煩，覺得你小題大做？」

楚欣繼續眨巴眼。

我看了她一會兒，對她鞠了個躬才說：「如果我也曾讓你有過同樣的感受，那，對不起，以後不會了。」

這個躬把她從床上鞠起來了，她瞪大了眼，有些尷尬，一副你是白癡嗎？你在矯情什麼的樣子。

我聳肩：「但這不是我一個人的問題，你也是這麼對我的，你是不是也要對我道歉？」

楚欣說：「我沒有吧。」

我說：「你有，你對我不誠實，對劉醫生也不誠實，你把重要的事情瞞著，讓我們圍著你的邊角料轉，逗我們很開心？」

楚欣被這倒打一耙氣笑了，笑了會兒又嚴肅了起來：「我沒有。」

我說：「過去的表現不提，那從現在開始，能坦誠嗎？」

楚欣說：「好。」

我點頭，然後問：「楚欣，你有被公司裡的人性騷擾過嗎？」

楚欣一愣，有些猝不及防，這個問題來得太突然了。

這麼問是因為進食障礙的心理原因非常複雜，什麼都有可能。楚欣的職業和她厭食症的結果一定程度上是分不開的，她要維持身材的極度纖細，而且她對吞咽有困難。抗拒吞咽，也能得出一些聯想——生殖器抗拒，她拒絕進食，可能是因為想拒絕某些物體侵入管道。楚欣所處的公司性質，讓我產生這種聯想並不奇怪，而進食障礙和性本來就有某種聯繫，比如暴食症和貪食症，食欲和性欲是能做補償勾連的。

楚欣搖頭道：「沒有。」

我說：「那麼，在你有生之年，有被任何人性騷擾，甚至性侵犯過嗎？」

楚欣皺起了眉頭，似乎覺得我這問題問出來就挺難堪了。她並不是開放到被質疑清白問題還能面不改色的人。

大概有半分鐘之久，楚欣搖頭道：「沒有。」

我說：「你猶豫的這段時間是想到了什麼？」

楚欣不說話，她的臉又變得空白了，像退回到一幅黑白線稿。

而我從這副線稿裡，似乎看出了斷裂的彩筆。

我猶豫了，要不要直接戳破她，殘忍地把那個斷裂再次拖到她面前。

我問：「那你，是否看到過別人被性侵？」

楚欣猛地瞪住我，面色駭然至極。

我不再問了。

＊＊＊

之後，出了件事，楚欣被迫出院了一次，我和小栗子跟去了。

楚欣的母親跑去楚欣的公司，想問問公司是怎麼培訓的，為什麼她把女兒送進去時好好的，很健康，現在卻瘦成了這副樣子。保安將她攔在門外，威脅再鬧就報警。母親本來沒有鬧，聽到這句氣焰就上來了，索性在門口席地而坐，非要進去問個明白。丈夫在一邊尷尬極了，也不勸，就躲在人群裡。路人對著他們拍，有一兩個記者趕到了，以為能挖到娛樂公司虐待練習生的新聞。

是公司聯繫的醫院，找到楚欣，要她趕緊來把她媽帶走。

我們到地方時，楚欣母親的狀態很不好，披頭散髮的好像跟人打了一架，眼眶紅得不行，整個人老了十歲的樣子。楚欣本來很生氣，覺得丟臉，下車想把人拎走了發火的，但看到母親那副樣子，一下子也說不出話來了。我和小栗子有些疑惑，電話裡好像沒有說得這麼嚴重，雙方都還沒到吵架的份上，這是怎麼了？

母親本來跟鬥牛似的瞪著保安，看到楚欣後，憋了一身的勁就這麼卸掉了，眼淚控制不住地掉。她拽住她，難以啟齒地問：「他們跟我說，跟我說……」母親指的是身旁的兩個記者，那兩個記者有點不好意思，但還是舉著拍，被保安在擋。

楚欣皺眉道：「說什麼？你怎麼了？」

母親死死拽住她，盯著她的眼睛，艱難開口道：「他們說，你被，你被裡面的人弄了？」

楚欣一愣，母親眼看著就要崩潰了，她無法說出那兩個字眼來，她救命草般拽著楚欣，似乎但凡此刻得到任何一種表情乃至語言上的肯定，她都能當場死過去般。

楚欣吼道：「沒有！你聽誰胡說呢！」

答案來了，母親卻顯得不信，她神經質地問：「真的沒有嗎，你忽然變得這個樣子，忽然這個樣子……」

楚欣大聲道：「沒有！」

楚欣瞪向那兩個記者，記者們稍有愧色，仍在慫恿，鏡頭對著楚欣一陣拍。

楚欣太瘦了，這副樣子誰都不信沒發生過什麼，記者說道：「別隱瞞啊，我們能幫你討公道的，這種舉報我們不是第一次接了，你不是第一個，負擔不要大。」

楚欣母親的臉更白了，小栗子差點上去揍人了，保安把那兩個記者推到了別處。

外面聚集的人越來越多了，公司裡沒出來任何一個人。

楚欣再三跟母親保證，沒有，她甚至直接喊：「我還是處女，你拉我去醫院檢查。」

場面非常難看，眼看楚欣也要情緒不穩鬧起來了，母親卻沉默了。她擦了把眼淚，俐落地站起身，給楚欣也抹了抹臉。她的手本來就髒，越抹越髒了，楚欣這回卻沒推開。

母親說：「我們回家，這個練習生不做了，不做了。」

一名保安懟了一句：「沒人缺你個寶，不想做了私下聯繫解決行嗎，鬧成這樣。」

母親想回懟句什麼，但又說不出什麼來。她沒什麼文化，又氣又急，最後只是忍著哭腔怒喊了一句：「我十四歲把她送來時很健康！很健康！」

楚欣看著母親，什麼都沒說。

我們一行四人離開了公司門前，到車上時，才想起人群中好像還有個爹，人呢，不見了。

＊＊＊

回到醫院，一路上母親都在哭。她崩潰極了，邊哭邊拉著楚欣的手說對不起她，她好像還是不信楚欣的說辭，就是認定楚欣被欺負了，因為記者說有舉報。

楚欣被她哭得沒辦法，道：「不是我，是別人。」

母親一愣道：「別人？」

楚欣說：「嗯，其他練習生。」

母親又是一愣，問：「那你，你怎麼會瘦成這樣？」

楚欣說：「看到了，噁心。」

母親又是一頓哭，牢牢抱住楚欣，讓她不做練習生了，回家。似乎總算是信了。

我看向楚欣，所以這就是她厭食症的原因？

楚欣回去就虛弱地躺倒了。她今天的起伏很大，她的身體目前承載不了過多的刺激。

劉醫生在病房給楚欣檢查時，我陪著楚欣的母親坐在外面，她哭焉了，眼睛腫得不行，滿是恍惚。

我去給她端了杯熱水，回來，看她手裡拿著一張很小的照片在看，是夾在錢袋裡的。

我把水遞給她，跟著看起了那張照片，照片上有兩個女孩，其中一個和楚欣長得挺像的，另一個比較胖，比楚欣稍微大點。

我問：「這個是楚欣嗎？」

母親點了點頭。

我又問：「那旁邊那個呢？」

母親沉默片刻，摸著照片說：「是她姐姐。」

我一愣道：「姐姐？楚欣有姐姐？親生的嗎？」

母親說：「都是我生的，爸不是一個，姐姐是前夫的孩子。」

我蹙眉不語，楚欣從來沒說過她還有個親姐姐，病歷表上的家庭關係只寫了父母，她是獨生女。

母親忽然嘆道：「是我命不好，大的死得早，小的活受罪。」

我一凜，道：「姐姐……死了？」

母親說：「死了，十三歲死的，那年楚欣十歲。」

我問：「怎麼死的？」

母親說：「撐死的。」

我一時沒明白，母親轉頭看著我的眼睛，正色說：「就是撐死的，吃得太多了，把胃撐破了。」

我愣在那，有什麼在腦子裡迅速集合，又散去。

吃得太多了，把胃撐破了。

我說：「您能詳細描述一下怎麼吃得太多了嗎？一天吃多少，吃幾次？」

母親奇怪地看了我一眼，說：「我不是很記得了，就看到她一直在吃，把自己吃得很胖很胖，一天好幾頓，食量大概是楚欣的四、五倍。有一天夜裡，她一直在吃，吃了好幾個小時，後來，我起床發現她人不行了，送去醫院，醫生說她急性胃擴張，胃破裂，沒救了。」

我感到自己手腳開始變冷，暴食症，她姐姐是暴食症。

在一個家裡，有一個暴食症的姐姐，有一個厭食症的妹妹，我無法勸說自己這是巧合。

「前幾天我一直在想，楚欣變成現在這樣，是不是我害的。她姐姐剛死那陣子，我太害怕了，不敢讓楚欣多吃東西，一直耳提面命讓她少吃，少吃。」她的聲音哽咽了，「醫生啊，是不是我的問題啊，是不是我小時候一直讓她少吃，所以她現在這樣了？」

我問：「您沒說之前，楚欣本來吃得多嗎？」

母親想了想說：「好像不多，她那段時間，一直就吃得很少，還經常嘔吐。」

我深吸口氣道：「您或許知道，楚欣的姐姐為什麼突然暴食嗎？」

母親搖頭說：「我要是知道就好了，不知道呀，那孩子突然就這樣了。」

我沒再問什麼，沉默地看著那張照片上，兩個笑得燦爛的女孩，一個胖，一個瘦，對著鏡頭比著「耶」。

＊＊＊

劉醫生檢查完，安排了流質進食單。楚欣母親進去看她，兩人聊了一會兒，母親就跟著小栗子打飯去了，她不放心，想自己看著食物。

我沒離開，坐在楚欣床邊，楚欣的面色依舊難看。

我問她：「你有個姐姐。」

楚欣一頓，有些慌張地看向我。

我顫抖著說出接下來的話：「你騙了你媽，你看到有人被性侵了，但那個人不是公司裡的，而是你姐姐，是嗎？」

楚欣面色一下變得慘白，本來就虛弱毫無血色的臉，這下白成了床單。她驚恐地望著我，說不出話來。

這幅表情，證明我猜對了。

暴食症的姐姐，之所以突然暴食把自己吃得這麼胖，是因為遭受了性侵。一個人讓自己肥胖，從精神分析的角度來說，理由非常多，比如消除性別特徵，讓自己對某些特定異性失去性吸引，而暴食，作為與性有關的應激反應也不在少數。

我說：「你看到了什麼，怎麼看到的，這才是你厭食症的關鍵對嗎？你母親說，你那段時間經常嘔吐。」

良久，驚弓之鳥般的表情平復下來，楚欣緩緩道：「她記錯了，嘔吐的不是我，是楚慈。」

我複述道：「楚慈？」

楚欣說：「她叫楚慈。」

我說：「你願意和我說關於她的事嗎？」

楚欣沉默了很久道：「你答應我，永遠保密，不告訴任何人。」

我說：「如果是保密規定之外的事，我不能答應你，比如，違法，或者涉及人生安危。」

楚欣輕輕應了一聲：「嗯。」

她說了起來。在楚欣十歲時，同母異父的姐姐有一天突然開始暴食，家裡的食物每天都是恒定的，發現這件事，是因為姐姐把她的那份也吃了。吃了之後，又去廁所嘔吐，很浪費。後來媽媽發現了，問她怎麼了，她也不說，就說自己餓，每天都吃得更多了，體重也開始長。本來她們相差三歲，其實體重沒差太多，一個暑假過去後，楚慈比她重了十三斤。

她一直沒明白那段時間楚慈發生了什麼，只當她是上了初中，性格變了。直到有天夜裡，她起床上廁所，聽到姐姐房裡傳出聲音，以為她又在偷吃東西，想去教訓一下她，推開門縫，卻看到了意想不到的一幕。

爸爸在姐姐的房間，姐姐坐在爸爸腿上，爸爸在摸姐姐，姐姐在哭。

她不記得那天晚上是怎麼離開的。

之後，她又無數次看到姐姐在狂吃，然後狂吐。直到有一天晚上，姐姐把自己吃得撐死了。

姐姐死後，楚欣開始抗拒進食，她看到食物就害怕，姐姐死得非常淒慘和痛苦，她對吃這件事產生了無與倫比的恐懼，恐懼裡還包括她從門縫偷窺到的，那不明所以地成為永恆秘密的一晚。

聽完，我良久都沒說話，儘管有過猜測，我沒想過是真的，因為孩子肥胖，精神分析其實大半會歸咎於異性親子不恰當的距離過近，孩子下意識通過肥胖，消除性別特徵來提醒異性父母，離自己遠點。而楚欣的厭食症，則是通過觀察姐姐習得的。她的吞咽困難症，是對暴食的恐懼，與其說她拒絕食物，不如說她拒絕吞咽，她親眼見過姐姐如何狂吃胡塞，那種吞咽的動靜是她的噩夢。

而吞咽這個動作具象化的形象，又和她撞破的秘密息息相關。

巧的是，進食障礙的生物學因素很高，進食障礙的親屬患病率是常人的四、五倍，所以這個家裡，兩個女兒患了不同的進食障礙，竟還有基因上的合理性。

我說：「你想過告訴媽媽嗎？」

楚欣搖頭。

我沉默良久，問了我該確認的事：「你父親有沒有對你……」

楚欣瞪大了眼，搖頭道：「沒有，姐姐和他沒有血緣關係。」

我說：「你知道不管有沒有血緣關係，這都不對。」

楚欣不說話了。

我說：「所以你該討厭的人是父親，為什麼你總是對母親的態度更差？」

楚欣沉默。

我說：「你覺得愧疚，所以要離家，你知道她的女兒遭受了什麼，她，在遭受什麼。但你沒法告訴她，你愧疚極了，愧疚的同時又憎惡，憎惡這個女人為什麼這麼不長眼，前後兩個丈夫，毀了她和楚慈的一生。」

楚欣抗拒道：「別說了。」

我說：「知道病是怎麼來的，並不能治癒它。你的厭食症，還是得靠自己努力。你並不會成為和姐姐一樣的人，不要把她的痛苦兀自嫁接到自己的身上，也不要把她的意志力和一個十三歲孩子解決痛苦的方式，挪到自己身上來。」

楚欣不說話。

我繼續道：「如果你不吃東西，是想懲罰當年的自己什麼都沒說，眼睜睜看著姐姐撐死。試想當年你跟媽媽說了，也許這個家庭早就分崩離析了。姐姐的病沒有好，被公開這一切的她更痛苦了，她或許換了種方式了結了自己。」

楚欣茫然地看著我。

我說：「楚慈是當事人，她沒有舉報，無論出於什麼原因。她活著時，你不必替她決定什麼，她死後，更是。」

楚欣不語。

我說：「但如果愧疚它確實存在，你現在以一個成年人的視角，理解了當時姐姐無能為力的原因，理解了她的痛苦和懦弱，反悔了當時自己閉口不言的選擇，想要做出補償和改變，也沒人會阻攔你。但你要明白，沒人能指責你當時的不作為，你也只是個小孩，你比她還小呢，不過是你有機會長大，領會了什麼是對錯，她沒有。」

楚欣的眼眶紅了。

我有些不忍，初見她時，誰能想到她背負著這麼大的秘密。一個塑膠精緻的愛美女孩，一幅毫無內容的黑白線稿圖，她是在何時被截斷了彩色筆頭的？在她十歲那年啊，姐姐死在病床上的那年。我上前輕輕抱住她，她這次沒推開我，甕聲問道：「這種事特別嗎？」

我一愣，道：「你說你的經歷嗎？特別啊。」

楚欣默了片刻才說：「我以為誰家裡都有不堪的事，以為不堪才是正常的，難道別人都是很健康地長大的嗎？我這樣的人，不是常態嗎？」

我噎住了，忽然想起，我也曾用這個論調反駁過一些人菩薩般自作聰明的勸導。一時間對她憐愛更甚，她才十九歲，確實還是個孩子呢，孩子的年紀，孩子的執拗，孩子的理解，孩子的絕望和孩子的辦法。

這會兒，她身上的靈氣好像出來了，她的內容，她的特別，她真正的美。她不是塑膠了，不尋常了，又似乎這樣才是尋常的。我恍惚間領會，是不是所有看起來空洞的女孩，都背負著不空洞的秘密。

＊＊＊

小栗子和她母親回來了，楚欣安安靜靜吃起了飯。母親憔悴著臉，卻努力笑著，不再提公司的事，也不提回家不做了。我心裡嘆氣，她要如何開口呢，本就不幸的母親，她要如何揭穿一個讓她更不幸的現實？

下午，楚欣的父親來了，和往常一樣搬了椅子坐在楚欣床邊，給她削蘋果。

楚欣不吃，他就把那蘋果餵給母親，母親看都沒看，直接就著他的手吞了。

我忽然一陣氣血翻湧，悄悄退出病房。小栗子跟上來問我去哪，我無法回答，快步衝去廁所，開始乾嘔。

我看著鏡子裡的自己，我怎麼了？為什麼突然想吐？半晌明白了，我是在替楚欣吐，她在平靜地面對這個家庭時內心的感受，我感受到了。

＊＊＊

吐完和小栗子去吃午飯，食堂已經沒人了。我打了兩份飯菜，不由自主地，開始不停地往嘴裡塞。小栗子皺眉道：「你不是才吐過嗎，胃口就這麼好了？」

我搖頭，一連吞了幾口，說：「只是想藏住一個秘密。」想藏住一個秘密，於是不停地往嘴裡塞東西，要把它堵下去。

楚慈也是這樣的嗎？瘋狂地吃，堵住嘴，堵住聲道，堵住秘密。久而久之，食物便成了秘密，每吃一口，都是在咀嚼秘密。所以楚欣厭食，是在拒絕秘密，她無與倫比地抗拒這個秘密，卻又不得不背負它。

＊＊＊

楚欣最後有沒有告訴母親，我不知道，但她治病的幾個月裡，母親都有穩定來看她，情緒似乎不錯。父親卻來得少了，後面幾乎不出現了。

楚欣的體重在逐漸回升，雖然仍有反覆。圓潤了一點後她確實更好看了，她自己依舊不滿意，明顯欣賞更瘦的時候。體像紊亂是極難調整的，但能增重已經足夠了。她還是決定回去做練習生，母親沒有阻攔，但希望每週見一次，要確認她平安。已經多年和家人沒有緊密聯繫的楚欣並不習慣，但看母親近乎哀求的樣子，她還是答應了。

大約還需要兩個月，她的體重才能堪堪達到劉醫生規定的數字。治療過程又總有反覆，她和劉醫生也還是經常爭執不休。想來她對年長男性的厭惡，可能也源於那份秘密。這件事我誰都沒說，包括劉醫生。

07 遺忘和被遺忘的——阿爾茲海默症

週一早上，照常開始查房。這個月開始，我實習輪值到了康復科。這裡基本是老年患者，大多數都有老年癡呆，坐在輪椅上的有三分之一，能走路的也大都慢悠悠的，看起來很閒散，沒什麼攻擊力的樣子，卻總能給護工們帶去巨大的折磨。

跟著主任查房到一半，進去的房間裡又雞飛狗跳了。事情起因是一位老太太把自己的排泄物藏在枕頭下，房間裡一直很臭，過了一晚上才被發現。但那老太太不願意護工去清潔處理，直接抓起來就往嘴裡塞。

身旁一位康復醫生將她攔下，他本是來給行動不便的老年患者做康復按摩的，碰上了這事。老太太安靜下來時，康復醫生的白大褂上已經沾了不少污物，臉上也蹭到了。一旁的護士憋著氣，一言不發地給老太太換床單被套，輕車熟路，似乎已經重複了太多次。

剛安靜下來的老太太又開始了，她不願意換床單被套。那護士把被子一扔，看著主任，情緒有點難以自制。

主任道：「先別換了，她要在熟悉的環境才有安全感，被子有她的安全氣味。」

護士問：「那其他幾床病人怎麼辦，她們沒辦法聞這個味道。」

周圍的老太太們，都望著這一幕，眼神或木訥或激動，最開始投訴的就是她們。

主任嘗試著和老太太溝通，一句話還沒出去，那老太太又發出了驚人的叫聲，把被子團成一團裹在身上，污物蹭了滿床。

這一叫很是刺耳，同房間的老太太們卻毫無反應，像是很習慣了，那護士也沒什麼反應，冷眼看著這老太太。

主任勸了好半天，沒用，康復醫生道：「我來吧。」只見那康復醫生蹲下，也不顧臉上的污物，輕柔地和那老太太絮叨起來，離得遠我沒太聽清他講了什麼，良久，才讓那老太太把被子放下了。

護士趁機粗暴地抽走，老太太忽又兇猛地撲了過去，把護士撞在了地上，就在我腳邊，「咚」的好大一聲。我嚇了一大跳。護士的膝蓋肯定磕傷了。但她只是緩緩爬起，臉上依然什麼表情都沒有。她拍了拍褲腿，沒有回頭看那老太太一眼，抱著被子就走了。

接下來又是一通重複的勸說，收效甚微，因為那老太太不太能聽懂。

和主任一起出來時，我覺得有點頭暈，那老太太依然在裡面鬧，只有那康復醫生能讓她停歇片刻，隨後又鬧起來，到我們離開，那康復醫生都沒能去廁所洗把臉。

這只是一個平常早上的平常開始，我從到康復科的第一天，就發現這裡和其他科室都不一樣。異常，死氣沉沉。

＊＊＊

下午，到了活動時間，能行動的老人們都緩慢移動至活動室。康復科的活動室有一塊特別的區域，行動復健區域。那裡有許多適合老人的運動拉伸器材，四面是鏡子，但很少有老人會去做。大部分老人都聚集在面積不大的桌上遊戲區域，行動幅度較小。前面有電視，愛看電視的看電視，想玩桌上遊戲的玩遊戲。

我和一個老爺爺玩圖形嵌入的遊戲。一塊帶有圖形空塊的大木板，把對應的圖形嵌入。

老爺爺拿著一個方形，努力往一個圓形裡嵌，無法成功，卻很執拗。我做了些引導，老爺爺呆愣了好一會兒，才嘗試著拿起一塊三角形，往圓形裡嵌。

我有點無力，繼續引導，許久之後他終於把正確的木板嵌入。我比他都高興，不料他卻木訥地拿起一塊方形的木板，對著三角形開始了下一輪嵌入。

身旁，有一個老太太，從活動開始嚎叫到現在，她一直被綁在輪椅上，仰起脖子朝著我呼喊。從我第一天來就是如此。這個老太太就是早上在房間裡藏起排泄物想要吃的老太太。她姓胡，我們叫她胡老太。

我第一天輪值到康復科的時候，注意到的第一個患者就是她，當時也是如此，她被綁在輪椅上，模樣可憐，不住地朝我喊著：「救命，救命啊。」那嗓子像碎了一地的玻璃碴踩上去的動靜，聽著特別不舒服。

我上前問怎麼了，她口齒不清跟我說，這裡的護士把她綁起來，不讓她好過，她沒有病。她說話斷斷續續，邏輯不清，而且有時說了一段，很快就忘記了，繼續重複之前和我說過的控訴。

我當下就知道這是個癡呆的老太太，她的脖子上也都是傷，我剛想湊近看，一個護士拉了我一把，說：「那是她自己抓的。」

這個護士就是早上給胡老太換被套的護士，名叫梁小秋。

梁小秋生了一雙特別涼薄的眼睛，看久了會覺得有些陰氣沉沉。之後我才知道，梁小秋是專門負責胡老太的護士，胡老太太能鬧了，很多護士都不願意伺候她，把這工作推給了梁小秋。梁小秋不像其他護士會湊在一起講小話，她總是一個人，逐漸就被排除在圈子外。我也曾聽到過其他人說她怪。

我看了看老太太身上的傷，想起聽說過的護工虐待老人的事情，有點走神。

我問：「這個要一直綁著嗎？什麼時候才能鬆開。」

梁小秋很無語地看著我說：「鬆開了她鬧起來你弄嗎？你要是搞得定她，我立馬就鬆開她，誰想綁她？出了岔子還是我擔。」

我被她的衝撞一時弄得有些懵，想了想，也許是我的語氣透露了懷疑，於是便禮貌問她胡老太是怎麼回事，為什麼要綁著。梁小秋依舊一副冷漠樣，還有點嫌我不懂事：「她有病唄，你在這待久了就知道了。」

之後幾天，我充分理解了梁小秋的意思。

這胡老太是真的能折騰。最開始是家人送來的，說胡老太會吃自己的排泄物，哪兒都藏，花瓶裡也藏，甚至藏在米缸裡。夜裡不睡覺，鬧到白天，拒絕吃藥，說醫生開的藥吃了會死，又說吃的藥卡在心上。當得知家人要把她送醫院，她更是兩腿一蹬，說自己要安樂死。家人實在沒辦法，還是把她送來了。最開始的幾天，她還會哭叫，說自己被家人拋棄了，大鬧特鬧。漸漸地，她不再說家人的事，好像忘了自己為何在這，只是執著地想要出去。胡老太的病症極其多而複雜，老年癡呆只是個基底疾病。

阿爾茲海默症，俗稱老年癡呆，是一種老年人的認知退行疾病，會逐漸忘記事情，不辨方向，意識不清，核心問題是認知衰退。最簡單的方式理解這個病，是和成長發育做對比，比如兒童心智成長，是認知功能增進，而老年癡呆，是認知功能衰退，它是成長發育的反向過程。也就是，老人的心智在往嬰兒趨近。

胡老太其他的精神病症狀也極多，但老人的精神疾病不常做區分，只籠統地歸為一類。

＊＊＊

胡老太精神好時，也有可愛的一面，她特別喜歡給康復科的一位康復醫生做媒，就是早晨在病房裡攔住她的那位醫生。他姓郝，約莫三十出頭，沒有配偶。

胡老太看到個女的，就會念叨著給郝醫生做媒，康復科所有女醫生都沒有逃過。

郝醫生是整個康復科唯一對胡老太有耐心的人。我經常能看到郝醫生推著難得不吵不鬧的胡老太到復健區活動。郝醫生蹲下身，給胡老太伸展腿部，胡老太就看著大鏡子裡的自己，和他高高興興地說話，雖然口齒不清。

我第一次抱著學習的態度上前溝通時，就被胡老太拉著給郝醫生做媒了。我剛開始有些窘迫，但看郝醫生一副習以為常無奈的樣子也就放下了心，任胡老太胡言亂語般地做媒。「真的呀，他很好的，很靠譜的，你跟了他，你有福氣的。」「家裡房子車子都有的，就差個老婆的，家裡老人也沒的，你過去不用伺候的，舒服的呀。」「現在這樣子的男孩子很難找的，你不要太挑哦，我覺得他真的可以的呀。」胡老太雖是拉著我的手在絮叨，我卻並不覺得她在看我，我笑嘻嘻地全部應下。然後下一回，胡老太又不認識我了，繼續拉著我給郝醫生做媒。

每當我們三人在一起說話時，我總能感到一股不太友善的視線。我回頭找了一下，看到了站在患者群中的梁小秋，她陰沉著臉看著我們三個，我不知道她具體在看誰。哪怕和我撞上視線，她也很淡然地撇開了，下回又會遠遠地盯著看，那視線讓人很不舒服，如芒在背。

郝醫生在康復科是很受歡迎的，大家也很喜歡圍著他說話。胡老太給他做媒，我私以為好些個女醫生護士都是心猿意馬的。有時候，我們會圍在一起討論胡老太。

「這個老太婆真的是會作，她家人也倒楣的，攤上她。」

「還不是送來了，受不住的，花錢買消停。」

「這裡哪個不是被家人送來的，就是這個胡老太嚴重了點。哎，你們知道嗎，聽說這個胡老太，之前是被丟在大馬路上的，找不到回去的路了，居然徒步走到了另一個區去，才被員警送來醫院的，聯繫家人就聯繫了好久。」

「還聯繫什麼啊，肯定是故意扔了的，這家人也做得出。」

郝醫生一直在一旁聽著笑而不語，當被問到看法，也就順著說一句：「都是家事，情有可原。」

倒是梁小秋會惡狠狠瞪我們一眼，似是嫌我們碎嘴，然後自己離開。

於是我們從討論胡老太就會變成討論梁小秋。

郝醫生給患者做康復按摩，一些無法行動的患者，長時間不動，身體會僵硬，必須活動一下。通常康復按摩一做就是一下午，一個病房接著一個病房地做。我跟著郝醫生學習，看他很有耐心地給床上的截癱老人按摩，從肩膀一路按到掌心，再從前胸按到後背。給患者翻身時要注意的點很多，他熟練又小心，照顧著患者定在床上的姿勢是否舒服。給患者按大腿時，要不斷重複舉起、放下的機械動作，再到小腿，再到腳，他的手法細緻而緩慢。

按摩時，他偶爾會和截癱的老人患者說話，讓他們放輕鬆。身體長久無法行動會僵硬，心態也是，一些能做出反應的老人患者會回應他，而至於那些無法做出反應的患者，我看過去，總覺得他像在按摩一具屍體。我看著都有些睏，心裡冒出些敬佩，日復一日重複如此機械化的活動，他不會無聊嗎？為何還能如此細緻？

像是看出了我的走神，郝醫生笑著問：「你看睏了啊。」

我有點尷尬道：「你好辛苦啊。」

我現在理解為什麼這麼鬧的胡老太會對郝醫生和顏悅色，他對待老人真的很細心很耐心。

郝醫生手上還在緩慢地操作，道：「工作嘛，總得有人來做的。」

我又跟了兩個房間，哈欠連天，跟郝醫生說去泡杯咖啡喝，迅速地溜了。

等我消磨了許久的時間再回去時，看到梁小秋在裡面，在幫郝醫生給患者翻身，和郝醫生講話。

當看到梁小秋眼裡難得一見的笑意，我才明白她看向我們時，那讓人如芒在背的陰沉視線是怎麼回事了。

我把給郝醫生泡的咖啡收了，沒再進去。

＊＊＊

一天，胡老太的異食癖又發作了，她吞食的時候被嗆到，呼吸困難，撲棱在地上。趕來的護士大驚，看到她抓著喉嚨一副瀕死的狀態，又看到她手上的東西，那護士頓了片刻，只是先扶起她。梁小秋來了，看了一眼就立刻上前把那護士推開，將胡老太放平，從胡老太嘴裡掏出排泄物。清除口腔異物後，嘴上去直接做人工呼吸。等胡老太緩過來的時候，梁小秋已經滿嘴都是污物。

主任上前查探胡老太的情況，梁小秋一聲不響往外走，在經過別的護士時，那些護士下意識地躲開，梁小秋什麼反應都沒有。走了一段，撞上聞聲而來的郝醫生，梁小秋的臉色突變，捂住了自己的嘴，但郝醫生根本沒看她一眼，徑直走入房間，模樣有些急。梁小秋就在後面呆愣地看了他消失的地方許久。不一會兒，裡面就傳來郝醫生像哄小孩一樣輕慰胡老太的聲音。

我是在梁小秋洗嘴巴的時候進去的，給她拿了很多紙。

梁小秋沒有看我，也沒有接我手上的紙，我也不知道該說什麼。

後來幾天，我在護士台翻看病歷時，聽到護士們在小聲議論梁小秋，說她當時的糗樣。他們還在笑，有人甚至拍了照片在群裡流傳。而郝醫生在她們嘴裡是個不嫌棄胡老太的好好先生，好過頭了。她們以一種集體取樂某個狎昵話題的勁頭小聲議論著，時不時笑，還做出搞笑的動作。

梁小秋進護士站時，她們又停下了，然後在背後做小動作，指她的嘴。

這天，護士們又笑了起來，當著梁小秋的面狎昵地笑，也不知道她們在笑什麼。

梁小秋忽然站了起來，把本子重重往桌上一摔，回頭朝那群護士一個一個看了過去。

護士們一愣，梁小秋從來都是個陰沉寡言脫離群體的人，很少這樣正面和她們交鋒過，一時都有些張惶。是一個護士先開口的，她翻了個白眼，理直氣壯：「又沒說你，激動什麼。」

另一個護士也跟著道：「就是啊。」

梁小秋冷笑道：「你們是在嫉妒我嗎？」

護士們一愣，隨即都怒火起來：「你說什麼？」

梁小秋的視線對準當天在場沒能做清理的那個護士：「我那天要是沒救人，你現在就可能背了一條老人的命！」說完她就離開了護士台，身體筆直地衝出去，鋒利得很。

護士們在她走後又說起了小話，我實在懶得聽，也跟著梁小秋出去了。

走到活動室，看到梁小秋站在一邊不起眼的位置，眼睛盯著前方一動不動。我順著看過去，是郝醫生推著胡老太出來做復健了，胡老太臉上難得露出慈祥的笑容。我想著護士們的議論和郝醫生平常的言行，也確實覺得郝醫生真是好好先生，對這樣一個難纏的老太保持持久的耐心可不容易，梁小秋的態度才是正常的。

我走到梁小秋旁邊說：「你喜歡郝醫生啊。」

梁小秋嚇了一大跳，轉頭十分凌厲地瞪著我，像是被發現了什麼不得了的秘密，卻說不出一句反對來。

我被她的反應逗樂了，再看看她，忽然覺得她也就是個二十出頭的小女孩，喜歡的心思被滿滿的羞恥心遮掩著，藏不好又拼命藏。我輕拍她說：「我不碎嘴，康復科我沒熟人，沒個說話對象的。」

梁小秋還是瞪著我。

我舉手作投降狀，說：「那要嘛你跟我交朋友，把我碎嘴的對象給占了，這秘密也就到你這胎死腹中了。」

梁小秋愣了一會兒，似是覺得我有病，怎麼會想跟她交朋友，一時半會不知怎麼接話。

「穆醫生，小秋。」突然前方傳來聲音，是郝醫生推著胡老太來了。梁小秋有些不自在，但被叫住了，也只好站著。胡老太稍微清醒著，看到我又開始給郝醫生做媒，又是一樣的話：「家裡房子車子都有，就差個老婆，家裡沒有老人的，你過去舒服的呀。」

我微笑著應付道：「挺好挺好。」

胡老太的眼神又飄去了梁小秋身上，我能感覺到梁小秋的僵硬和期待，但胡老太只是看了她一眼就轉開了，什麼話都沒說，像是全無興趣。

就像胡老太隱約記得一直對她耐心照顧的郝醫生，她應該也記得一直看護她的梁小秋，但可能只記得梁小秋搶她的被子，把她綁在椅子上，對著她大聲呵斥。她對梁小秋的厭惡擺在臉上，當著郝醫生的面，直接表達瞧不上她。梁小秋僵硬極了，當下有種恨不能消失的尷尬。所幸胡老太又對其他事情發生了興趣，郝醫生便推著她離開了。

一時之間沒人說話。

一旁有個老頭哀嚎起來，梁小秋過去，就被那老頭逮住了，抓住她的手要往自己的褲兜裡塞。

我連忙也過去，幫著梁小秋按住那老頭。這老頭有點性癮症，隨時都會發作，他的妻子也一大把年紀了，受不了才把人送來的。他初次門診時我也去了，哪怕是門診那麼點時間，那老頭的手都是放在褲子裡的。

梁小秋去把藥拿來了，那老頭不肯吃，梁小秋就順著他，讓他把她的手塞進去了，在老頭叫的時候，把藥餵給他。好一會兒，老頭老實了，梁小秋的手才拿出來。梁小秋臉上沒什麼表情，托著那隻手去了廁所。我看著她的背影，覺得就像前幾次她被推著摔在地上爬起，心肺復甦時一樣。

＊＊＊

老人們的活動時間結束，郝醫生總算可以休息片刻，去了窗邊曬太陽。

我也晃過去休息：「康復科，基本上都是老人哎。」

郝醫生笑道：「這裡沒有老人科，只好都擠到康復科來。本來老年癡呆這種病也治不好，也不存在康復和重症一說，這裡倒也適合他們。」

我問：「那這些老人難道沒有能出院的嗎？」

郝醫生說：「有的。」他的下巴朝窗外指了指：「從這裡出去，就送到那兒去了。」

我順著看過去，醫院對面，是一家療養院，說是療養院，其實也就是養老院。

郝醫生說：「本來這裡的康復科就像個養老院。那些懶於贍養父母的，都把老人送過來了，有病的治病，沒病的養老，老人沒病的也沒幾個。」

我說：「住院也挺貴的吧。」

梁小秋不知什麼時候過來了，搶話道：「貴啊，看有沒有醫保。基本上有醫保的，攤掉點藥錢和住宿費，分攤下來也要四千一個月；再看房間和伙食型號，最便宜起碼兩千要的。而且現在老人用的藥都不在國家醫保裡了，都是新藥，醫生要推那些新藥，其實效果都差不多，就非說得讓你不敢用舊藥，只得買新藥。」

我一頓，連忙朝後看了看，沒有別的醫生，心道梁小秋說話可真大膽。再看看郝醫生，面上沒什麼表情，應當是沒往心裡去。

梁小秋的下巴指去對面，說：「那家療養院更貴，一個月五六千起，還不如把爹媽扔精神病院來。之前有個從我們這出去的老太，我聽到那媳婦在療養院花了一萬二一個月，都堅持要把人送進去。」

我不知該說什麼，就聽著。郝醫生從剛才起就沒再講過話，眼睛一直盯著對面的療養院。梁小秋順著郝醫生的目光又道：「你說他們精不精，就在精神病院對面造療養院，擺明了就是要賺老人錢。你看這裡的人，哪一個放在家裡子女能安生的，花錢買消停，多好，很正常。」

不知道為什麼，我總聽著她這番話說得有些刻意，但又找不到來處。我覺得她的想法有些悲觀：「也有真的希望送來治病康復的吧。」

梁小秋笑：「有啊，每週四下午允許探視的時候你不是看到了嗎，是有人來探望的，但有幾個呢，這裡住著多少呢，而且都是老人來看老人的，你見到探視者裡有幾個年輕人？」

我不說話了。

我們三個安靜地曬了會兒太陽，突然聽到後面有點動靜。我們轉頭，一張病床被推了出來，床上的人蓋了白布。我一愣，梁小秋卻習以為常，郝醫生毫無反應，應該也是見多了的。推著那床的護士有些焦頭爛額：「聯繫上了嗎？」一旁的護士也煩道：「聯繫上了，是孫子接的，說不知道這回事，不知道老人被送來這裡了。」她們一晃而過，推著車消失在大廳，那張蓋著白布的床也一晃而過，我什麼都沒看到。

那車走過的一瞬，對整個大廳的人好像都沒產生任何影響，逗留在大廳的老頭老太看著那床，什麼表情都沒有，等床過去，他們依舊各忙各的。

我卻有點呆，一直盯著那車消失的地方，梁小秋嘲笑了我，說了什麼我不太記得了，大概是說我沒見識。等我回神，卻見一直不吭聲沒什麼表情的郝醫生，也一直盯著那推車消失的地方，眼裡的怔愣不比我少。察覺到我的視線，郝醫生說了一句「她好像又在鬧了」，就離開了，步子稍微有些踉蹌。

我問梁小秋：「她？誰，胡老太？」

梁小秋說：「還能有誰。」

她的語氣裡包含著無奈、不甘，還有一種道不明的黯然。

我突然沒頭沒腦地問她：「你是不是羨慕其他人可以被胡老太給郝醫生做媒？」

梁小秋僵住了。

我問：「你一次都沒有被她做過媒嗎？」

梁小秋瞪上了我，我只好閉嘴了。

之後，我又見了好幾次胡老太當場給郝醫生做媒的樣子，都會念叨那一句：「他家裡沒老人，你會舒坦的。」她最近被綁在輪椅上的次數越來越少了，因為不再像以往那麼鬧，恍惚的時間多了，她漸漸開始認不出郝醫生了。

＊＊＊

下午有個胡老太的督導，請了研究老人精神疾病的權威來。

我照例進去學習，看到郝醫生也在。但他不坐在會議桌上，而是坐在最後面。照理來說，他一個康復科醫生是不需要聽這種精神督導會議的。

胡老太被推進來，她的狀態是恍惚的，耷拉著腦袋，像是誰都看不見似的。

督導從桌上拿起一支筆，在她面前晃了晃：「知道這是什麼嗎？」

胡老太的眼珠跟著轉了幾圈，沒吭聲，像是沒反應過來。

督導又拿了桌上的書給她，胡老太依舊沒什麼反應。督導於是從錢包裡拿出了錢，不同面額的紙鈔和硬幣。

胡老太終於有反應了，眼睛直勾勾地盯著錢。

督導拿起一個硬幣：「這是多少錢？」

胡老太沉默片刻，說：「一塊。」

督導又拿起一張十元的面額：「這個呢？」

胡老太說：「十塊。」

督導拿起一張百元的：「這個？」

胡老太笑了，道：「一百塊。」

督導室的我們都被胡老太的「見錢眼開」逗樂了。

督導對我們道：「查看老人的認知水準，看他們還認識什麼，錢是必須用的。這一代的老人也只有對錢比較敏感，會有反應。」

督導又問起了胡老太：「你為什麼老是鬧，想出去？」

胡老太反應了好一會兒才說：「兒子，兒子等著。」

督導問：「你兒子等著？那你兒子來看過你嗎？」

胡老太又木訥了，好像聽不懂。

督導又問：「是你兒子答應要來接你出去的嗎？」

胡老太反應了許久說：「他答應。」

督導說：「還記得兒子叫什麼嗎？」

胡老太又不出聲了。

督導問：「那你叫什麼呢？」

胡老太回答：「胡，胡……」

到她被推出前，她都沒說出自己叫什麼。

胡老太出去後，督導朝我們一個個看了過去：「她最近是不是不怎麼鬧了？」

負責醫生道：「對，不怎麼鬧了。」

督導笑問：「那你們是不是輕鬆了許多，覺得這樣挺好？」

負責醫生也笑笑，剛要開口，就見督導變了臉色：「她不鬧了，說明她不焦慮了。焦慮是認知功能的指標，這說明她的認知功能又衰退了。」

認知功能繼續衰退，意味著阿爾茲海默症更為嚴重了。

負責醫生一愣，笑容斂了去。

督導說：「這對於你們醫院也許是一件好事，她不再吵鬧，不再想要出去，你們省了很多人力物力。」督導的話讓大家有些尷尬，這幾天確實，安靜恍惚的胡老太讓眾人省力了很多。

「所以這個病人要怎麼治，我不知道，是讓她就這樣繼續發展下去，不吵不鬧，以鎮定為主，你們也省力；還是將重點放在修復她的認知功能，但她又會回到雞飛狗跳。這個要由你們醫院決定。」

在座都沒人說話了，這個問題是任何一個精神病醫院都會面臨的問題。

督導笑笑：「本來，老年人的精神疾病就是個大問題，中國的老年精神科正在消亡啊，老年人的精神疾病太多太普遍，又多跟生理病症掛鉤，所以都囫圇地歸為一類。年輕人還會分精神分裂、強迫症、焦慮症、抑鬱症，老年人的這些症狀，始終不受重視。我們能做的很有限，就算你們想往認知恢復去治療，患者的家屬也不一定會同意，誰家希望多個雞飛狗跳的老人呢，你們也是被動的。」

督導室裡安靜極了。良久，坐在很後面的郝醫生突然問：「那如果治療選擇修復她的認知功能呢？要怎麼做？」

督導看了他一眼說：「要修復也很難，對於這樣的病人，你們的關注點不能在她失去的功能上，而是在她還剩的功能上。認知衰退是不可逆的，她只會變得越來越糟糕，你們只能盡可能地保存她還剩下的功能。」

督導室再次安靜。不一會兒，門外響起了震天的嘶叫聲，我萬分熟悉那個聲音，是胡老太的。幾天沒有聽到，今天又開始了。

最先衝出去的，是郝醫生，然後是我。

我出門時，看到的是梁小秋已經被胡老太摔在地上，臉上很紅，像是被打了巴掌，而郝醫生蹲在胡老太的輪椅前，拼命地勸著她，想讓她安靜下來。沒有任何作用，梁小秋爬起來想按住胡老太，被郝醫生阻止了。從我的角度看去，郝醫生的臉上滿是崩潰，胡老太又是一聲尖銳的高呼。

郝醫生握住她的手大聲道：「媽！你停下來！媽！」

我愣住了，所有督導室的醫生都愣住了，只有梁小秋的臉上沒有驚訝之色。

郝醫生是胡老太的兒子？

這裡沒有人知道這一點。除了梁小秋。

為什麼要瞞著大家？是嫌丟臉嗎？還是只是沒必要說？

儘管郝醫生大喊著媽，胡老太依舊沒有消停。

之後是醫生來打了鎮靜劑才推去房間睡的，郝醫生一直在房間陪著胡老太。

我和梁小秋站在門外看著，我沒有問梁小秋是怎麼知道的，何時知道的。

梁小秋告訴我，郝醫生早就離過婚了，就是因為家裡有個雞飛狗跳的母親，妻子受不了離婚的。在那之後，胡老太被員警帶來了這裡，他兒子工作的地方，等聯繫到家人後，她就徹底在這留下了，而胡老太忘掉了他。

我想像著郝醫生面對著忘掉自己的母親，天天被綁在椅子上朝著自己這個陌生人求救，而他身為醫生的職責不能給她鬆綁，只能日日看著，然後以一個陌生醫生的身分，給她做康復按摩，接受她的感謝。他的心裡會日復一日地輕鬆，還是更沉重呢？

而即使忘掉了郝醫生的胡老太，還記著要給自己兒子做媒。她或許潛意識記得，是自己毀了兒子的一段婚姻，她得給他補回來，所以她總是強調著那句話：「他家裡沒有老人，你嫁過去會舒坦的。」她認可了自己要從兒子的生活中消失。

郝醫生出來後，和我撞了個面，我什麼都沒說，他也是。

我們一起走了一段路，他突然停住腳步，道：「我不無辜，我是真的丟掉過她。」

我不知該說什麼。這樣的母親不只是一個患者，還是一個他棄母的證明，日日出現在他面前，敲打他的道德線，這不是一種折磨嗎？郝醫生是在用這種折磨提醒和懲罰自己嗎？他完全可以給母親換一家醫院。這是一個在康復科對老人最耐心最好的醫生所做的事。我毫不懷疑，這世上少有人能做到郝醫生對老人那般耐心的地步。而連這樣好的他，都受不住這樣的母親。

郝醫生往前走了，我沒再跟上。梁小秋從後面走了上來，和我並排看著這個男人遠去。我們看著的好像不是郝醫生，而是千千萬萬個家庭裡的兒子。

梁小秋突然道：「我前兩天看到一個新聞，一個老人在家裡，等丈夫睡去後，戴上圍巾，偷偷離開了家。一直沒有被找到。丈夫很崩潰，後來員警在湖裡發現了她，她是半夜投湖去了，沒有人知道為什麼，這個老人沒有精神病史。」

我呼吸一窒，不知該說什麼。一個清醒的老人，等丈夫睡著後，默默地出去自殺了。是什麼壓垮她的？沒有人知道。我再看看這房檐壓得極低的康復科，或說老人科更貼切，看著活動室裡緩慢行走的木訥的老人。這些老人承載著整個家庭的精神病態，或說整個社會和整個時代的精神病態，可沒有人能夠承載他們，而他們正在安靜地等待死亡和被遺忘。

＊＊＊

再後來，胡老太時好時壞，做媒的次數少了。自從胡老太是郝醫生的母親這個消息傳開後，許多曾經被做過媒的女醫生護士都遠離了他們，那些未婚的醫生護士或許曾真的有過想法，畢竟郝醫生看著真的是個不錯的丈夫，但在知曉這點後，那些想法全都消失了。曾經她們口中的好好先生，不只是一個有著爛攤子母親的麻煩男人，還是一個拋棄過母親的喪良之子，這樣的男人誰都敬而遠之。

只有梁小秋，還和往常那般日復一日伺候著胡老太，目光追著郝醫生時躲時迎。

我曾看到過一回，他們三人在一起說話，胡老太忽然直直盯著梁小秋，盯到她不自在時，問了一句：「你有男朋友嗎，你覺得他怎麼樣？」

梁小秋當下就愣住了。被摔、被打、被侮辱時都鎮定極了，從未失態的梁小秋，在那一刻突然垮了臉，哭了。

那群護士又開始碎嘴，說她想攀高枝想瘋了，怪不得願意忍受這些事。

我看著那兩眼通紅的姑娘，想著她以往躲在暗處看過來的眼神，其實她想要的，也不過就是這樣一次做媒。

後來，我又到別科輪值了，離開康復科，我沒有跟任何人道別。

我始終無法適應這個壓抑的環境，這裡有太多無望。老人的無望感，是一種一旦共情就會墮入無休止黑暗的東西，它們是家庭，社會和時代的不幸的總和。我真心佩服每一位在康復科工作的醫生和護士，也擔心著他們，在習慣面對一個個無論怎麼喊救命都被視而不見的患者後，他們在現實生活中聽到同樣的呼救，會麻木嗎？

而那個在夜色中默默投湖的老人的故事，和這群木訥地把方形木塊硬塞入圓形拼圖裡的老年精神患者，始終佔據著我心裡的一塊地方。我不能時常把它拿出來溫習，但會一直惦念著，惦念著，儘管我的惦念毫無用處，但它或許會作用在我之後對待任何老人的態度上。

08 戀愛症——鍾情妄想

臨床二科男病房近日不太平，一名患者控告護工猥褻自己，稱那名護工在扶他上廁所時，摸了他的屁股。

護工是男的，患者是男的，一來二去，這件本來稍顯嚴肅的事，就在病區以一種狎昵的閒言碎語流傳開來。那位護工很快被停職了。據說他申訴了許久，堅決表示自己沒有做過猥褻的事，但耐不過患者家屬來鬧，醫院還是給了停工處理。

相比於停職的那位護工，自稱被猥褻的患者對此事竟頗為自得。他叫孫志翔（化名），四十一歲，是名作曲家，在酷狗上有發表曲目，還能搜得到。入院之前，他正在家裡整理鄧麗君全部的曲譜，打算集結發表。入院當天，他就向醫院申請了一台收音機，說若是沒有收音機，會影響他的創作情緒。可他來住了一個多月，收音機放在床頭天天播放，還是一首曲子都沒寫。每次問到上次作曲是何時，他總會含糊其詞地帶過話題。

他右腿有問題，一直坐在輪椅上，但只要收音機一開，他就會跟著那些二十世紀七八〇年代的舞曲，在輪椅上搖起來。他的診斷是偏執型精神分裂障礙，可目前接觸下來，我倒沒察覺他有多少偏執。

早上查房時，在孫志翔房間門口，主任交代了我一句話：「別長時間看他。」

孫志翔今天的狀態還不錯，十分熱情地招呼主任，有問必答。輪椅上的腿蓋著薄毯，當主任提出要查看時，也相當配合地撩起來。他先是掀開披在腿上的小薄毯，掀一半，只露出一隻腿，然後彎下腰，從褲腳處一點點捲起，動作緩慢而細緻，似乎刻意在拉長這個時刻。捲到膝蓋，主任說停，他就停，手老實地扒著褲管。

主任伸手過去，捏他的膝蓋，他戰慄地一縮：「有點涼。」

主任捏了一會兒，詢問哪裡痛？孫志翔老實回答，然後褲腳繼續往上捲，露出青筋暴起的腿。青筋像蠕動的青蟲，紫色的小細血管也瞧得著，他的腿特別白，但並非不健康的白，看起來充滿生機和力量，讓人難以想像這是一雙站不起來的腿。

孫志翔還在繼續往上捲褲腿，到腿根了，主任說停，他才恍若驚醒般收住了勁，緩緩下放褲腳，細緻地撣捲，抖了抖那半邊毯子，重新蓋在腿上。

我盯著他的腿，有些出神。孫志翔見我將視線留在他身上，衝我笑了下。

離開病房後，我問主任孫志翔的腿怎麼回事，主任說他的腿是突然就無法行走了，不是病理性的，檢查出來只是有些骨質疏鬆，不可能造成癱瘓。

主任說：「下午他有個大督導，你做督導記錄吧。」

我說：「是因為護工猥褻事件嗎？」

主任說：「不算是，他的病情本來也要接受督導，不肯好。」

下午督導，專家是從總院來的，在心因性身體障礙類疾病研究方面頗有建樹。

心因性身體障礙，大抵是指一些因為心理原因而導致生理性障礙的疾病，比如毫無緣由的癱瘓，毫無緣由的劇痛，在生物醫學領域這也是常見的，像胃潰瘍等消化類疾病，很大程度就是心因性的。

而在精神領域這塊，心因性身體障礙更複雜些。比如一個女孩肥胖，也許是因為她潛意識裡想消除自己的性別特徵，好避開「鬼父」的侵擾；也許是因為她不願認同纖細苗條、對身體管理過分的專制母親；又或許只是因為一次童年時的習得性恐懼，她看到了一個餓死在街邊孩子的新聞，把餓死的痛感內化到了自己身上，於是只能靠加倍地吃來消除那種恐懼……導致肥胖的心因性原因，我隨便就可以列出數十種，人的心是個複雜而易碎的小宇宙，它不分好壞地吸納環境經驗，再產生防禦，任何因素都可能成為誘因。

主任懷疑孫志翔的腿部癱瘓，就是一種心因性身體障礙。

＊＊＊

督導會議前，我早早過去列印分發病案資料，做簽到表，準備茶水。這位督導在做督導前，總是習慣吃一種小餅乾，我跑了好些地方才買到。

然後，我問了個傻問題，起碼劉醫生覺得那是個傻問題：「要不要給患者準備茶水？」

劉醫生笑個不停：「要是來的是個異食症患者，專吃杯子，你說準備不準備？」

孫志翔顯然不是異食症，但確實我參加過這麼多次督導，沒有一次給患者提供過茶水。這似乎是個理所當然約定俗成的事。

督導吃完最後一塊小餅乾時，孫志翔坐在輪椅上被推進來了。

他見裡頭有這麼多人，似乎還挺高興，禮貌地給大家打招呼。視線掃過我和主任時，手撣了撣褲腿。

督導說：「腿是什麼時候開始這樣的？」

孫志翔說：「大概一年前。」

督導問：「那時候發生過什麼還記得嗎？總不會是突然就癱瘓的吧。」

孫志翔想了想：「不記得了。好像就是突然癱瘓的。」

督導說：「褲腿撩起來。」

孫志翔掀開毯子，撩起褲腿，這次沒有捲的動作，他一下就將褲腿撥至了膝蓋之上。

督導一點點捏過去，問：「這裡有感覺嗎？」

孫志翔說：「沒有。」

督導繼續問：「那這裡呢？」

孫志翔說：「沒有。」

督導說：「放下吧。」

孫志翔一愣，道：「您上面還沒碰。」

督導笑道：「碰了你會有感覺嗎？」

孫志翔不說話了，放下褲腳。

督導說：「護工猥褻你的事情，說一說。」

孫志翔說得很詳細。當天下午，他想上廁所，喊了護工，護工推著他去了廁所，期間他們還有說有笑。孫志翔的雙腿癱瘓，沒有一點力氣，上廁所需要靠護工攙扶。他雙手穿過護工的肩膀，環住他，幾乎整個人都是掛在護工身上被拖過去的。坐上馬桶後，護工在放手前，摸了他的屁股。

督導問：「他摸你是在二十七日，你為什麼到二十九日才反應，中間兩天幹什麼去了？」

孫志翔說：「他照顧我也不容易，發生這種事也情有可原，本來想忍著的，要不是他說髒話。」

督導說：「說髒話？」

孫志翔說：「他二十八日過來的時候，說我的屁股很滑。」

督導點點頭道：「你覺得這個是髒話？」

孫志翔反問：「那不然是什麼？」

督導說：「他說這個的時候，你覺得受到侮辱了嗎？」

孫志翔好一會兒沒說話，臉色卻有些潮紅。我記錄下了他的模樣。

督導說：「你剛才說『發生這種事也情有可原』，為什麼這麼說？」

孫志翔說：「人有衝動是很正常的事呀。」

督導說：「你覺得他對你有衝動？」

孫志翔說：「很明顯咯。」

督導問：「他碰你的時候，你罵他了嗎？」

孫志翔回答：「沒有。」

督導道：「為什麼沒有？」

孫志翔說：「這有什麼為什麼的，沒有就沒有。」

督導問起了孫志翔的生平，孫志翔全都老實回答了。他看起來像個過分配合的患者，唯一讓人覺得不體己的地方，是他說得太多了，我記錄得手快抽筋了。

督導換了個話題說：「有相好嗎？」

孫志翔的病歷顯示未婚，瞭解患者的親密關係史是督導的必要環節。

孫志翔有些得意道：「您是問哪一個？」

督導一頓，道：「挑你印象深刻的說。」

＊＊＊

接下來，孫志翔講了四個他的愛情故事。

第一個愛情故事。主角春太是一位吉他手，他叫他春太（化名），日本人，兩人在一場演唱會上認識的。春太是一位簽約樂隊準備出道的青年小夥，說很看重孫志翔的創作才華，要帶他一起去日本發展。

但那小夥並沒有履行約定，離開中國後，沒再回來。

兩個月後，孫志翔首次入院，入院原因是鄰居說看他孤家寡人，想給他介紹對象；他說自己有對象，然後罵了起來，大吵大鬧，非要逼著鄰居相信，被鄰居報警後帶來醫院。當時住院記錄良好，不到一個月，孫志翔就出院了。

督導問：「出院後去了哪？」

孫志翔說：「日本。」

督導問：「找他去了？」

孫志翔回答：「嗯。」

督導問：「找到了嗎？」

孫志翔說：「找到了，但他已經結婚了。我去找他妻子，把我們相愛的事情告訴她，但她說早就知道了，他總是提起我。他妻子表示不介意，還問我要不要留下來。」

督導問：「你怎麼說的？」

孫志翔說：「我當然說不行，沒名沒分的，算是怎麼回事？他又不肯離婚。我威脅他要是不離婚，我就去網上開小號曝光他。可他還是不同意，給我買了機票讓我回去，說只要來中國，就會來看我，我同意了。」

督導說：「你同意了，為什麼同意？」

孫志翔說：「我能在網上盯著他，他不敢亂來的。」

孫志翔自己敘述時邏輯還算清晰，細節也很完整，但在回答督導的問題上，有時會稍顯驢唇不對馬嘴。但他自己感覺不到，這是精神分裂思維混亂的典型特徵，我在記錄上標明：對答稍顯不貼切。

那之後，這段戀情無疾而終了，因為那位吉他手再沒來過中國。

當督導問：「你不再去日本找他？」

孫志翔說：「去不了，他把我限制在國內了，一出去就會被抓。」

督導問：「被誰抓？」

孫志翔說：「春太。」

督導問：「他為什麼抓你？」

孫志翔的臉上顯出一抹紅暈，羞澀道：「還能為什麼，關起來唄。」

一眾實習生都聽得有些想入非非。我在記錄上標明：被害妄想，被監視妄想。

＊＊＊

孫志翔的第二個愛情故事，主角是他的上司，是一個專制的男人，不成熟，脾氣差，醋勁大，因為一些捕風捉影的事就會跟他大吵大鬧。分手的原因，是嫌他和其他的男同事走得太近，所以報復性地把他開除了。分手之後，還會去他家樓下蹲守，孫志翔甩不開，搬了好幾次家都被找到了。

督導問他：「那為什麼不報警？」

孫志翔顯得有些懷念道：「到底愛過一場，哪裡捨得，他就是小孩子氣了點，人還是蠻好的。」

我發現孫志翔講話有誦詩的感覺，他的腔調自帶一些氛圍共鳴，用詞稍誇張，但和他的作曲氣質又不違和。

孫志翔說：「他一直追來，我們就一直分分合合，拖了挺長時間的。他當時婚戒都買了，但是我沒答應，覺得跟他觀念不合。他呀，控制欲太強了，連上廁所的時間都要規定，這不是有病嗎？而且他媽也是一個人，沒有丈夫的，在一起不好。」

督導問：「為什麼他媽沒有丈夫，你跟他在一起就不好？」

孫志翔說：「就是不好。」

督導說：「你說他控制欲強，後來你是怎麼分成功的？」

孫志翔抿嘴道：「也不算分成功了吧，反正時間久了，不就那麼回事？現在他偶爾還會給我發消息的，拉黑了也沒用的。」

＊＊＊

第三個愛情故事，主角是一名公務員，他叫他小剛。孫志翔稱他呆板無趣愣頭愣腦，說自己是開啟他人生密碼的鑰匙。

孫志翔笑道：「他說在我之前，他沒有體驗過那種刺激，他活得太循規蹈矩了，按部就班地升學工作，穩定而無趣，碰上我之後才解放了天性。」他的臉上露出甜蜜，然後，急轉直下。

「可能是解放過頭了，我教他出入聲色場所，教他戀愛，教他吉他。他反過來把這些用到別人身上去了。」

「要說這個男人還真有點小聰明，醫生你們不知道，如果壞男人長著角，那並不可怕，誰都看得著，誰都能戒備著。可怕的就是這個男人平平無奇，你要是見過他，你不會相信他會偷吃的，一言一行都太老實了，撒個謊一眼就能看出來。我是真沒想到他能騙我兩年。」

督導問：「那你是怎麼知道的？」

孫志翔頓了一下，面部出現片刻的空白，隨即又立馬連上了，自然極了，好像剛才的愣神不存在似的。他說：「就這麼知道了，我知道之後還蠻絕望的，雖然剛開始我是看他愣頭愣腦，有些同情才跟他在一起的，但三年時間裡我確實把自己投進去了。你們不知道，他特別謹慎，因為是公務員，這種事情一點端倪都不可以有的，我都能接受他三五不時地去相親，他連我想去接他下個班都不讓。」

「我氣得就去他上班的地方捅穿了，然後他下崗了。」孫志翔的表情又甜蜜起來。小剛下崗後，埋怨孫志翔，因為同性戀風波，他這輩子都不能再做公務員了，乾脆賴上了孫志翔，孫志翔也就養起了他。現在他們還同居著，這次發病就是小剛送他來醫院的。

我看了下病歷，上面確實寫著是一位男性友人把他送來醫院的。

＊＊＊

第四個愛情故事，是和一個女人，叫莉莉。

莉莉是開花店的，兩人在一場葬禮上認識，莉莉去給葬禮送花，他去給葬禮伴奏。不同尋常的場合，生成了不同尋常的曖昧，孫志翔說他們之間的好感是氣氛的產物。

離開葬禮後，孫志翔雖然有時常想到莉莉，但熱情淡了許多。後來發現莉莉的花店就開在離他家不遠的街上，他們又碰面了，有點緣分的意味。

莉莉熱情極了，她每日都會給他家門前送去一枝花，手寫花語信卡，還會寫藏頭詩，連花瓣的數量都是精確的，飽含數字的浪漫。孫志翔感受到了姑娘家細緻的小心思，這和男人的區別很大，姑娘敏感脆弱，情緒密度高，還善變，時而如被急雨打落的黃花，時而又是豔陽下的迎春。他感到一些措手不及，雖沒有給出答覆，卻默認了享受。

督導說：「這時候你還和小剛同居著？你們還是戀愛關係嗎？」

孫志翔說：「大概吧，我也不知道算不算。」

時間長了，孫志翔明確向莉莉表達了拒絕。莉莉因愛生恨，送了他會讓他過敏的花，想把他弄進醫院。

督導問：「讓你過敏的是什麼花？」

孫志翔的表情又出現一絲空白，隨即道：「就是讓我過敏的花。我去過醫院好幾次了，你們看，現在過敏還沒完全退掉呢。」

他撩起了袖子，手腕內側確實有一些細小的紅點，看著像過敏的。

我把這個也記錄了下來。

孫志翔回去後，督導摘掉眼鏡，揉了揉眉心說：「他家屬一會兒會來吧。」

主任說：「已經到了，現在在門外，我叫她進來？」

督導擺擺手道：「等會兒，把剛剛的先總結一下。孫志翔的話帶有一些性色彩，他描述護工猥褻那段，過於詳細了，包括他的狀態，等等。」

主任點頭同意：「他是有一點這個方面的問題，我們注意到了。」

督導說：「他的腿是查過確實沒生理問題？」

主任說：「拍了片子，沒看出什麼。」

督導又問：「精神方面的給藥呢？」

主任說：「還是照常給，沒有增大劑量。他的腿現在有一點浮腫，可能是用藥過量了，我在想要不要減藥。」

督導翻著病案說：「不用減，你要考慮這個，他有近二十年的病史，對藥物的耐受性是比較高的，不但不用減，你可以適當加一些看看。他病情一直沒有改善，用藥方面也許是有問題的。」

主任點頭。

督導說：「還有他的腿……他身體其他方面做過檢查嗎？」

主任說：「就做了腿的。」

督導說：「我建議身體其他方面也去做一下。我們當醫生久了，視野會越來越狹窄，比如腸道科的醫生，來了個病人，什麼症狀都只會往腸道方面想，但其實可能存在其他病因。精神科做久了也是，我們會傾向於懷疑他的癱瘓和心理問題有關，但不能排除是其他地方病變引起的。他現在藥物不敏感，腿不肯好，如果精神方面下手無效，我們就要考慮其他方面了。」

實習生們點頭如搗蒜。督導的話大部分是對實習生說的。

督導說：「讓他母親進來吧。」

主任去開門了。

督導笑笑，重新戴上眼鏡，對我們實習生說：「好了，從現在起，忘掉孫志翔剛才說的一切。」

＊＊＊

孫志翔的母親著實年輕了些，我本以為進來的會是一位有白鬢的婦人，她卻黑髮烏亮，精神氣不錯。我看一眼病案，她才五十八歲，是十七歲生下孫志翔的，父親的那欄空缺。

他母親名喚孫啟香，稍有些不食人間煙火的模樣，看穿著打扮就能知道家境不錯。

孫啟香坐下了，我去給她張羅了一杯水。她看裡頭片葉不著，對我笑了一笑，沒去碰。

督導問：「問您一些關於您兒子的問題。」

孫啟香說：「可以的。」

督導問：「您知道春太嗎？」

春太，孫志翔說的第一個愛情故事裡的日本吉他手。

孫啟香想了一會兒說：「春太……是那個，一個日本樂隊的？」

督導問：「您認識他？」

孫啟香說：「不認識，是小翔房間貼了海報，他青春期有段時間追星，就追他們。」

督導追問：「追星？」

孫啟香說：「是啊，還專門跑去日本追他們演唱會什麼的。」

督導又問：「孫志翔和他談過戀愛嗎？」

孫啟香一愣道：「他？哪個？春太有四個人啊……」

督導一頓說：「春太是整個樂隊的名字？」

孫啟香點頭，失笑道：「是啊，醫生你是不是搞錯什麼了，他們是很有名的明星，而且他們的年紀都能當小翔的爸了，什麼談戀愛啊。」

我一愣，立馬在網上搜索春太的名字，果然是一個日本老牌樂隊，出道已有三十多年了，跟孫志翔說的根本對不上。時間和事件都不對，他不可能在十歲時遇到未出道的「春太」，還談了個戀愛。

實習生一時都有些懵，他們這才理解督導說的「忘掉孫志翔剛才說的一切」是什麼意思。

督導問：「那孫志翔有沒有過一個上司，因為和他的曖昧關係，而把他開除了？」

孫啟香的表情有些不自在：「哦，那個啊……他怎麼這個也說了。他確實纏過那上司一陣子，後來被開除了。」

實習生們又是一頓，主任接著問：「是孫志翔纏著上司被開除了，不是上司纏著孫志翔？」

孫啟香回答：「是啊，但那不是小翔的問題。那個上司我見過，不是能相處的人。」

主任問：「那一陣子他是不是有頻繁搬家過？」

孫啟香說：「對，那上司不依不饒，找了人去堵他，還鬧到了警局，特別誇張，小翔只能搬家。」

我深吸口氣，開始在先前記錄的孫志翔口述的愛情故事後面標注真實情況。我想到了一個症狀：鍾情妄想。患者堅信某人喜歡他，愛慕他，哪怕被拒絕多次，依舊有理有據，在腦中構建了那些關係畫面。他們非常容易陷入「被愛」的幻覺裡，但凡跟他發生某種聯繫，或許只是多看他兩眼，都會被他誤會成愛慕。

確實是能對上一些的，比如上司的身分，開除，搬家；又比如春太這個樂隊，吉他手，去日本看演唱會，這些是事實，他只是扭曲了事件的發生，又在裡面填充了其他細節。

這四個故事，可能都只是他的妄想。

我這才明白主任早上查房時讓我別長時間看他是為什麼。鍾情妄想的患者很敏感，你多看他一眼，他就覺得你喜歡他。我立刻又想到了那名護工的猥褻事件。如果患者是鍾情妄想，那名護工是不是也被這麼扭曲了事實？

督導接著問到第三個故事裡的小剛，但孫啟香表示她不認識小剛，似乎是從小剛開始，孫志翔的生活就離孫啟香遠了，她也鞭長莫及。

說到這裡，孫啟香顯得落寞，特別是當督導提及莉莉的時候，孫啟香顯然又不知，她臉上的空白讓人有些心疼，她似乎相當關心這個兒子，想知道他的一切。

督導詢問道：「接下來想問一些關於您的事。先冒昧問一下孫志翔的父親，可以嗎？」

孫啟香點頭：「可以的，不過他父親，我也不太記得了，可能說不出什麼有用的東西。」

督導問：「您和他父親在一起過嗎？」

孫啟香說：「在一起過的，但那時我並不知道他是有婦之夫，知道的時候孩子已經有了。我身體不好，打掉就生不了了，於是沒有打掉。」

督導問：「您之後沒再考慮找個伴嗎？」

孫啟香搖頭道：「那個年代，未婚先孕本來閒話就夠多了，再找人，要被說的，要被更討厭的。」

督導點頭道：「您很在意被人討厭嗎？」

孫啟香有些莫名其妙地問：「這是什麼話，誰會不在意？」

督導說：「您自己不想找嗎？」

孫啟香說：「倒也還好，我有小翔啊。小翔從小就很乖的，聰明伶俐，長得好看，很討人喜歡，我抱出去每個人都說羡慕我，說老天是公平的，給了我個壞男人，就還了個好兒子。」

督導重複她的話：「他很討人喜歡。」

孫啟香一頓道：「哦，現在不一樣，他生病了，那沒辦法的。小翔沒生病的時候，一直很討人喜歡，去哪裡都是最出彩的。」

督導強調：「孫女士，是您覺得他應該討人喜歡，還是他真的討人喜歡？」

孫啟香語氣開始夾帶著反擊：「這有什麼區別？」

督導又問：「他小時候，您經常帶他出門嗎？」

孫啟香頷首道：「我的身分，自己出門其實會遭指點的。但只要帶著小翔，大家都會對我和善些，他們都喜歡小翔，所以我只要出門，基本都帶著他的。」

督導說：「他沒有過出門不討喜的時候？畢竟是小孩，也會頑皮，總有惹人煩的時候。」

孫啟香垂下眼簾道：「那肯定也是有的。」

督導問：「那種時候，旁人看到了，您會做什麼嗎？」

孫啟香沉默了，似乎不是太想回憶。

她捏住桌上的塑膠杯，發出清脆的收縮響動：「教育孩子，總歸是這麼幾種方法。」

督導室沉默了片刻。即使大家都有數了，督導還是堅持問清楚：「什麼方法？」

孫啟香說：「就打罵一下，不嚴重的。」

督導點點頭問：「您有工作嗎？」

孫啟香說：「沒有。」

督導又問：「那您平常會做些什麼打發時間呢？」

孫啟香想了想說：「小翔還在家裡的時候，教他些禮儀什麼的。」

督導問：「禮儀？」

孫啟香說：「就是行為舉止怎麼更得體些、更討喜些。我和一般家長不太一樣，我不是很重視他的學習成績，我更看重他的性格和儀態。」

督導沉默片刻說：「他小的時候，您一天二十四個小時，有多久是花在他身上的？」

孫啟香撩起了頭髮說：「十多個小時吧，他沒有爸爸，我得多看顧著些。」

我打字的手停了下，十多個小時，這對孩子來說得有多恐怖。

督導問：「您自己沒有什麼興趣愛好嗎？就只圍著他轉？」

孫啟香想了想，說：「……他離家之後有了的，畫畫算嗎？」

督導說：「當然算。我能看看你的畫嗎？」

孫啟香掏出手機，將頭髮掛去耳後，說：「小時候學過一點，後來就沒畫了，最近又開始的，也奇怪，好像總是在畫以前的東西。」她翻看了一陣朋友圈，挑出一張最滿意的，將手機遞給我，讓我將手機投影在大螢幕上。出人意料，單就畫功來講水準很高，孫啟香的畫畫得很好，是油畫，奇幻風格的。

但我驚訝的不是她的繪畫水準，而是畫的內容，督導室氣壓瞬間低了幾度。

這畫太壓抑了，細節特別多，哪怕我不進行繪畫心理分析，那些細節都直接衝擊到我眼裡。畫中屋子昏暗，白色窗簾被撩開了一半，露出的窗外一片漆黑。漆黑中有些白色的口子，像是數不清的嘴，房間門開了一條縫，像有誰正在偷窺。房內的傢俱一地亂，能瞥見一些刀，碎酒瓶，纏成一團的紅線，紙尿布，一隻被搗碎的石榴。

電視開著，從電視裡伸進來一根望遠鏡，扭向床上。床是最誇張的，那床是一隻巨大的眼睛，一個穿著黑色睡衣的卷髮女孩躺在那眼睛上，七、八歲左右，她微笑著，摟著一個正從肚子裡拔出來的木偶。那木偶是個男孩，身後有一雙翅膀，那翅膀是整幅畫裡最亮的元素。

這幅畫裡滿是被監視和被閒話的象徵物，撩了一半的窗簾，數不清的嘴，門縫，電視，望遠鏡，作為床的眼睛。

石榴應該是處子的象徵物，它被搗碎了。

床上的卷髮女孩明顯是孫啟香的自畫像。睡眠應當是一個人最放鬆的時刻，她卻覺得自己睡在眼睛上，她頭腦裡的被監視感必定異常強烈。

從她肚子裡拔出來的那個男孩木偶應該是孫志翔，可這木偶的嘴唇上甚至抹著口紅，衣角的畫法隱隱有裙子的傾向。他笑得極不自然，下巴的線脫落了，背對著「慈愛」地看著他的孫啟香。

我當即能想像出孫志翔兒時的生活狀態，他就是孫啟香手裡的這隻木偶，被迫承受著抑鬱不自知的母親的壓抑，每日被控制欲極強的她操縱著要討喜，他就如那雙最亮的翅膀，是孫啟香灰暗人生裡唯一能抓住的希望。

孫志翔的腿是怎麼癱瘓的，我好像有猜測了。孫啟香似乎還在等待著評價，但督導室沒誰說得出話來，打破安靜的是督導。督導淡然道：「畫得很有想像力。」

孫啟香開心地笑了笑。

督導看了我一眼，我立刻意會，把投影關掉了。

督導問：「關於護工猥褻事件，您還是堅持控告嗎？」

孫啟香說：「那當然，雖然這件事情有可原，但小翔不能在這裡還受委屈的。」

情有可原，又是這四個字。

孫啟香軟糯輕和的聲音總讓我有種她還是個姑娘的錯覺。她也確實是個姑娘，十七歲生下孫志翔後，再沒長大過。在她的自畫像裡，她也是個小孩。

離開前，孫啟香憂心忡忡地問督導：「小翔的病情怎麼辦？我能做些什麼？」

督導看了她一會兒，說：「你對他常說一句話就可以。」

孫啟香說：「什麼？」

督導道：「你不被喜歡也沒關係。」

孫啟香僵硬著離開了。

＊＊＊

相關人員都走了，督導開始總結今天的督導會。

「另外兩個故事雖然還沒確認，但也能看出患者的鍾情妄想較為嚴重了。這方面可以針對治療一下，你們要注意和患者的距離與分寸，盡量避免造成二次傷害。至於他的腿……」督導停了一下，又繼續道：「大家應該有些猜測了，但猜測不落實到治療上沒什麼用，該檢查還是檢查，你們條件要是允許，看看能不能勸說這個母親一起參加治療吧。」

散會後，主任聯繫了社工部。社工部是醫院專門負責患者在社區生活的部門，經常出外勤，通常是對康復患者進行隨訪工作等，有時也根據一科二科的需要調人手出外勤。

主任說：「送孫志翔來的小剛怎麼都無法聯繫，他留了地址，孫志翔也住那兒，他們同居。過去做個隨訪。」

我問：「是要確認孫志翔第三個故事的真偽嗎？為護工猥褻事件做辯護？」

劉醫生說：「現在有兩個了，其實也能證明他的鍾情妄想嚴重了。」

主任說：「同居人的證詞分量更大，他畢竟是把孫志翔送來的人，如果真的鬧到法庭，他很關鍵。」

我說：「那我跟社工部一起去吧，你們走不開，我應該沒事。」

主任同意：「好。」

社工部的人很快就來了，是我之前在社工部輪值時的帶教老師。路上我簡略地把孫志翔的事情說了一下。

到地方時，是一個高層社區，按了許久門鈴，才有人出來開門。是個矮胖的男人，約莫四十歲，他正滿頭大汗地在給他的貓修指甲。

我問他是小剛嗎？他說是。

我繼續問：「那您認識孫志翔嗎？他是您送來醫院的。」

小剛的表情有點古怪，似乎不太想理我們：「我不是說了別找我嗎，他就是我的租客，我好心把他送醫院了，他這樣跟我可沒關係，他來之前就這樣了。」

我一頓，問：「租客？你是他的房東？」

小剛說：「是啊。」

我說：「那您送他來的時候，關係表上為什麼寫朋友，租客關係是要寫明的啊。」

小剛有些不耐煩道：「要被人知道一個精神病住在我這兒，我這房子還怎麼租出去啊。」

我啞口無言，良久才問：「您或許，是公務員嗎？」

小剛一頓，說：「……你怎麼知道？我下崗很久了，現在就靠房租生活。」

我不知說什麼。

確認了，第三個故事的真偽。

＊＊＊

屋子裡的貓竄了出來，小剛喊道：「莉莉你別亂跑，回去。」

我詫異極了，問：「你叫它什麼？」

小剛說：「莉莉啊……哦，這貓就是小孫的，他住院了沒人看，我只好先幫他照料著。本來他就對貓毛過敏，上醫院好幾次了，也養不了。」

那貓竄到鞋櫃上，揪了一把盆栽的葉子下來，溜了，氣得小剛大罵。

我的視線卻粘在那幾盆綠植上。

是花。

小剛說：「這貓皮得要命，就喜歡揪花花草草，之前小孫還住著的時候，每天早上肯定房門前一塌糊塗，都是碎花碎葉。」

在請求他若有需要為護工出面作證被拒後，我告別了小剛。

帶教老師直搖頭，道：「所以那四個故事都是他的妄想？」

第一個要帶他去日本卻失約了的男人，是他追星的對象。

第二個為他吃醋、想跟他結婚的上司，是他一直糾纏的領導。

第三個偷吃下崗被他養著的公務員同居男友，只是他的房東。

第四個每日送他一枝花的莉莉，是他養的一隻愛拈花惹草的貓。

孫志翔長大後漸漸發現，他似乎不是母親口中人見人愛的小孩，再怎麼妄想，也難以隱瞞自己不被喜歡的事實。但他不能接受這一點，因為母親不能接受這一點。他分不清自己和母親的想法，他們纏結太深了，他以為母親的想法就是自己的想法。

那怎麼辦呢？只要出門，他就必須討人喜歡，像兒時母親每次給他精心打扮，就為了出去被所有人圍著誇。

啊，那他只要出不了門就好了。

腿壞了，就出不了門了。

這不能怪他，不是他不想出去，是他出不去了。

接受「不被喜歡也沒關係」，竟比接受癱瘓都難。

【精神衛生中心　住院記錄】

入院時間：2015.10.11　18：00

科　室：臨床二科	病　區：男病區	床位號：2
姓　名：孫志翔	性　別：男	年　齡：41
監護人：孫啟香	關　係：母	住院號：552

主述

右腿無故癱瘓，無法站立，無法正常行走。

個人史

作曲家，有發表曲目。有吸煙史，每天10支。父親信息空缺，母親孫啟香健在，17歲時生下孫志翔，對孩子監管力度過大。

病程和治療

一年前患者右腿突然無理由癱瘓，無法行走，在家中癱倒後，由一位男性友人將其送來我院治療。經檢查，患者雙腿無生理病變，功能正常。

精神檢查

邏輯較清晰，細節完整，但對答稍顯不貼切。可引出被害妄想，被監視幻想。

初步診斷

1.心因性腿部癱瘓 2.鍾情妄想

簽名：劉昶 2015.10.11

09 無法量刑的罪惡——戲劇治療

每週三下午，是精神病院的戲劇心理治療時間。

我和小栗子因為主任開會的緣故，到的時候已經晚了。

但我們並不參與戲劇過程，只是旁觀，便躡手躡腳進去，找了個地方坐。

戲劇心理教室裡人不多，統共十來個患者，我們進去時，戲劇心理治療的帶領老師正帶著患者們進行熱身活動，患者們木訥地跟著老師的指令你來我往，跑跑跳跳，門打開的一瞬間，視線齊刷刷地轉向我們。那些眼睛裡沒多少探究，不像常人那般會對突然闖入的人產生某種情緒，他們只是被剝奪了注意，漠然地盯著我和小栗子，一盯就是許久。

導演韓依依朝我們翻了個大白眼，怪我打斷了熱身進程。

韓依依輔修心理劇，去年考取了美國的心理劇導演證，算是國內比較年輕的一位認證心理劇導演。她和醫院原來僅有的一位上了年紀的戲劇心理治療師分批帶患者。

小栗子一臉窒息的表情，靜音罵了一句，小聲問我：「怎麼是韓姐啊？」

我坐下，道：「本來就是她，這次是康復患者出院後定期的返院康復活動，她用心理劇的模式帶比較合適；龔老師帶的是住院患者。」

小栗子瞧著我的臉色：「哦，你沒問題就好。」小栗子對我和韓依依共處一室始終抱有警惕和惶恐，他是見我們吵架最多的一個。

韓依依花了點時間把患者的注意力再抓回去，讓他們繼續熱身。

患者中有一個二十八、九歲的男生，遠遠地朝我點點頭，嘴角艱難地上揚了一下，然後漠然地回頭熱身。

我立刻朝他大幅度招手，他肯定看到了，但他不再看我。

小栗子連忙抓下我的手：「你再招搖，韓姐要來弄死你了！」

我放下手，盯緊那個男患者，只要他一回頭，一定要讓他看到我在注視著他。

這個男患者叫裘非，是三個月前出院的，人很靦腆，或者說是木訥，對康復活動很積極。他喜歡寫作，出院後開了一個公眾號寫一些短篇小說，通常都跟「神性」相關，雖然沒什麼人看，但我認為他是個很有靈氣的寫作者。

在他還住院時，我就經常與他聊寫作，一來二去算是熟悉了。但他總對我有些陌生，哪怕每次聊得很愉快，一旦脫離了聊天氛圍就又陌生起來，他對誰都是如此。這也是我勸他參與康復活動時希望他改變的地方——重新建立與人的關係。他的每場返院康復活動，只要我有空，都會過來看他。

小栗子好奇地問道：「裘非為什麼笑得這麼難看？」

我說：「哦，我逼他的。我跟他約好只要看到我，必須笑著跟我打招呼。」

小栗子翻白眼：「也太勉強了，還不如不笑。裘非哪會笑啊，他哭都不會，他這人就沒有情緒。」

我反問：「我讓你關注他的公眾號，他的小說你看了沒？」

小栗子撓撓頭：「關注了，就是沒時間看哇。」

我也不拆穿他，小栗子對這些東西本來就沒興趣。

我告訴他：「你要是看了就知道，他不是沒情緒，他情緒洶湧著呢，只是表達不出，都在文字裡了。」

＊＊＊

熱身活動進展並不順利，患者們放不開，做一些即興動作的時候十分羞怯。韓依依給每人發了一個面具，只是一個尋常的白面具，用黑筆畫著五官，都是一個表情，笑臉。這是戲劇心理治療裡常用的技巧，利用一些小道具，讓有社交恐懼的人逐漸拋開羞怯。果然，患者戴上面具後，動作變大了點，剛開始三三兩兩聚在一起，現在總算能分開熱身了。

我看著裘非臉上的那張笑臉面具，忍不住樂，估計他這輩子都不可能笑成這樣，真想拍下來給他看。但心理劇是私密的，要給患者足夠的安全感，不能進行拍攝。

熱身活動結束後，進入主題，韓依依對他們說：「今天我們定的主題是，恐懼。大家回憶一下過往經歷中覺得恐懼的一件事，不用太複雜，簡單一些。」

「誰想來做今天的第一個分享者？」

大家習慣性地面面相覷，但是戴著面具也看不到彼此。三、四分鐘後，裘非舉起了手。

韓依依讚賞地把他請到了教室中間，其他患者在一旁排排站好。「裘非想分享的是一個什麼樣的關於恐懼的故事呢？」

裘非好一會兒才開口：「以前在學校的一個故事。」

我一愣，裘非初中就輟學了，因為精神疾病的原因再沒去上學，所以他要分享的應該是他初中時候的故事。

這個故事裡的角色加上他自己一共有四個人，都是同學關係。因為主題是恐懼，所以恐懼也會作為一個角色出現在心理劇裡。

韓依依問：「還有其他角色嗎？故事裡讓你印象深刻的物品或情緒都可以。」

裘非沉默片刻後說：「一條褲子。」

韓依依又問：「一條什麼樣的褲子？」

裘非回答：「校褲。」

韓依依說：「好，那我們就定六個角色。可以開始找演員了。現在，你在大家之中憑感覺找一個人，扮演你自己，做你的替身。你覺得誰跟你像，就把那個人牽過來。」

裘非朝大家看去，所有人都戴著面具，看不出所以然來，韓依依便讓大家都摘下面具。

裘非一個個看了過去，患者之中有的直視他，有的避開了視線。他上前挑了一個偏瘦弱的男人，四十歲上下，看起來還算有氣質。我見過他，他對我的點評令我印象深刻。裘非指著他說：「他。」

我看了看那個男人，沒太看出他哪裡和裘非像。裘非長得還挺壯實的，個子也高，這個男人比裘非矮小許多。

但心理劇挑演員是靠潛意識直覺，外人看不出不要緊，關鍵是主角自己覺得像。

韓依依表示同意：「好，那齊素現在就是你的替身。」

那個叫齊素的瘦弱患者被裘非牽了過去，站在他身後。

韓依依說：「現在找一個人，扮演你的校褲。」

裘非挑了一個性格大咧咧的女人，把她牽了出去。

韓依依繼續安排：「再找一個人，扮演你的恐懼。」

裘非對著患者看了一圈，轉過了頭，似乎是沒找到合適的。突然，他朝場外走來，指著正看得有趣的我，說：「她。」

我不在心理劇小組內，只是個觀眾，但因為我也在這個私密空間裡，原則上來說也算一員。戲劇心理治療中，觀眾和演員其實是一體的，但能否選擇還是得看導演的決定。

韓依依雙手抱胸，語氣帶有調侃：「她啊，你覺得她哪兒像你的恐懼了？」

裘非沒說出所以然來。

韓依依同意了，於是我就從觀眾變成了演員，任裘非把我牽去場中待著。小栗子在後頭笑。

心理劇不需要演員具備演技，演技並不重要，心理劇裡的「演員」，重要的是依照分享者的敘述，把他的故事以某種形式呈現出來，讓分享者看到，理清，從而達到宣洩的效果。它沒有劇本，全都是臨場發揮，要的就是在無準備狀態下的即興表達，所以任何一個普通人都可以作為演員進入心理劇。

裘非又找了三個人扮演他的同學。這三個同學，一個是領頭，另兩個是跟班。他挑的扮演領頭同學的演員是個大塊頭，幾乎是他自己的替身演員的兩倍大，裘非叫他大兵。

韓依依道：「現在，請大家各自進入一下角色。」

齊素報告一般地說：「我現在不是齊素，我是裘非的替身。」

我也道：「我現在不是穆戈，我是裘非的恐懼。」

領頭同學跟著說：「我現在不是謝志國，我是裘非的同學大兵。」

其他角色也如此這般唸了一下。這是心理劇的一個小儀式，可以幫助角色入戲，同時區分自己和角色，暗示一會兒在表演過程中產生的任何情緒都是屬於角色的，而不是自己的。

＊＊＊

韓依依讓裘非把場內角色的位置排一下。

裘非把我，也就是他的恐懼，排在離他的替身齊素最近的位置，但我和這替身卻是背對著的，這說明裘非和他的恐懼是相悖的，他可能並不接受這份恐懼，卻被它時刻纏繞著。

那三個同學，被他排成了包圍替身的樣子。領頭同學站在替身正面，離得最近，其他兩個跟班同學站在替身身側。瘦弱的替身齊素和大塊頭領頭同學站在一起，顯得更瘦弱了，壓迫感很明顯。而那位代表校褲的角色，被他排到了場外，站在椅子背後，距離替身最遠，卻是和替身面對面站著的。

這樣排完後，人物關係圖就基本出來了，也能分析出一些內容，這是我下意識的習慣。

其實心理劇恰恰是不分析、只展現的心理治療形式，它的核心是展現和體會，不是分析，就算有分析，也要等到表演結束後大家集體討論。

劇開始了，裘非跟隨導演韓依依的引導，敘述當時發生的事和角色所說的話，然後演員模仿他的語氣、話語和動作，把當時的過程重現出來。

這是個關於校園暴力的故事。

在聽到裘非分享的是關於學校的故事時，我就猜到了。

裘非當年發病的直接原因就是被同學毆打了，之後他便出現了耳聞人語、疑人害己的症狀，幻覺和被害妄想日漸加深，醫生診斷為精神分裂症，此後裘非再也沒回過學校。

當裘非站在扮演大兵身後，敘述「大兵」毆打他的那段事情時，我看到韓依依猶豫了片刻，是否要讓扮演大兵的演員當真演出毆打裘非替身的橋段，這會不會給裘非帶去二次傷害。

類似的倫理問題，在心理劇中是不可避免的。比如我曾參加過一個心理劇治療小組，要對一個女生做被強姦後的心理干預，演員是否要重視那一段強姦過程，那是否會對女生造成又一次的心理傷害，當時帶領我們的導演治療師也猶豫許久，最終在和女生反覆確認好程度後，還是將過程演了出來。

事件的複演是心理劇演出中相當關鍵的一步，女生要藉助複演，以第三者的角度旁觀，藉助替身宣洩當時的恐懼，讓她意識到，此刻的她已經安全了，那是過去的事情，是當時的無助困住了現在的自己，而現在安全的自己是有能力克服當時的恐懼的。但像強姦這種極具衝擊性的創傷，處理起來是相當複雜的。那個女生參與了七期心理劇就離開了，我不知道她最後有沒有好，但在當時，我見證了她崩潰，然後在崩潰中重建。

校園暴力也同樣棘手，但這件事已經過去十多年了，裘非在精神病院反反覆覆治療了這麼久，創傷感受應該降低了。儘管做心理劇治療是第一次，但裘非在台上一直很冷靜，幾乎還沒出現過什麼情緒。不過他沒出現情緒，我不覺得好。

韓依依看了我一眼，她知道我和裘非熟悉。我點了點頭，韓依依立刻做了決定，演。

於是，「大兵」按照裘非演示的，「揍」起了裘非的替身齊素，沒有真動手，但也紮紮實實拍在了身上。替身齊素顯然已經入戲，也可能是「大兵」的個頭太大，壓迫感太明顯，儘管不痛，他卻本能地喊叫了出來。

我立刻緊盯裘非。

裘非只是漠然地看著，和往常一樣，什麼反應都沒有，好像真的只是在看一個被毆打的陌生人。

我有些失望。

劇碼繼續，我在裘非眼裡第一次看到情緒，是當他看向校褲這個角色時。那條校褲，是當年他被大兵三人毆打後，被扒了帶走的。他被留在廁所裡，因為沒有褲子沒法走出去，就在廁所躲了一天，直到放學，天黑了很久後，才被學校安保巡邏發現帶出來。

這條校褲他後來再也沒找到。

裘非朝校褲那個角色走去，突然，教室的門被敲響了。

韓依依皺眉，她最反感治療過程有人來打擾。她讓所有人停在原地，然後去開門。

我望過去，看到一個西裝革履的男人。我和小栗子立馬對視了一眼，八卦之火熊熊燃起，是韓依依的男人嗎？韓依依這個三十多歲不結婚在外頭花來花去的女人終於把男人招到醫院來了?!

小栗子偷偷摸摸從後門出去聽牆角，還沒聽幾個字就見韓依依快步回來了，先前的不耐一掃而空，滿臉喜意，說心理劇暫時不進行了，讓我們匆匆收尾，說有特別重要的人要介紹給大家。

我心知韓依依不是不務正業之人，她願意打斷心理劇，一定是有特別重要的事。

心理劇準備收尾，因為主題是恐懼，最後落腳點就選在恐懼這個角色上。

韓依依讓裘非對他的恐懼說一句話。

裘非於是站到我面前，看了我好一會兒，面無表情地對我說：「你辛苦了。」

我一愣，裘非對他的恐懼說，你辛苦了。

我被衝擊到。這份恐懼必然已經伴隨裘非十多年，他擺脫不得，在被恐懼纏繞的過程中，最辛苦的一定是他自己。可在這份恐懼具象化後，裘非非但不罵它，還對它說辛苦了。我分不清當下這份衝擊是屬於我的，還是屬於裘非的「恐懼」的，畢竟我現在不是穆戈，而是裘非的恐懼。

韓依依說：「裘非的恐懼，你有什麼想對裘非說的？」

我有些戰慄地抓起裘非的手，說：「裘非，我，不是那麼壞的東西，你讓我留著，我不會害你。有一天，我會自己離開的。」

裘非頓了一下，然後木訥地點點頭。

韓依依拍了一下手，說：「好，現在請大家去角色化！」

齊素說：「我不是裘非的替身，我是齊素。」

我說：「我不是裘非的恐懼，我是穆戈。」

謝志國說：「我不是裘非的同學大兵，我是謝志國。」

這是心理劇的閉幕儀式，為了不讓演員把心理劇中的不良情緒帶到生活中，區分自己是誰，進行這一步是非常有必要的。

韓依依讓大家在原地活動，自己又匆匆出去和那個西裝革履的男人說話。她走之前，給了那個叫齊素的患者一個眼神，之後齊素就帶領大家活動了起來。

我有些奇怪，照理說，我在這兒，韓依依就算看我再不順眼，我好歹也是個實習醫生，帶領這種事該交給我，怎麼反而交給一個患者呢？

一些患者又重新戴上了面具，似是覺得好玩。袞非也戴上了，我注意到他總朝一個地方看：是之前那個校褲的角色站立的地方。

對於這條校褲，我也疑惑很久了，便過去問他：「為什麼你把褲子排得這麼遠，卻讓它和你面對面？你這是想要它遠離你，還是接近你啊？」

袞非搖搖頭：「我一直在找它。」

說完袞非就去活動了，我在原地愣了一會兒，那條被施暴者帶走的褲子，袞非一直在找——在心理上找。因為找不到，所以距離是遠的；又因為想找到，所以擺在了對面的位置。

褲子竟是求而不得的一個象徵。

我坐回到小栗子身邊，出神地望著台上，望著望著突然發現，齊素帶領得特別好，遊刃有餘，話術也很在點，甚至比韓依依都要厲害，輕描淡寫幾句話就切準了不同患者的性格，活動效率特別高。

我問小栗子說：「那個叫齊素的患者，你認識嗎？」

小栗子說：「他啊，二科的患者，來了一段時間了。」

我說：「住院患者？那怎麼跟康復患者混一起去了？」

小栗子聳肩：「不知道啊，韓姐帶來的。他症狀好像不嚴重，主任是允許了的。」

＊＊＊

不久，韓依依進來了，身旁是那個西裝革履的男人。他不高，跟韓依依差不多高，但風度不錯，進門就笑著，對患者挺親切，讓人挺有好感。

小栗子在我耳邊吐槽：「韓姐說過，比她矮的男人她都不考慮！」

我小聲道：「不一定，可能她年紀大了不挑了。」

韓依依的視線掃了過來，我倆立刻正襟危坐。她介紹了一下那個男人，叫孟施浩，做醫療投資的。先前我們醫院康復人員做的咖啡吧計畫，就是他投資的，可以說是我們醫院康復患者的「金主爸爸」！

出院的康復患者，大部分依然是無法就業的，他們身上依然存在著各種社交障礙。因為長期住院，他們並不適應真正的社會生活，而且大部分工作又拒絕有精神病史的人，就算真就業了，也很可能因為工作和人際壓力而復發。

可能有人會有疑問，為什麼都康復出院了依然有問題？其實醫務人員對於精神疾病患者康復的定義，是經歷了幾個變革階段的。最早，康復的標準是症狀徹底消失，但這幾乎不可能，大部分精神患者的症狀都無法痊癒，而醫院床位有限，於是有了「社區」概念。讓患者在社區生活，這在國外比較興盛，國內不多。

我們醫院也有精神病患者社區，可以讓他們在一個類社會的地方生活。然而社區終歸有限制，患者依舊和社會脫節。在這個階段，精神科的醫務人員開始將患者康復的定義更改為：能夠帶著症狀在社會生存。既然症狀無法完全消除，那麼，讓患者恢復社會功能，儘早回歸社會，成為醫院的主要治療方向。

但許多治療時症狀較嚴重的康復患者，出院後仍需要長期的社會訓練，才能真正進入社會工作。像戲劇心理治療、讀書會等，都是對康復患者進行的一些癒後訓練。先前我院的社區部門開了一個咖啡吧，由康復患者自己製作咖啡、奶茶、蛋糕、蛋撻等，工作分配包括製作、進貨、收銀、送外賣等，全院的醫生都經常給咖啡吧捧場。我平常的咖啡、奶茶、下午點心都是從他們那兒買。在醫院的安全環境下，不需要太跟人打交道，又明確了績效獎勵的形式，很適合剛出院的康復患者恢復社會功能。

給這個咖啡吧投資的人就是孟施浩，但他今天來找韓依依，不是為了咖啡吧的事，而是另一件事：康復患者的社區巡演。韓依依打算把戲劇心理治療搬上舞台，就在我們院管理的幾個患者社區進行巡演。孟施浩打算投資這個巡演，希望不只在我們院的社區，也要擴展到其他醫院的社區，雖說是走一步算一步，但他們擬定了一個長期的康復患者工作計畫。

大家聽完介紹後，流露出些許雀躍，他們把面具摘下來了，不知道怎麼表達，就想以露出自己的全貌來感謝孟施浩。

孟施浩笑著和所有人握手。到裘非時，裘非沒伸手也沒摘面具。孟施浩等了一會兒，大概知道這是個社交障礙的患者，也沒勉強，拍了拍他的肩膀，去了下一個患者那兒。

直到孟施浩離開，所有患者都走光了，裘非都一直杵在原地一動不動，頂著笑臉面具，看著門的方向。

我覺得他不太對勁，上前問他：「你怎麼了？」

裘非沒回答我，依舊面朝門口。

我心神一動：「你是不是認識那個孟施浩？」

裘非還是沒動，我摘下他的笑臉面具，露出一張毫無表情的臉。雖然看多了他沒有表情的樣子，但他當下的模樣，還是讓我覺得不對勁。

「不認識。」

＊＊＊

離開戲劇心理教室後，我去找了韓依依。我問她：「你要把心理劇搬上舞台？心理劇是私密的，因為私密才安全，這些康復患者可能還做不到把情感分享給這麼多觀眾吧。」

韓依依解釋：「觀眾也是患者，他們不會太緊張，而且沒多少人。之前的社區患者聯歡晚會你不是也去看了，一個社區統共不到三十個患者，他們其實是有表演欲的，上台之後，哪怕唱首歌，他們多高興你沒看到？」

我沒有說話，我自然知道患者的內心是渴望被看到的，在被社會排斥，被工作單位拒絕後，他們需要的，是以任何一種形式肯定自己的價值。如今他們能去台上治癒其他患者，對他們來說，絕對是利大於弊的。

我說：「會不會太冒險了，萬一他們在台上沒控制住。」

韓依依說：「這個考驗的是我的能力，你總不會是來關心我的吧。」

我沉默了。

韓依依又道：「我要搬的不是心理劇，是劇。」

聽她這麼說，我也就瞭解了。她想做的是表達性藝術治療，而不是單純的私密心理劇。她更改了心理劇的戲劇形式，變得適合舞台演出。

觀眾可參與的表達性藝術治療，國內外都已經有很多了。我還在學校的時候，跟著韓依依參加過幾個全息生命藝術治療的工作坊，台上的人在演出患者的戲劇心理，台下坐著兩三百人看，台上和台下的人產生共情，當時非常震撼我。

戲劇心理治療起源於古希臘的酒神頌，人們在街上成群結隊，唱唱跳跳，目的是跟酒神通靈。後來他們意識到，酒神頌並不能真的通靈，反而出現了觀眾和演員的區分，觀眾看著演員出演酒神和他的隨從。從那一刻起，戲劇誕生了。

戲劇是自帶治癒特性的，觀眾看到悲劇，對劇中人產生同情和恐懼，進而宣洩自身的情緒。古希臘的戲劇場都如同鬥獸場那般，是圓形的，觀眾們環繞著舞台看表演。這裡有個「井」的意象，而「井」又是潛意識的意象。最初的戲劇，目的就是讓觀眾藉由演員的表演，進行潛意識投射，發洩心中的痛苦和悲憤。

之後就出現了團體戲劇心理治療的概念，發展出了心理劇——無準備狀態下的表演，沒有劇本，全靠即興發揮。演員、觀眾和分享者，三者同時在一部劇裡宣洩情緒，再通過角色互換理解對方的立場，達成與矛盾的和解。

韓依依很早就和院長提出進行舞台上的戲劇心理治療，跟院長磨了很久，直到最近才談妥。

我想起大一時，我初入學校的戲劇社團，當時韓依依讀研二，是戲劇社的社長。我入社當天，韓依依就組織了一齣無腳本戲劇，我那時還不懂心理劇的概念。看完後，韓依依問大家戲劇是什麼。我懵懵懂懂被抽起來回答，胡亂說了句戲劇的本質是治癒。也是這個回答，讓我跟韓依依搭上了。

戲劇對於心理學專業的人有說不清的魅力，我們學院許多人都參加了戲劇社，可能是因為有大姐頭學姐韓依依的宣傳，我那一屆的新社員一共三十多個，十個都是心理學專業的，這個現象直到韓依依退社都沒有改變。這麼多年過去，韓依依依舊在堅持她想做的事情。雖然我和她現在關係惡劣，但我還是打心底裡佩服她的。和她聊完後，我是支持的，任何進步都需要冒險。

＊＊＊

第二天，裘非沒有來。他病情又發作了，現在在家裡關著。

我很吃驚地問：「怎麼會發作？他都已經好了這麼久，一直很穩定的！」

小栗子也撓撓頭：「不知道啊，就說發作了，他媽媽打電話來請假的。」

我給他們家打了個電話，他媽媽說裘非在睡覺，我沒能和他通成電話。

直到第四天，裘非才重新回來。他似乎戴面具上癮了，整場心理劇都一直戴著，韓依依也沒有勉強他脫掉。但他再也沒有主動舉手分享過故事。

韓依依決定把他的校園故事作為社區舞台的第一部心理劇，一來是對那天草草了結的補償，避免在患者心裡形成不被重視的鬱結；二來是這個故事沒完結，它既是個沒有腳本的故事，符合心理劇的模式，又已經演了半部，康復患者們都熟悉，不會那麼緊張。

我有點擔心，因為裘非的故事涉及暴力，萬一刺激太大，現場混亂了收不住。

裘非總戴著面具，一副與世隔絕的樣子。他變得不太積極了，看到我依然會點頭，戴著面具，我不知道他有沒有對我笑，但那面具在笑，彷彿就是朝我笑了。

我想起小栗子說的，太勉強了，還不如不笑。我開始反省自己，是不是讓裘非對我笑，就像他此刻戴的這個面具這樣，又假又勉強，不應該強求他。

孟施浩來醫院的次數變多了，主要來看大家的磨合進度。他不懂心理劇這一套，以為是有本子在排的。韓依依忙著帶教，我就給孟施浩解釋了一下心理劇，他挺有興趣，還問能不能讓他也參加。

雖然只是客套話，但他對患者不避之若浼的態度還是很讓人親切的。

我們在聊天時，總覺得有股視線盯著我們，我望過去，是裘非。那張面具笑嘻嘻的，一動不動地望著我們，一時竟有些恐怖。

孟施浩倒不覺得有什麼，還開玩笑：「看來我長了一副讓患者很感興趣的臉啊。」

我把孟施浩送出去，給他大概介紹了一下醫院附近有趣的場所，孟施浩擺擺手：「這裡我熟。」

我說：「您熟啊。」

孟施浩笑道：「我初中就在這附近讀的，那時候也基本玩遍了。」

我一頓說：「育華初中？」

孟施浩：「對啊，你知道啊。」

我心下一沉，問道：「我能大概問一下您的年紀嗎？」

孟施浩笑道：「這有什麼不可以問，明年就而立之年了。」

二十九歲，和裘非同歲。

我似乎知道裘非最近的反常是為什麼了。

＊＊＊

我回去找裘非，他依然坐在那兒，背挺得筆直，望著門口，直到我走入他的視線。他一頓，按照約定，朝我點點頭，面具在笑著。我相信，面具下，他此刻也一定艱難地扯起了嘴角，他答應過的，他會做到。

我走到他身邊坐下，摘了他的面具，露出一張毫無表情的臉。我問：「孟施浩，就是大兵嗎？」

育華初中，也是裘非初中所上的學校。

裘非僵住了，但什麼都沒說。

這就是默認了。

我覺得有點無力，不知該說什麼，這世界也太小了，當年那個對他施暴的人，現在在對他施恩。

我把面具重新給他戴了回去。我能做的，竟只是和他一樣，遮掩起自己。

我把這件事告訴了韓依依。韓依依去問了裘非，上台是否會覺得勉強，裘非乾脆地搖頭，他想上台。

之後的心理劇活動，裘非一直戴著面具。

有一回熱身活動，面具不小心掉了，他慌張地去撿起，想戴上，但手忙腳亂，又掉回了地上，不小心踩爛了。

裘非僵在原地，盯著那隻踩爛的面具。

我幾乎當下就能理解他在想什麼，他把當年被毆打的自己和這隻稀爛的面具聯繫到一起了，為什麼那時候稀爛，現在也稀爛？

齊素淡定地把那隻踩爛的面具撿起，從道具袋裡又拿了一隻。裘非沒有接，齊素就放了回去。

一旁的孟施浩忽然「咦」了一聲，對我笑道：「他長得好像我以前的一個同學啊。」

我頓住，不知該說什麼。

這之後，孟施浩的目光就經常落在裘非身上，還自言自語了一句：「他好像就是啊。」

心理劇結束，孟施浩朝裘非走過去，我連忙跟上前，心跳得很快。

孟施浩說：「你是不是之前讀育華初中的？你好像是我同學，叫裘什麼？」

裘非漠然地看著他，我正要從中做調解，卻聽到裘非的聲音：「裘非。」

孟施浩說：「對對對，就是叫裘非，你那時候就是這個德行了，不聲不響的，哈哈，好巧啊老同學，真是好久不見了。」

孟施浩邊說還熱絡地拍了裘非的肩膀，顯得十分親昵。

裘非下意識躲了一下，躲完後，身體又僵硬了。

我在旁邊看著，孟施浩比裘非矮了許多，也沒有他壯，可他那帶有示好意味的輕輕一拍，對裘非卻如千斤重。

我又想起了裘非的心理劇，他給自己找的替身那麼瘦弱，給孟施浩找的替身卻那麼高大。它無關兩人現實的體格，哪怕這麼多年過去，裘非在體格上已經完全超過了孟施浩，可兩人在裘非心理上的模樣，卻永遠定格在他十五歲挨打的那一刻。

孟施浩收回了手，說：「哦哦，你們介意這個是吧，我冒犯了。別介意啊，我就是許久沒看到老同學了，高興的。」孟施浩又熱絡地說了幾句，走之前還朝裘非比劃眼色：「你們這個心理劇有主角的吧，老同學我肯定照拂你做主角呀。」

孟施浩走開去拿包了。

我和裘非僵在原地，遠遠看著那個男人笑容滿面地和其他患者打招呼。

我說：「他……」

忘記了，孟施浩全忘記了。

那天，裘非再沒說過一句話。

＊＊＊

我照例送孟施浩出去，路上他問我：「裘非什麼病啊，真是可惜，當年好好一小夥子，怎麼患上這種毛病了。」

我不知該說什麼，便問他：「您當年和他很熟嗎？」

孟施浩還沉浸在老同學見面的氣氛裡，答說：「還行吧，我是班長，對班裡的人總要熟個透的。他吧，總是不聲不響，也不跟人玩，我記得他作文好像寫得不錯。」

我不出聲，走了幾步，聽到孟施浩帶點了然的笑意說：「原來是有病啊，我就說當年怎麼每次問他要個作業本，他都像聽不懂話似的，要說好幾遍……哎，穆醫生，他這個病是聽不懂話的嗎？」

我說：「……不是。」

孟施浩搖搖頭說：「他不容易，你們也不容易，都辛苦啊，好了不用送了，你快回去吧。」他哼著小曲出了醫院大門。

我停在門口，孟施浩剛才跟我說話的語氣，是帶著社交親近的。裘非在他嘴裡，不過是一個社交談資。他真的不記得自己打過他了。

我回頭，一頓，裘非正站在我身後，我差點忘了，他也是要回去的。

我不知道他跟在我們後面多久了，孟施浩的話又聽到了多少，我邁不開步子，甚至不知如何開口喊他，彷彿剛才我聽了孟施浩的話，變成了對他二次傷害的幫兇。

裘非走近我，和往常一樣勉強地扯起嘴角，點了點頭，然後越過我離開。

天色漸黑，他朝許多車走去，那些車頭燈像在來回杖打他。

那天晚上，裘非的公眾號更新了一篇小說，篇幅非常短，是個寓言故事。大概講的是一個漁民從水裡撈起一條魚，先放到桶裡，再放到盆裡，再放到鍋裡，再放到盤裡。漁民異想天開，把吃剩的魚骨埋進土裡，希望裡頭長出魚來，還是原來的那條。文末寫了兩句話。

他們作惡，然後忘記。

他們作惡，然後忘記。

短短一千字的故事，我看了三個小時，反覆看，反覆看。

＊＊＊

終於到了社區巡演的第一場，我到的時候，韓依依和所有患者已經在台上做熱身活動，陸陸續續有社區患者進來。那是個非常小的禮堂，也就三、四十個位置。

孟施浩也到了，招呼我去他旁邊坐，給我看剛才相機拍的，笑道：「裘非還挺上鏡啊，哈哈，是不是？」

沒有，那張照片上的裘非似乎是剛上台，臉上是木訥和無措，看著很蠢。

社區患者們全都到齊後，劇碼開始了。

裘非依舊挑了齊素做自己的替身。但扮演大兵的演員，他換了一個身材不那麼高大的。恐懼這個角色沒有了，不知道是韓依依刪的，還是裘非不想找。

開始都和先前那次一樣，進展挺順利，我朝後看，社區患者們都看得挺帶勁。

問題是出在大兵的故事複演那裡。

「大兵」站在裘非身後，依照韓依依的指示，裘非現在要把大兵當時的情況演出來。

裘非面對著齊素，也就是他的替身。他用當年大兵的語氣對齊素說：「哎，你們說他是不是聽不懂人話，這麼打都不吭聲，跟個木頭似的，難不成要改劈的？不是啞巴呀，嘴長了不叫，那是幹什麼，哦，吃啊……來，把他嘴給我掰開，誰對著他嘴撒個尿，看他會不會叫……你敢咬我！給我打！把他褲子給我扒了！扒乾淨！」

裘非說完，喘了會兒氣，最後那句他幾乎是吼出來的。

全場寂靜，韓依依呆了片刻，先前那次根本沒有這段，裘非從沒有這麼說過話。

我已經怔住了，這還是那個不假言辭、沒有情緒的裘非嗎？心理劇的場景設定讓他完全釋放出來了。甚至脫節了。

扮演大兵的演員傻了，接下來他該把裘非這段話給複述出來，但別說這麼一大段詞能不能記住，光是裡頭的話就讓他無法開口了。

韓依依冷靜道：「大兵，複述出來，你記住什麼就說什麼，一句話也可以。」

扮演大兵的演員顯然被裘非嚇到了，他的面部出現了混亂，有些手足無措。他本身也是個精神分裂癒後患者，剛才裘非的狀態對他是有衝擊性的。

「大兵」努力地開口，混亂地抓住他僅記住的一句話，學著裘非的樣子惡狠狠地大喊：「把他褲子給我扒了！扒乾淨！」

患者觀眾中隱隱有了些騷動，韓依依立刻引導下一步，請裘非給替身演示，當時的自己是怎麼回應大兵的。

裘非站到了「大兵」對面，齊素跟在他身側。

裘非死死地盯著「大兵」，扮演大兵的演員害怕地後退了一步。

良久，裘非才開口：「我的褲子在哪裡？」

我心一沉，這顯然不是裘非當時對孟施浩說的話，那個時候褲子還沒藏呢。這句話，是現在的裘非在問，裘非失控了。

韓依依明顯也意識到了，但她鎮定地任其發展。

同樣冷靜的，還有裘非的替身，齊素。他學著裘非的語氣，複述：「我的褲子在哪裡？」

裘非又問：「我的褲子在哪裡？」

齊素：「我的褲子在哪裡？」

裘非：「我的褲子在哪裡！」

齊素：「我的褲子在哪裡！！」

裘非：「我的褲子在哪裡！！！」

齊素這回沒說話。

裘非的表情已經滿是猙獰，「大兵」連連往後退，裘非複讀機一般兇狠地問，他壓抑了太久無法紓解的情緒在這一刻爆炸了。越是壓抑的人，爆炸起來越可怕。我的心沉到了底，現在沒人能拉住裘非了。

裘非似乎再也忍不住暴怒，他推開了「大兵」，往台下衝來，朝著孟施浩的方向。

我立刻起身擋在孟施浩面前，裘非比孟施浩高大太多了，他要是真的想揍人，孟施浩就慘了，裘非也慘了。

裘非幾步就衝到了我面前，他雙目赤紅，已經不認人了。

我幾乎是哀求地看著他，不行，不可以，裘非，要冷靜。

他這一刻是不可能看懂的，從來沒情緒的人，從來壓抑著的人，在這一刻終於釋放了。而一直勸他釋放的人此刻卻要阻攔他，我都討厭我自己，可我必須得站在那兒。

我以為自己會被裘非打出去，但裘非卻停住了，雖然依舊面色猙獰。他停在我面前，對著我瘋狂地質問：「我的褲子在哪裡！」「我的褲子在哪裡！！！」他對著我一遍遍地問，兇狠至極，他問的是我身後的人，因為被我擋住了，他便只能看著我問，不停地，一遍遍地問，甚至問出了一股委屈，為什麼要攔他？

我有些想哭，直到這一刻，他怒髮衝冠對著我質問的這一刻，我才明白了褲子指代的是什麼。是他那時未盡的勇氣。他執著的是褲子，而不是挨打的那幾拳。他一直無法釋懷的，不是挨打的當下，而是被打之後，他被困在廁所的十多個小時。

為什麼他沒能鼓起勇氣衝出去？為什麼要被羞恥心束縛？不是他的錯，可為什麼是他這麼多年背負著錯的結果生活？他一直在心理上找的那條褲子，是他當時失去的，繼而永恆失去的勇氣，和活下去的底氣。

所以再見到孟施浩，戴面具藏起的人是他，而不是孟施浩。

為什麼被施暴的人，反而是羞恥的？

裘非面目兇狠，聲色俱厲，只有我看到他的眼淚流了下來，他依然在問：「我的褲子在哪裡！！！」

暴力是一瞬間的事，承受暴力卻是漫長的。

＊＊＊

之後場面陷入混亂，心理劇終止了。裘非是被趕來的工作人員押回去的。直到他走遠了，會堂裡還迴盪著他那一聲聲的吼叫「我的褲子在那裡！」

韓依依在台上僵硬了片刻，開始組織台上所有人去角色化。

我兩腿發軟摔坐在椅子上，朝身旁看去，孟施浩的面色也不太好。

我問他：「裘非的褲子在哪裡？」

孟施浩皺眉問：「褲子？什麼褲子？我怎麼知道他褲子在哪裡。」

我愣住了，說：「你還沒想起來？」

孟施浩拍了拍衣服：「你說他剛演的啊，當時好像是有這麼回事，這都多少年了，他怎麼還記著，有病。」

我說不出話來。

孟施浩說：「你們這就算是演砸了是吧。」

原來他的面色難看，是在心疼錢。

孟施浩嘆口氣，起身故作寬慰道：「我也知道你們這個是不容易的，不過下次還是排排好吧，不要搞什麼沒劇本的了，就正常的本子不行嗎。」

我不知道該說什麼。

孟施浩拍拍我的肩說：「別氣餒，下次好好弄，這不還有時間嗎，至於他演的這個事兒，誰沒有年少不懂事的時候，成熟點，別記著了。我先走了，你們收拾吧。」

孟施浩走了，他把忘掉施惡，稱作成熟。

我相信他是真的不記得褲子在哪了，他可能壓根不記得自己真扒過裘非的褲子了。

＊＊＊

回到醫院，我得知裘非把自己關起來了，誰都不讓進，進去他就摔東西。大家都不敢貿然進了，這也是破天荒，裘非從沒惹過事。門口圍了一圈人，有醫生也有患者。

我走過去，小栗子立馬拉住我：「不讓進的，你別白費功夫了，等主任回來吧。韓姐被叫上去挨罵了，主任做中間人去了。」

我還是往裡走說：「我能進。」

小栗子急道：「你怎麼知道你能進？」

我說：「因為我是他的恐懼啊。」

我敲門，打開一條縫，問：「裘非，想見見你的恐懼嗎？」

裘非緩緩轉頭，看著我，不吭聲，也沒有表情。

我踏入一步，他沒有扔東西，我就知道穩了，我上關門，走到他面前。

裘非看著我，一聲不響。我坐到他對面，笑著問他：「你的恐懼，你又見到它了，它現在環繞著你嗎？你想罵它嗎？讓它滾？」

裘非不出聲。

我繼續道：「或者現在你最想見的不是恐懼，而是你的委屈？你的憤怒？都可以，把我當成它們，對它們表達吧。」

裘非看了我許久，道：「穆醫生。」

我一愣，又差點要哭。在這種時候，他也沒想遷怒我。他在說，你不是我的恐懼，不是我的憤怒，不是我的委屈，你就是你，穆戈。

我們安靜地坐了許久，我能感覺到他的氣焰已經過去了。

我說：「記得我作為你的恐懼時說過，我不是壞東西，有一天我會自己離開。」

裘非看著我。

我說：「現在，我想作為你的痛苦，也這麼說。我能感覺到你這麼多年來的痛苦，你遭受了特別糟糕的事情，但它也許，成就了你寫作的敏感和靈氣。你的痛苦，不是毫無意義的，你找不到的那條褲子，可能給你做了一件新衣。」

裘非直勾勾看著我說：「可我不必要非得是個敏感的作者，我寧願自己是個愚蠢又快樂的商人。」

我一頓，再說不出話來，幾乎是逃出那間病房的。

我這套痛苦意義化的說法真是太無恥了，我曾經多麼反感這種說法。裘非的回答，就是這種說法的天敵，無解。無論再怎麼去意義化痛苦，終究抵不過四個字，叫「本可以不」。

我站在醫院長廊，覺得那裡也有一道車燈在來回杖打我。

忽然身邊經過一個人，穿著病服，是齊素。他對我說：「不要肯定他的過去，肯定現在就好。」

我一愣，茫然地問他：「那過去怎麼辦呢？」

齊素笑道：「年輕人才會問這個問題。」

齊素走了，他輕飄飄的，走路似乎都沒有聲音。我一直看著他，漸漸的，先前那種厭棄自己的心態消失了。我忽然想起來，啊，我是見過他的。之前宇可宇奇的事，就是他在茶水間，說我做的山的比喻很傲慢。跟那天一樣的背影。

韓依依被處分了，將患者的心理劇搬上舞台的事暫時擱置。我去看她時，發現她正蹺著腿在看電視吃零食，滿地的包裝袋。我嫌棄地進去，本想慰問她的，可看她這副樣子，我一點慰問的心思都沒有了，只乾巴巴道：「我覺得你沒有失敗。」

韓依依一臉被雷轟了的表情：「至於嗎，都輪到你來同情我了。這事兒本來就不容易，我有心理準備。」

我點頭，離開了。我那話不是同情，是真的這麼覺得。作為舞台表演來說，這齣劇雖然是毀了，可作為心理劇，它是成功的。

裘非雖然還是沒能找到他的褲子，但他不再找那條褲子了。

他依然熱衷於康復活動，甚至比之前更熱衷了。「看到我必須笑」的指令也在繼續著，雖然那笑依舊勉強，卻沒有以前那麼僵硬了。他有過一次情緒的開閘洩洪後，終於開始和情緒做朋友了。

孟施浩還是常來醫院，他這人有點邪乎，有一回要他買點道具，他就拎了一背心袋的褲子來，我都捂臉了，覺得很是尷尬。他卻理直氣壯拍了拍裘非說：「不是你要找褲子嗎，舊褲子有什麼好的，新褲子隨便挑。」

他的語氣著實不像是在諷刺，儘管他做的這件事是諷刺的。我覺得裘非的形容真準確，孟施浩就是個愚蠢又快樂的商人。愚蠢到，你無法跟他去計較惡這件事。天真和殘忍本就是近義詞。

裘非真的挑了一條拿了回去，像個儀式一般，終止了他長達十四年的找褲子活動。

後來，他依然經營著他那看的人不多的公眾號。他發的每一篇文章我都看，都點讚，用行動告訴他，我關心他的寫作，不是關心他從痛苦中開出花，只是關心花。

請忘了在泥裡的時刻，而僅作為一枝花活著。

10 貓女——依戀遺傳

我第一次見茉莉，是在醫院的廁所。她縮在馬桶和隔板的空隙裡，淡定地看著慌張的我，眼神冷清得完全不像一個十一歲的女孩。她身體雖不大，但絕對沒有我想得小，我難以想像她是怎麼能縮到馬桶後邊去的。小栗子把她抱出來的時候，她已經在裡面藏了十七個小時。

事情發生在上週四晚上，我獨自查房，患者們吃過晚飯已經回房休息，整個臨床二科的病區只亮著啞光的白熾燈。突然一聲貓叫聲傳來，嚇了我一跳，然後是接二連三的叫聲。

照理說，病區是絕對不可能養貓的，哪個護士這麼大膽把貓帶進醫院來了？那叫聲聽著特別抓耳，我順著聲音走到病區的廁所，是從最後一個隔間傳出來的。當我試圖開門時，發現門打不開，裡面的叫聲也停了下來。

一隻貓，溜進醫院的廁所，還反鎖了門？我一頭霧水，打電話給小栗子，讓他帶點工具過來撬門。小栗子打了個哈欠，說讓它自己跑出去不就得了，一會兒才後知後覺罵了一聲：「廁所根本沒窗啊，它怎麼跑進來的？」

小栗子來之前，我就把那門打開了。確切來說，是它自己開的。門沒鎖，是用拖把從裡面抵住的，拖把倒了，門緩緩彈開。然後，我看到了那隻「貓」——穿著病號服的女孩，縮在馬桶後面，面無表情地看著我。

她叫了一聲，是貓叫聲。

我頭皮發麻，僵在那兒。

小栗子也到了，他愣了一下，認出了那女孩：「茉莉？怎麼從一科跑到二科來了？一科找她都找瘋了。」臨床一科是女病房，二科是男病房。

小栗子通知了一科，來了好幾個護士，帶頭的是劉醫生，滿臉焦灼。茉莉是他的病人，本來安安靜靜任小栗子抱著，一看到劉醫生，她又開始掙扎起來，貓叫聲淒絕慘烈，似乎飽含憤怒。那聲音太響太尖利了，像真的貓，但又遠比貓叫聲響。我一陣雞皮疙瘩。整個二科應該都聽到了，有些患者被刺激到了，病區傳出一些騷動。

一夥人架著茉莉迅速回了一科，小栗子也跟去了，因為茉莉揪著他那頭栗子卷毛不放。

我問劉醫生：「她為什麼這麼仇視你，你搶她魚了？」

劉醫生絲毫不為玩笑所動，嘴抿成一條線：「要真是一條魚就好弄了。」

直到我查完二科的房，還能聽到一科的動靜，茉莉的叫聲穿透力太強了。

後來調了監控，發現她是躲在餐車裡被送到二科的。那餐車本來就不大，還放滿了餐盒，我想這女孩是不是有縮骨功，怎麼什麼窄小的地方都能藏進去？

＊＊＊

茉莉是上個月入院的，症狀是學貓叫。她現在十一歲，從八歲開始出現貓叫的症狀，每回入院一個多月就出院，如此持續了三年。

我問劉醫生：「她只會貓叫嗎？會說話嗎？」

劉醫生回答：「不會。她的症狀一般會持續一個月，這個週期結束後，是會說話的。一旦她開始說話，就表明她的異常行為快結束了。」

我問道：「她這是週期性的啊？」

劉醫生點點頭：「嗯，每年三月和十月發作。」

我知道，很多精神疾病的症狀是週期性的，在特定時間復發，時間過去之後又好了。比如曾有個男患者患有抑鬱症，但只有每年六月份的前三週才發作。最初的原因是他當年高考落榜，於是每年的六月，他都會毫無緣由地陷入抑鬱。哪怕那年六月他剛結婚，事業有成，家庭美滿，也會陷入絕望。他來到醫院時一頭霧水，說他近期完全沒有值得抑鬱的事，莫名其妙就抑鬱了。

其實很多重大事件都刻在心裡，患者自以為忘掉了，身體卻替他一直記著，症狀會反覆提醒他。在和醫生充分地溝通過當年高考落榜的感受後，他的週期性抑鬱症再沒有發作過。

我問：「三月和十月，茉莉有發生過什麼事嗎？」

劉醫生搖頭：「沒有，問過家屬了。」

我想了想，說：「三月和十月，分別是開學後的一個月，會不會跟她在學校有關？她學習怎麼樣？或者有沒有在學校受欺負？」

劉醫生說：「她最初來的時候才八歲，也就二年級，學習沒什麼問題。她母親也去跟老師確認過校園暴力的事情，都沒有。」

也是，這種基礎聯想，我能想到，劉醫生肯定早就想過了。

我跟著劉醫生去見茉莉，她縮在床底下不肯出來，護士去扒拉，茉莉就咬，一個護士的手已經被咬傷了。

護士們拿她沒辦法，只好守在床邊，防止她溜出來再逃跑。

劉醫生蹲下身，探去床底下，還沒開始講話，茉莉又尖利地叫了起來，叫聲像飽含憤怒的貓叫聲，惟妙惟肖。

我幾乎可以想像她炸起全身毛的樣子，像一隻真的貓。

劉醫生不再刺激她，起身了，面上顯出冷意，似是耐心耗盡。

我觀察了一會兒，去前台找了一個原本放鑰匙用的不銹鋼小盆，洗了一下後，問一個護士要了包餅乾，捏碎，放在小盆裡，再回到茉莉房間，把那小盆擱在離床邊不遠的地上，噘了幾聲嘴。

劉醫生立刻意會，和我一起退開了。護士們躲著不出聲，約莫五分鐘後，茉莉出來了，四腳並用地爬出來，很謹慎，朝那小盆嗅過去。她安靜地趴在地上吃起了餅乾。護士們鬆口氣，開始準備換洗衣服去給茉莉洗澡。

茉莉的一系列舉動，都跟貓太像了，簡直一模一樣。喜歡縮進窄小的地方，跟貓一樣的憤怒表達方式，跟貓一樣冷清的目光。那麼就要考慮另一個問題：她是在模仿貓，還是真的認為自己是貓？

我問：「她學得這麼像，應該和貓長期一起生活過，她家養貓嗎？」

劉醫生沉默片刻：「養過，三年前死了。」

我一頓，道：「三年前死的？那不是剛好對上了嗎，茉莉就是三年前發病的，她的病症跟貓死應該有關？」

劉醫生不說話。他的反應讓我有點奇怪，從先前在二科找到茉莉時就是如此，苦大仇深，又諱莫如深。

我問：「貓是幾月份死的？」

劉醫生說：「一月。」

我說：「一月啊，和三月、十月的發病週期對不上。三月還離得近一點，可能情緒滯後了，那十月份又是為什麼？」

我還在絮叨，劉醫生已經把我揪出去了，還說：「你不是輪值去二科了嗎，跑一科來混什麼？實習日誌寫好了？成天這麼閑？」

我耍賴道：「我來學習啊，這個病例我沒見過，好奇。」

劉醫生板著臉說：「好奇害死貓，她不待見你。」

在劉醫生把我攆走前，我抓緊機會問：「跟貓死有關，是不是要給她做哀傷處理？她沒能接受這個事實，捨不得那隻貓，所以把自己變成貓了？」

劉醫生看了我一眼：「本來就準備要做哀傷處理，但她極其不配合，最近更是每見我一次都要逃跑。」

這樣我就理解劉醫生的苦大仇深了。給孩子做哀傷處理本就比給成人做難，領會死亡，並且消解死亡的概念，是比較抽象的，再加上孩子不配合，難上加難。

茉莉迴避劉醫生的傾向特別明顯，她抗拒治療。

從精神分析的角度來說，所有症狀存在，都是為了讓患者活下去，是患者需要症狀，症狀才出現的，所以抗拒治療是本能的。比如茉莉無法接受貓死，於是讓自己以貓的樣子存在，潛意識欺騙自己貓還在，她才能活下去。

我立刻思索起來：「她是被家屬強制送來的吧？她不配合會不會是因為那貓死得有由頭，比如就是她弄死的，她心裡有愧，所以必須保持症狀才能獲得心態平衡？一來自己作為貓的實體否認了貓的死亡，紓解焦慮；二來和貓置換角色用以懲罰自己？」

劉醫生無語地冷眼看著我：「接著編。」

我閉嘴了，他在一科帶我實習的時候，就極其討厭我這毫無根據大膽假設的習慣。

劉醫生說：「那貓就是偷溜出家被車碾死的，跟她沒什麼關係。直接發病原因，應該就是無法接受貓的死亡，她和貓很親近。」

我說：「哦。」

劉醫生不耐煩地擺手道：「回你的二科去。」

我說：「哀傷處理打算怎麼做呢？給她的貓辦一個葬禮嗎？」

劉醫生說：「嗯。」

葬禮是一種告別儀式，患者在儀式中向逝去者表達未盡的哀傷，承認死亡，達成心理上的道別，哀傷處理就在這個環境裡發揮作用。人活著是需要儀式的，不良情緒是水，它一直流，儀式就像是給它畫上一個水龍頭，哪怕是假的。人在心裡有了水龍頭的概念，就有了開關調節的概念。

＊＊＊

哀傷處理定在這週，做之前茉莉又溜了一次，還是在二科找到的。不過這回不是我找到的，是齊素找到的。

齊素是二科的男患者，四十出頭，身材瘦弱，書生氣質。他的症狀不嚴重，和康復學員一起參加戲劇心理治療，是在患者中我能講上話的。之前康復患者裘非的失控事件，他還給了我很大的啟發。

在我們找得焦頭爛額時，齊素發出了貓叫，非常自然，他一邊走一邊學貓叫。我一頓，其實我本來也想學貓叫的，一時沒拂開面子，齊素卻直接得很，不斷調整著貓叫的語調，絲毫沒有扭捏。他真的在找一隻「貓」，而我還是在找一個人。

沒一會兒就有一聲回應了，是茉莉。她藏在活動室的箱子裡，齊素去把她抱出來，茉莉在齊素懷裡很乖，叫聲也很柔和。

我有些愣，問齊素：「你們認識啊？」

齊素逗了下茉莉說：「先前放患者去花園散步，她也被帶出去了，那個時候認識的。」

我點點頭表示明白：「她頻繁地往二科跑，不是來找你的吧？」

齊素笑道：「可能吧，她大概覺得我親切。」

茉莉依偎在齊素身邊的樣子，真是太和諧了。

我從齊素身邊去牽茉莉，她不肯走，目光雖冷情，但明顯對我有敵意。我疑惑道：「我沒招她吧。」

齊素說：「你的白大褂招她了，她不想見醫生。」

我明知故問：「她為什麼不想見醫生？」

齊素說：「大概，見了之後會失去什麼吧。」

我一頓，問：「失去什麼？症狀？」

齊素不說話。好一會兒，他才道：「穆醫生，不然你問她吧。」

我說：「……她也不會回答我啊。」

齊素說：「你有試過模擬患者嗎？」

模擬患者？這個詞我第一次聽說。

齊素接著說：「模擬患者，把自己當成患者，盡可能地呈現症狀，極致共情。」

我有些驚訝，齊素經常能說出些讓我愕然又戳中我的東西。

我還沒來得及回話，劉醫生就來了，他打斷了我們：「做醫生不至於做到這份上吧。」

齊素笑了笑，沒再說話。劉醫生抓過了茉莉，茉莉又開始拼命掙扎，那種穿透天靈蓋的叫聲又響了起來，在那尖銳的一聲聲中，迴盪在我耳邊的卻是齊素的話。

* * *

如果患者不配合，哀傷處理其實是沒法做的。茉莉拒絕哀傷，不承認事實，就算把碑立她面前都沒辦法。

劉醫生把茉莉的媽媽叫來了。她媽媽姓姜，離異獨自撫養女兒，小栗子叫她姜女士。姜女士來了之後，茉莉就變了。在姜女士面前的茉莉，就是隻奶貓。看得出她們母女關係非常好。

我有些欣慰，姜女士沒有嫌棄或是抗拒茉莉的症狀。是否具備強健的社會支持系統，是患者能否康復的關鍵，親人的態度尤其重要。如果姜女士不喜歡茉莉，甚至厭惡她，那茉莉的治療就會更難。逃避媽媽的厭惡這一現實，會把她更加往症狀的世界趕去。

我和小栗子杵在一旁看，小栗子很喜歡茉莉也很喜歡姜女士，他看著看著忽然道：「穆姐，也有狼孩什麼的啊，茉莉這樣，也不算太不正常吧。」

我點了下他的栗子頭說：「狼孩是狼養大的，是環境使然，如果茉莉是貓養大的，那正常，可她是人養大的，這就有問題了。」

小栗子咂嘴嘆息。他不知道此刻我背上冷汗直冒，我偷偷拿起手機，小心地錄下了眼前讓我毛骨悚然的一幕。

姜女士離開後，我立刻拽著小栗子走到劉醫生面前說：「我有東西給你們看。」

我把剛錄的視頻放出來，劉醫生立刻就是一個白眼說：「你這是侵犯患者隱私！」

我揮著手機道：「行行行，你繼續給我扣分，反正我在你手下的實習記錄已經慘不忍睹了，大不了就負分，實習不及格，明年咱接著見。」

小栗子喜道：「好啊好啊，那明年我也不用充飯卡了。」

一番掰飭之後，我們三顆圓潤的腦袋終於湊到桌前開始看我違規記錄下的畫面。

視頻裡是茉莉上半身趴在姜女士腿上，姜女士正在聽劉醫生講話的畫面。當時桌子擋住了劉醫生的視線，他看不太清。放過一遍，劉醫生的面色凝重起來。小栗子一頭霧水問：「這有什麼問題？」

我翻了個大白眼，恨鐵不成鋼。

劉醫生道：「她們太親近了。」

小栗子還是滿臉問號，我直接上手，揪著小栗子撓他的下巴，另一隻手揉他的栗子卷毛頭，從頭揉到腰，笑眯眯地問：「我溫柔嗎？我們親近嗎？」

小栗子渾身雞皮疙瘩都起來了，一蹦三尺遠，護士帽都歪了，指著我大罵：「你拿我當狗擼呢！」

我攤手，看著他，小栗子在不帶重樣地對我靜音罵了半分鐘後，終於反應過來了，漸漸地臉色變了。他戴正了護士帽，衝過來抓起我的手機又放了一遍。視頻裡，姜女士認真聽著劉醫生的話，一隻手親昵地撓弄著茉莉的下巴肉，另一隻手撫著茉莉的頭。茉莉趴在她腿上，她的手從茉莉的頭順到腰，再摸回去。茉莉舒服得眯著眼，頭跟著姜女士的手一晃一晃的。

小栗子一時半會說不出話來。姜女士的手法，是標準的擼貓姿勢。

我和劉醫生對視一眼，道：「茉莉這樣，很可能不是她自己變成的，而是姜女士，在把茉莉當貓養。」

小栗子驚了許久，道：「也不一定吧，畢竟茉莉這樣發病也三年了，姜女士可能只是學會了怎麼和茉莉相處，順著她，讓她開心？」

劉醫生說：「茉莉的週期性症狀只有每年三月和十月，每次只持續一個月不到，一年兩次，每次中斷大半年，姜女士不可能達到接受、適應並溺愛女兒病症的程度。」

劉醫生用了「溺愛」這個詞，一下子戳中了小栗子。

我提示小栗子：「關鍵不是姜女士的動作，而是她的態度。女兒得病了，就算再想表達憐愛，她心裡應該是抗拒的、悲傷的。但你看她，覺得她悲傷嗎？」視頻裡，姜女士雖然沒有笑，但每一次，茉莉回應了她的「擼貓」舉動後，她的情緒都有些微的雀躍，她在高興。

小栗子說不出話來了，姜女士原本溫柔堅強的美麗面容，此刻突然有些可怕。

看他垂頭喪氣的，我問：「你為什麼這麼喜歡姜女士？」

小栗子揮著手說：「她很漂亮啊，而且很溫柔，每次來醫院都給我帶吃的，我都說我們不能拿吃的了，她還餵我餅……」說到這他說不下去了，似是想到了什麼，臉色變得慘白。

我同情地搖搖頭，說：「餵你什麼？餅乾？哦，她可能是貓養膩了，想養狗子了。」

小栗子的臉垮了，癟著嘴，一副要哭出來的樣子：「我真的這麼像狗嗎？」

我無語。認識小栗子大半年，他每次的抓重點能力都讓我吃驚。

即將下班，我收拾好辦公室準備撤退。整理病案資料時，我忽然注意到姜女士的名字：姜木離。我念了兩遍，笑道：「哎，你們說，木離，木離，聽著像不像茉莉？」另兩人都當玩笑地回了個不冷不熱的「呵」，沒一會兒，氣氛就有些不對，他們想了想，唸了唸，還真有點像。

一種精神病院醫生直覺上的像。

我又想到什麼，問了一句：「哎，你們誰知道茉莉的貓叫什麼名字嗎？」

氣氛更不對了，我們三人都僵了一會兒。

茉莉的貓，也叫茉莉。

劉醫生打電話問了姜女士。姜女士說是叫起來親切，就這麼取了。

這個家，有三個茉莉。

＊＊＊

茉莉開口說話了，意味著三月的週期結束了。

姜女士來接她回家，向我們表示了感謝，小栗子有些尷尬，但依舊對姜女士好聲好氣的。劉醫生說了一些和往常一樣的注意事項，姜女士認真地記下了。

姜女士和我不熟，她溫柔地和我說再見時，我也笑瞇瞇地說：「再見呀，十月份再見。」

姜女士起先沒什麼反應，似乎覺得這句很理所當然，後來才頓了一下，朝我點點頭。

我在後面招手說：「等您再親手把茉莉送來哦。」

姜女士又看了我幾眼，走遠了。

小栗子期期艾艾地回前台去了。我和劉醫生又站了一會兒，我問：「劉醫生，你是不是早就知道姜女士有問題？」

劉醫生不說話，算是默認了。那天我給他看視頻時，他並不驚訝。而且從最開始，他對茉莉就總是表現出一種矛盾和猶豫。

我繼續說：「你知道茉莉是這個家庭的索引病人。」

劉醫生在門口站了很久，還是不說話。話已至此，我也不再說了，我聳聳肩，回頭離開，找小栗子吃中飯去。

茉莉是姜女士家的索引病人，她的貓化症狀是服務於這個家庭的，或說是服務於姜女士的。劉醫生比誰都清楚，就算茉莉在這裡治好了，她回去依舊會復發，因為真正有問題的是姜女士。

這也是家庭治療在精神治療中興起的原因，單個患者的治癒其實沒用，當他回到家後，又會被固有的生活模式困住，呈現出症狀來。要治療的不只是一個人，還有整個家庭的生活方式。

但這個對精神科醫生來說，是超綱的。每天接診的患者太多了，精神科醫生不像家庭治療師，後者可以預留足夠的時間和耐心只為一個家庭服務。在這一點上，劉醫生是被動和無奈的。雖然我覺得他本來就不喜歡多攬麻煩事，能躲就躲了。

＊＊＊

約莫一週後，劉醫生帶著我和小栗子去姜女士家做隨訪。

這可真是破天荒，以不多生事為宗旨的劉醫生居然主動攬了隨訪的活。像他這麼忙的醫生，完全可以不用親自走隨訪，交給社工部就可以了。小栗子小聲說，劉醫生一定是看上姜女士了。我立刻說放心，我更支援你，姜女士看著像喜歡吉娃娃，不喜歡哈士奇。小栗子臉紅了一大圈，又對我進行了長達半分鐘不帶重樣的靜音辱罵。

姜女士家小小的，很溫馨，一進家門，我左右的兩個門神就禮貌客氣地跟人鞠躬寒暄了半天，然後規規矩矩坐在沙發上，等著姜女士泡茶送小餅乾來。我心裡嘆氣，一個知情理，一個要面子，那麼不知情理不要面子的就只能是我了。我從沙發上起來，冒昧地說：「姜女士，我能隨便參觀一下嗎？」

姜女士顯出為難，但我都提了，她也不好拒絕：「家裡挺小的，參觀也算不上了。茉莉，帶姐姐看看。」

小栗子小聲哼哼：「姐姐？叫姨還差不多。」

我順路拔了他幾根頭毛，跟著不太情願但還是牽起我的茉莉進了房間。

房間收拾得很乾淨，沒有我想找的東西，應該在我們來之前就整理過了。但姜女士可能不知道，很多東西，不需要靠親眼所見。

我聞到了貓糧的味道，並不輕。她們常年生活在有貓糧的環境裡，可能已經嗅覺疲勞了。貓已經死了三年了，現在還有貓糧，是用來做什麼的？是給誰吃的？

茉莉把我牽到房間，就自顧自安靜地玩去了，她在玩一個毛球。我走過去，把毛球拿起，在她眼前舉高。她顯得有些興奮，撲起來搶。週期性貓化症狀已經過去了，說明這是她日常的反應，姜女士應該經常用逗貓的方式這麼逗她。我把毛球還給她，看了她一會兒，然後裝作難受地坐到地上。

茉莉有些慌，瞪大眼睛看著我。在她喊媽媽前，我抓住她，故作虛弱道：「姐姐只是餓了，太餓了，茉莉能給我一點吃的嗎？茉莉平常吃什麼，給我吃一點就行。」

茉莉猶豫片刻，從一個箱子後面扒拉出一個紅色塑膠袋，裡面裝著一些東西。然後她把桌上鉛筆盒裡的筆倒出來，把鉛筆盒放在地上，把那袋東西倒進去一些，推給我。

是貓糧。

我只是看著，沒動，茉莉有些急，似乎以為我不知道怎麼吃，還給我示範，趴下身，頭伸到碗裡，她連著給我示範了三遍，最後一遍自己舔了一顆到嘴裡，嚼起來。

那一刻怒火直衝我腦門，茉莉才十一歲，那個女人給茉莉吃貓糧。

她可能已經吃了三年了。

我幾乎控制不住要出去罵人了，齊素的話卻忽然闖進我的腦子：「你有試過模擬患者嗎？把自己當成患者，盡可能地呈現症狀，極致共情。」

我出神地看了會兒地上那盒貓糧，伸出手，抓了一大把，塞進嘴裡。

＊＊＊

我恍惚地走出房間的時候，劉醫生常規的部分已經聊得差不多了。小栗子無聊地在身旁走來走去，見我出去，立刻招呼我過去了。他拿起置物架上的一個相框，相框裡放著一張狗的照片，然後比對自己，做口型：「像不像？」

我樂了，別說，還真挺像的，那是個非常老舊的相框，照片上是一隻沙皮狗，耷拉著腦袋，滿身鬆垮的皮。我接過那個相框看，小栗子卻「咦」了一聲，極小聲道：「這後面有字。」

我立刻把相框翻過來，小栗子也一同湊過來看。

相框後面的字跡似乎因為年代久遠，已經有些模糊了，但大致還是看得清的。筆觸有些稚嫩，應該是個孩子寫的。六個字，我和小栗子看完，皆是呼吸一窒。

茉莉，走好，想你。

又是茉莉，指的是這條狗？這是這個家的第四個茉莉了。

難道是他們家在養貓之前還養了狗？一直沒聽說茉莉還養過狗。「走好」又是什麼意思，死了？也死了？想到這，我和小栗子一下子頭皮發麻、脊背發涼，他們家叫茉莉的動物怎麼都死了？

我們緩緩轉身看向坐在沙發上、朝劉醫生溫和微笑的女人。似是感受到視線，姜女士回頭對我們也笑了一下。小栗子立馬轉頭撇開了視線，我迎著她的目光，很快發現她不是在看我，而是在看我手裡的相框。

我乾脆就拿著過去了，把相框遞給她說：「不好意思，覺得這條狗挺可愛的，就直接拿起來看了。是對你很重要的夥伴嗎？」

姜女士點頭：「嗯，是我爸爸養的狗，陪著我長大的。」

我一愣，爸爸養的狗？所以在相框背後寫字的人就是姜女士了。

我立刻問：「這條狗的名字也叫茉莉，是你取的嗎？」

姜女士不說話了。

我沉默片刻，決定開誠佈公：「冒昧問一下，姜女士或許小時候，也被叫過茉莉嗎？你的名字跟茉莉發音也很像呢。」

姜女士依舊沒什麼反應，似乎毫無觸動，卻也沒有反駁。

我又湊近一步說：「那麼，這條狗叫茉莉，跟你叫茉莉，是否有關呢？」

姜女士終於抬頭看我。

劉醫生皺眉道：「穆戈。」

我退遠一步做舉手投降狀：「這麼一串，忽然想起剛剛在裡面，茉莉跟我講了個事。那隻死了的貓茉莉，不是茉莉養的，是姜女士養的，是她父親送給她的貓。」

剛剛在房間裡，吃飽了貓糧的我，試圖開解一下目前神思清明的茉莉，把哀傷處理做了。

我問她：「貓死了，茉莉難過嗎？」

茉莉點頭，又搖頭：「小茉莉難過，大茉莉更難過。」

我一愣，問：「大茉莉是誰？」

茉莉不講話，我猜是姜女士。

我問：「你的貓死了，為什麼大茉莉更難過？」

茉莉搖頭說：「是媽媽的貓，外公送給媽媽的。」

意思是，這隻貓死了之後，更受打擊的應該是姜女士，而不是茉莉。

那為什麼發病的是茉莉？

本來我對這也沒上心，一個家庭中無論是誰養了貓，都是大家一起相處的，孩子跟貓還可能相處得更多，貓死了茉莉悲傷發病也正常，但看到這條叫茉莉的狗也死了，忽然就串起來了。

＊＊＊

劉醫生顯然已經意會全部了——該做哀傷處理的，是姜女士。

他問姜女士：「茉莉是你的貓，那它死了之後，對你打擊很大吧？」

姜女士點頭。

劉醫生說：「那你或許，有宣洩過嗎，或者……崩潰過嗎？」

姜女士恍惚片刻道：「好像有過，但我記得不是很清楚了，有過一陣子，意識好像飛走了……我也不知道怎麼形容。」

意識飛走了！解離，是創傷後應激障礙的症狀！患者會覺得自己的意識和身體分離了，不知道自己是誰，不記得自己做過什麼，嚴重點甚至可能會產生另一個身分。

劉醫生連忙追問：「是幾月份你還記得嗎？貓死是在一月份，你崩潰呢？」

姜女士蹙眉，似乎不太想回憶，但劉醫生目光灼灼，姜女士沒逃開，她回憶了好一會兒才說：「好像是，是三月份。」

三月份！我和小栗子懸著的心落下一半，茉莉發病的第一個週期原因找到了！是母親因為貓死的第一次崩潰。

我問：「那你能記得任何你意識飛走之後做過的事嗎？任何都可以。」

姜女士搖頭，抗拒之色盡顯：「沒有。」

劉醫生說：「那麼你意識回來後呢？在做什麼記得嗎？」

姜女士一僵，不說話了。我們都知道，這個問題問到點上了。

劉醫生說：「我們的初衷，都是希望茉莉能健康。如果年復一年，我們都要在三月和十月在醫院見面，茉莉的人生會變得怎麼樣？」

姜女士臉色白了些。劉醫生毫不心軟：「如果這樣的茉莉有一天也生下了孩子，茉莉的孩子會怎麼樣？」

這句話似乎把姜女士擊垮了，她面色慘白，忍不住掩面，哆哆嗦嗦道：「我意識回來的時候……我在……我在吃貓糧……夜裡，在廚房，扒著裝貓糧的碗，頭扎在裡面吃貓糧……茉莉，在旁邊看著。」

劉醫生繼續質問：「茉莉在旁邊看著，只是看著嗎？」

姜女士深呼吸，道：「看了一會兒，她過來，也吃起了貓糧。在那之後，她經常翻貓糧吃。」

屋內一片寂靜。基本可以復原了：媽媽的貓死後，媽媽崩潰了，突然不認識自己了，而且行為奇怪，大晚上在吃貓糧，茉莉全都看到了。起先她可能只是受了影響。漸漸地，她發現吃著貓糧的自己，會讓媽媽冷靜下來，她和媽媽的互動，也漸漸成了貓茉莉和媽媽的互動，為了讓媽媽能活下去，茉莉讓自己成了貓。

在房間的茉莉聽到媽媽在哭，連忙跑了出來，抱住媽媽，似乎是覺得那樣的自己不夠安慰媽媽，於是習慣性地，貓叫了一聲。

姜女士再度崩潰了，她死死抱住茉莉，讓她別叫了，別叫了。

茉莉很著急，只能一聲接著一聲學貓叫。因為不在症狀發病期，她的貓叫其實不太像，完全沒有在醫院時讓人頭皮發麻的真實感，但她努力學著像。

小栗子跟著在哭，但劉醫生面無表情，在所有人情緒深陷的時候，他一定是最清醒的那個，因為要把質詢繼續做下去。

＊＊＊

劉醫生大聲說：「姜女士，想讓茉莉停下貓叫，你不能靠說，得有行動。」

姜女士淚眼朦朧地看向他，劉醫生道：「你得配合我們，把關於茉莉，你們家所有茉莉的事情，都盡可能詳細地告訴我們。」

姜女士點點頭。小栗子連忙上前，想把茉莉哄走，但茉莉死抱著姜女士不放。

小栗子沒辦法，看了眼劉醫生，劉醫生點頭，示意算了。

劉醫生說：「那我們來聊一下十月份的問題。現在已經知道，茉莉的症狀是因為姜女士你的情況而產生的，那麼每年的十月份，姜女士你有什麼問題嗎？」

姜女士很努力地想，然後搖頭道：「沒有，我十月份什麼事都沒有。」

劉醫生說：「你小時候養的那條叫茉莉的狗，是幾月份死的？」

姜女士想了會兒：「是在冬天的時候，具體日子不太記得了，狗茉莉是冬天在屋子外凍死的。」

冬天，那就不可能是十月份了，要說為了狗茉莉崩潰，拖到十月那也太久了。

大家討論了好一會兒，沒有定論。我忽然有個猜測，問姜女士：「或許，你父親那時還活著嗎？」

姜女士一愣，搖頭。

「那你父親的忌日，是什麼時候？」

姜女士瞪大了眼睛，似乎是有些震驚，她完全沒有想過這方面，她道：「我，我不記得了……但是不可能吧……你們等我一下，我去翻一翻。」

她抱著茉莉去了房間，步子有些踉蹌，也有些急迫。

片刻後，她出來了：「十月八日。」

所有人都沉默了，茉莉的第二個週期性原因，找到了。

姜女士還是滿臉難以置信，她顯得慌張極了：「可是我從來不記得啊，我也一點都不想他，我沒有想到過他的……這不可能的，我都不記得，茉莉又怎麼會知道？她從來沒跟外公生活過的，面都沒見過幾次。」

劉醫生也明白了：「你以為你不記得，但你的身體是誠實的，每年十月你產生的情緒變動，都被茉莉捕捉到了，孩子是很敏感的。」

姜女士還是難以置信，臉上滿是慌張。

劉醫生問茉莉：「茉莉，每年夏天開學之後的一個月，媽媽會有什麼不同嗎？」

茉莉安靜了一會兒，抱著媽媽道：「媽媽不怎麼吃飯，媽媽晚上睡覺會哭。」

姜女士又崩潰了一次，她幾乎站不住了。小栗子連忙上前接住茉莉，怕她給摔了。但姜女士下意識把茉莉護在懷裡，她站得很穩，她收住了崩潰，強忍著。下一秒，茉莉卻哭了，哭得很大聲，她代替姜女士在哭。姜女士怔神地望著茉莉，在這一刻她完全意會了劉醫生的話。

劉醫生向她解釋：「每個家庭都是如此，總有一個承擔家庭症狀的人，那個人不是你，那就是茉莉了。你無法消解的情緒，通過相處和互動，全都流去了茉莉那兒。孩子是被動的，敏感的，她只能從你那接收東西，你給的無論是好是壞，她都會吸納，並且在最短的時間內呈現出症狀來，這就是孩子作為家庭的索引病人所給予的警示，你要重視。」

姜女士絕望極了，她抱著茉莉坐回沙發上後，終於跟茉莉一起哭了起來。

之後，她講了許多事。姜女士小時候是有一段時間被父親當狗養。狗茉莉在她出生之前就在了，是父親離異後相依為命的動物，給姜女士取名木離，也是受狗茉莉的影響。狗茉莉死後，父親就變得有些魔怔，有時會對著她叫茉莉，把她的飯盛在狗盆裡。她講了許多事，唯獨沒有講和父親的感情，她也沒有評價，敘述時好像在說旁人的事。但她每年十月影響了茉莉的強烈情緒，已經說明了一切。無論好壞，姜女士和父親的依戀關係是很深刻的，哪怕她在意識中遺忘了父親的忌日，或是刻意遺忘了，潛意識也還記著，並且通過身體表達了出來。

孩子與父母的依戀關係，其實是帶有傳遞性的。你小時候，父母是怎麼養你的，那你長大了，就極有可能也是這麼養孩子的。你與父母的依戀關係，會傳遞成孩子與你的依戀關係，你自己可能意識不到這點。這個有著四個茉莉的茉莉之家，就是典型的依戀傳遞家族。

當劉醫生跟姜女士解釋了依戀關係的傳遞性後，姜女士震驚了很久，隱隱又要崩潰。她顯然是不喜歡父親養育她的方式的，可不知不覺間她已經變成了父親那樣的人，把父親和她的悲劇，重演在她和女兒身上。

我有些心疼姜女士，她的成長必然萬分艱辛，她現在又是離異未婚，自己都未曾收獲到足夠的溫暖和愛，要怎麼把愛去分給茉莉？她已經很努力了。我道：「可是你把茉莉送來醫院了不是嗎，其實你已經意識到了，你想切斷這分不良依戀關係的傳遞，我知道你不是故意的，你也不想這樣的，你只是沒辦法，你只是……病了。」

姜女士大哭起來。

我停了一下，繼續說：「所以你把茉莉的貓糧，換成了小餅乾。」

先前在房間，我為了極致共情，抓了一把貓糧吃，發現那並不是貓糧，不腥，甜的，是小餅乾。

我拍拍她說：「你已經開始在心裡畫一隻水龍頭了，想要阻止從上一輩流下來的壞水通過你再流去茉莉那兒。現在你只是需要把它畫完而已，讓我們幫你。」

＊＊＊

姜女士帶著茉莉一起來醫院治療了。

茉莉穿得白白淨淨，牽著媽媽的手，她這次踏入醫院，不是以貓的身分，而是以人的身分。

劉醫生還是她們的主治醫生。

姜女士首先要做兩次哀傷處理，貓茉莉和父親的。

小栗子嗑著瓜子說：「我就說，劉醫生肯定看上姜女士了。他忙成狗，哪還顧得上做家庭治療，這也太麻煩了，不是愛是什麼？」

我也嗑著瓜子道：「難，你看茉莉對他那討厭勁兒，要我說就該轉介，等茉莉能喊他一聲爸，前路漫漫。」

齊素聽著有些好笑：「你們一定要在病區嗑瓜子嗎？我好像是個病人。」

我抓了一把放他手裡說：「齊大仙，你考慮收徒弟不，你看我怎麼樣？」

齊素嘆了口氣，也嗑起了瓜子。

姜女士和茉莉的治療是長程的，我經常能在醫院碰到她們。茉莉討喜地逗笑姜女士時，姜女士還是會下意識撓弄她的下巴肉，但她會突然醒過來，停住，改成刮鼻子。

她心裡的水龍頭正在畫成。

【精神衛生中心　住院記錄】

入院時間：2015.9.19　11：48

科　室：臨床一科	病　區：女病區	床位號：6
姓　名：茉莉	性　別：女	年　齡：11
監護人：姜木離	關　係：母	住院號：653

主述

模擬貓，喪失人類思維，入院一個月後即痊癒出院。

個人史

出生於上海，單親家庭，受教育程度尚可。患者與母親感情極好。母親姜木離離異後未再婚，無虐待情況。初次發病時是二年級，無校園暴力情況。寵物死之後未進行哀傷處理。

病程和治療

三年前，患者家中的寵物貓茉莉意外死亡，於是患者開始出現模擬貓科動物的行為。患者在本院有六次住院史，每年三月和十月固定入院，理由均為模擬貓類，會喪失語言能力和人類思維，無法正常進食，症狀持續一個月，反覆發作近三年。

精神檢查

患者發作期間，完全失去人類習性，喜歡窩在狹窄地方，具有極強的警惕心和攻擊性，對治療反抗劇烈，無法進行哀傷處理。未發病期間，精神狀況良好。

初步診斷

姜木離？索引病人？

簽名：劉祀　2015.9.19

11 紅色恐怖症——習得性恐懼

一天下午，我去門診室旁聽學習，進了一個VIP室，接診的是劉醫生。裡面的患者是來複診的，我因為開會去晚了幾分鐘，剛進去輕手輕腳地坐下，這位女患者就突然驚恐地看著我，蹬開椅子往後退，似乎極度難以忍受。

我不知道哪裡招惹到她。

劉醫生皺眉道：「你先出去。」

我一頭霧水地走出門診室。直到一小時後劉醫生接診完畢，我都沒想出來我到底何時招惹過她。患者出門時戴著副墨鏡，唇色發白，一眼都沒看在外頭等候的我，徑直出了醫院。

我立刻進門診室問道：「她怎麼了？為什麼這麼怕我？」

劉醫生說：「不是怕你，是怕你手上的東西。」

我看向我手上，除了一本筆記本和一支筆，什麼都沒有。

劉醫生伸手指了指：「你筆記本的顏色。」

我還是一頭霧水，說：「紅色啊，怎麼了……她怕紅色？」

「嗯，紅色恐怖症。」

劉醫生告訴我，這名患者名叫落落，二十七歲，來諮詢自己紅色恐怖症的狀況。她看不得任何一樣紅色的東西，只要見到就恐懼得不行。現在她的症狀日趨嚴重，嚴重影響到她的生活和工作。她害怕紅色的衣服、紅色的水果、電視裡紅色的鏡頭，甚至醬油放多了的紅燒肉她也怕，漸漸地，她連「紅」這個字也難以忍受。她無法正常出門，因為外面的世界不可控，她可以把家裡所有紅色都換掉，但外面不行。她沒辦法，才來醫院求助。

劉醫生補充道：「她的恐懼對象泛化得很厲害，連看到自己的嘴唇、口腔，都會怕。」

我又是一驚：「不是正紅色也怕啊？」

劉醫生說：「嗯，泛化得很厲害。」

我恍然大悟，難怪她的唇色慘白，應該是用唇膏畫過的。

劉醫生說：「就連她的墨鏡也是專門找人特殊處理過的，削弱了紅色視野，這樣她才有安全感。」

我問：「那源頭找到了嗎？她恐懼紅色的原因？」

劉醫生搖頭：「沒有。」

＊＊＊

落落再次來複診的時候，我特意換掉了紅色筆記本，也確認了身上沒有任何紅的東西，跟著劉醫生去旁聽。

落落依然戴著那副特製的墨鏡，這回她連在門診室裡也不願意摘下，抑或說是不敢摘下，可能是上次被我那本通紅的筆記本嚇到了。

劉醫生溫和地說：「沒事，門診室沒有任何紅色，你可以把墨鏡摘下，這是你治療的第一步。」

落落猶豫了一會兒，摘下了。摘下墨鏡後，她顯得侷促不安，看著有些怯懦。

我觀察著她，大概能想像她是鼓起多大的勇氣才來醫院諮詢。

落落穿著很樸素，幾乎沒有任何亮眼的色彩，一身白，連她裸露在外的皮膚看上去也白得過分，一點血色都沒。

我猜想，她可能因為過於恐懼，反映到生理狀態上。為了讓自己免於看到紅色，生理上表現出失去血色的樣子。

其實大部分生理症狀都和心理疾病相關，身體會為了「保護」心理而產生體徵。看到紅燒肉都會怕的人，大概也不吃肉。因為無論是處理肉的過程，還是對肉的血色聯想，都會使她無法進食葷腥，於是整個人更瘦了，單薄得像張一撕就壞的宣紙。

劉醫生問了許多事，落落有問必答，但沒什麼有用的資訊。劉醫生問她開始怕紅色是什麼時候，落落只說是很小的時候就開始了，那時候沒這麼嚴重，漸漸地就這樣了，她也說不清。

行為心理學歷史上有個著名的實驗，叫白鼠實驗。實驗者華生給一個嬰兒展示一隻白鼠，白鼠很可愛，嬰兒想去摸，當嬰兒要摸到的時候，華生突然在嬰兒身後重擊，嬰兒嚇了一跳，收回了手。當嬰兒第二次再去摸白鼠時，華生又重擊，嬰兒又嚇一跳，重複幾次後，嬰兒害怕得不敢去摸白鼠了，形成了「摸白鼠＝受驚嚇」的條件反射。

剛開始嬰兒看到白鼠就害怕，漸漸地，恐懼泛化，他看到任何毛絨玩具、帶毛的大衣都害怕，因為會聯想到小白鼠給他帶來的驚嚇。他形成了「驚嚇＝白鼠＝所有像白鼠的東西」的條件反射。雖然這個著名實驗因倫理問題被後世詬病，但它為我們揭示了條件反射的形成和原理。在條件反射的作用下，原本不具備恐怖意義的東西，經過與某樣恐怖東西的關聯，也會讓人產生恐懼。

一小時的問診，沒問出什麼有用的東西。落落的防備心理很強，但她其實是願意開誠佈公的，她盡力想回答些有用的東西，但怎麼說都是些邊角料，我能看出她的急切和無助。劉醫生寬慰她，哪怕記不起來也沒關係。找不到那隻恐懼源頭的「白鼠」，那就不找了，用認知行為療法，系統脫敏治療就好。

落落離開後，我問劉醫生：「要不問一下她的家長？她不記得，可能家長記得。」

劉醫生一邊整理著桌子一邊說：「不用了，系統脫敏就行。」

我還想說什麼，劉醫生打斷了我：「你就是對精神分析上腦，不是什麼精神疾病都需要追本溯源的。」

我閉嘴了，劉醫生是生物學取向和行為認知流派的，不喜歡精神分析。

突然外面傳來一聲女人的尖叫和跌撞的聲音。我和劉醫生立刻出去，看見落落昏倒在地。她前方有一桶打翻的油漆，兩名在刷牆的油漆工手足無措地看著我們。

＊＊＊

落落是驚醒的，她醒來第一件事，就是去摸臉上的墨鏡，發現它在，才鬆了一口氣。

我問她：「你醒了？現在感覺怎麼樣？」

彷彿是才知道這房間不止她一個人，落落嚇了一跳，看向我，然後搖搖頭說：「沒事。」

我說：「我怕你醒來害怕，就幫你把墨鏡戴上了，會不舒服嗎？」

落落小聲道：「不會，謝謝了。」

我說：「這裡是劉醫生的休息室，你沒有辦住院，突然暈倒，也只能讓你在這兒休息了。」

落落說：「麻煩你們了，我現在就走吧。」

我說：「不急，你再休息會兒吧，外面油漆工還在施工，是出去的必經之路。」

落落聽到油漆工一僵，不再堅持。

我看了她一會兒，問：「那桶打翻的，是白色的油漆，你也會害怕？」

落落不說話。

我說：「你戴著墨鏡，其實看不出是什麼顏色的油漆，你把它們認成什麼了？」

落落似乎很緊張。

我試探著給她遞了一杯水，她接了，但我沒錯過她片刻的抗拒和後退。

我心裡已有推測：「那攤油漆，你以為是血嗎？」

落落一愣，低著頭不說話，但身體反應已經出賣了她，她似乎聽到這個字就忍不住戰慄。

我問：「落落，你是不是有暈血症？」

落落呆了一會兒，問：「我，我有暈血症嗎？」

我笑道：「我在問你呀，你平常看到血，會不會覺得頭暈、呼吸急促、心悸，或者像這次一樣直接昏厥？」

落落似懂非懂地答道：「好像經常這樣，對紅色就會這樣，血也是紅色的，我以為就是正常的。」

我想了想，換了種方式解釋：「你平常戴著墨鏡，哪怕看到紅色的東西，你也不會發現。但油漆或者水之類的，你會有比較強烈的聯想，正因為戴著墨鏡不確定顏色，你就會立刻聯想到血，然後引發難以忍受的生理反應。」

落落點點頭。

我進一步試探道：「你對血，比對其他紅色的東西更敏感。」

落落想了想說：「好像是這樣的。」

我說：「你父母或許也有暈血的情況嗎？」

落落沉默片刻道：「我爸爸有。」

那大概可以確定了。暈血症通常都有家族史，具有遺傳性，後代會遺傳對血和傷害有強烈反應的迷走神經。患者在受到刺激時，會降低血壓來平衡高血壓，導致腦血流量暫時減少，大腦供血不足，產生暈厥。它是一種特定恐怖症，源頭是對血的恐怖，進而可以發展成對一切與血相關的事物的恐怖——紅色恐怖。

關於落落恐怖症的那隻「白鼠」，我可能找到了。

我讓她休息，打算去跟劉醫生說這個推論。我看她還侷促地坐在床上，便溫和地說：「劉醫生下班前都不會過來的，這房裡我已經收拾過了，沒有紅色的東西，你可以安心摘下墨鏡。等油漆工完工了，我會來喊你的。」

落落猶豫了一會兒，點點頭，摘下墨鏡。她對我稍微敞開了點心扉，開始信任我了。

我正想跟她再多說點話，卻見她猛地轉頭看向窗外，那裡不知何時飄出來一根紅色的尼龍繩，應該是繫什麼東西的，上面滿是雜灰，被風吹斷了，只有一小截飄到窗前來。一般人根本不會注意它，因為太常見了，而且它飄的幅度如此細微，我根本沒發現它。

落落瞪大眼睛看著那根紅色尼龍繩，又開始面色慘白，呼吸急促起來。

我連忙過去拉上了窗簾，再回頭時，落落已經重新戴上墨鏡了。

我看著她驚魂未定的模樣，想到剛才那根尼龍繩，一瞬間感覺好像有什麼不可抗力在阻止著落落對世界敞開心扉。我分不清這是我的體感，還是我共情到了此時的落落，剛摘下墨鏡對我信任了一分的她，又被世界趕了回去。

＊＊＊

我去跟劉醫生交流了暈血症的推論。劉醫生沒說什麼，也確實沒什麼能說的。如果源頭是暈血症，那精神分析就沒有大用，因為它更多是基因和生理作祟，後天原因不大，還是得用系統脫敏來干預。

諸如此類的特定恐怖症，比如自然環境恐怖症，對風害怕，對雨害怕，對水害怕；或是對特定情境的恐怖，像是隧道、橋梁；或是對某種動物的恐怖，需不需要治療，其實也要看當事人的需要和決心。不少人是可以終身帶著這一障礙過上基本正常的生活，盡量把影響控制在可以忍受的範圍內，但落落的恐懼泛化如此嚴重，明顯是無法靠自己忍受了。

再一次約定的複診日，落落沒有按時到來。她出車禍了，在醫院。

我下了班立刻去了她在的醫院，雖然劉醫生說聽電話她似乎沒事，我還是很不放心，因為車禍，血，傷害的聯想，車禍給落落造成的心理創傷應該比生理創傷嚴重。

到那兒的時候，落落一個人坐在病床上，臉上戴著墨鏡。

其他床的病人不時看向她，覺得她有問題，在室內戴什麼墨鏡。

落落看到我有些驚訝，也有些高興。我發現不過一週沒見，她更瘦了，更白了，面上有某種灰色的崩潰感。落落說她只是被嚇到了，車沒碰著她，就是摔倒後有點擦傷。

我問：「見到血了嗎？」

落落點頭：「墨鏡摔掉了，看到了一點。」

我問：「當時尖叫了嗎？」

落落似乎有些難堪，答道：「我不太記得了，應該叫了，還挺誇張的，所以司機嚇了一跳，以為撞到了。」

我幾乎能想像當時的畫面：落落昏倒後被司機送來醫院，一通檢查後發現沒事，司機的怒意就上來了。他懷疑落落是在碰瓷，雙方在醫院一通鬧，落落什麼都沒追究，也吵不過，司機罵了一陣就走了。

我坐著聽了會兒，落落顯得有些侷促，她好像不太會應付來客。她臉上的崩潰感太強了，強到掩住了她想招待我的眉目。

我問她：「落落，你在絕望什麼？」落落一愣，什麼都沒說。我問她要不要出去走走，在病房人多也不好聊關於她病情的事，她猶豫了片刻答應了。

我攙扶著她走到廊上，找了一處乾淨的位置坐下。落落顯得格外謹慎，走得很慢，看得很慢，非要把那排椅子裡裡外外全都看清楚了，確認沒有一點可疑的地方才坐下，顯得疑神疑鬼。

我是理解她的。恐怖症本質上是一種焦慮障礙，無論看到還是看不到刺激物，患者都會一直處於神經緊繃的焦慮狀態，因為不知道刺激物何時會出現而惴惴不安。

剛坐下，落落就驚聲叫了一下。我看過去，她的腳上有一道很小的劃傷，細小的血珠冒了出來。儘管戴著墨鏡，落落依舊難以克制地驚呼了好幾聲，我立刻拿出紙巾去捂住，落落卻崩潰極了，她拿手捂臉，大喘息著。這麼點血，絕對不至於讓落落有此反應，她像是積壓已久再也受不了，先前臉上的崩潰，此刻爆發了。

我問：「怎麼碰傷的？」

落落連連搖頭說：「不知道，我根本沒注意。」

我接著問：「你經常磕傷碰傷嗎？」

落落混亂地點頭，有些語無倫次：「我是不是見鬼了啊，怎麼總是這樣，怎麼總是要讓我看見。」

她說得不清不楚，我卻瞬間會意了，說：「你是不是常覺得，好像無論怎麼努力，都無法避免看到你害怕的東西，越怕越來，像宿命一般，有什麼東西推著你，非要讓你看到？」

落落驚悚地看著我，更語無倫次了：「是這樣的，是這樣的，穆醫生，你怎麼知道的？」

我說：「我從你身上感受到的。」

落落臉色灰敗，呆呆地放空著自己。

我想了想，道：「其實，不是宿命，可能是基因。」

落落木訥地轉頭看我。

我說：「我給你介紹一種說法吧，它對我影響蠻大的，叫基因—環境理論，也許能給你解釋宿命這件事。」

基因—環境理論，說的是人的基因會對人所創造的環境產生很大影響。拿暈血症來舉例，暈血症會遺傳對血和傷害反應敏感的迷走神經，而被遺傳的人，他的性格特徵裡會有比較明顯的衝動傾向，容易與人衝突，或者大大咧咧，不注意就會被磕到碰傷；或者好奇心過旺，看到街上的車禍現場，總要忍不住進去觀望，於是經常會看到血。

我最後總結道：「你的基因會不斷促使著你去面臨這些場景，好讓自己得到顯現。」

落落聽得茫然。

我再次解釋：「我發現你特別敏感，有一點風吹草動都要注意。那天在劉醫生的休息室，你會留意到一根常人都無法發現的纖細尼龍繩。而你這次車禍，我雖然不太清楚過程，但可能是你過馬路瞻前顧後，尋找能威脅到你的東西，沒有分出注意力去避免意外。」我說：「你總是高度專注於各種需要防備的東西，但是你越這樣，就越容易受傷，好像真的有什麼不可抗力在推著你，你越來越絕望。」

落落抓住我的手問：「那，那怎麼辦？」

我安撫她說：「基因的事，一出生就定了，但它不是宿命，我們想辦法解決就好了。你別絕望，沒有誰在把你往地獄趕，只要你意識到這個問題，肯定會有所改善的。」

落落有些恍惚，在嘴裡喃喃著「基因」兩個字，然後再沒說話，面上的灰白，並沒有褪去。

＊＊＊

離開前，我問她：「你跟單位請假了吧，這次打算休息幾天？」

落落搖頭：「我辭職了。」

我一頓：「什麼時候辭的？」

落落低著頭說：「去年就辭了。」

「因為恐怖症嗎？」

落落點頭道：「有點原因，我跟同事關係也不好，他們覺得我矯情，動不動就大驚小怪，怕這個怕那個，還整天戴墨鏡。」她身上那股恨不得把自己隱身起來的羞恥感又出來了，說這話時她聲音細如蚊蠅，似乎是覺得這麼說出來，自己確實很矯情。

我沉默。世人對他人的痛苦是沒有想像力的。

我看了她好一會兒，說：「你是不是也覺得，你有病，是你錯了？」

落落沒說話，但表情說明了一切。

我把手放在她的肩上：「你是錯了。」

落落瑟縮了一下。

我繼續說：「在很多人眼裡，有病就是錯的。你不快樂就是你有問題，你陰鬱你有問題，你不合群你有問題，你大驚小怪你有問題，你有病你有問題；而你有問題，你就是錯的。」

落落的嘴抿成一條線，顫抖道：「可是我有很努力忍……」

我打斷道：「努力沒用，他們不在乎你的努力，只在乎你的呈現。」

落落頭低得很低：「那我能怎麼辦。」

我摸了摸她的頭髮，說：「人們對痛苦是懶惰的，只要不在自己身上，能推多遠推多遠。既然無法讓整個社會認知都改變，那變的只能是你自己了。你只能帶著這分『錯誤心』來醫院看病，等著醫生慈祥地告訴你你沒錯，等治好後，再鼓起勇氣，回到社會中去，接受人們的判決。」

我看著她：「你把判決權交給他們，那你一生，都只能不斷地經歷錯。」

落落站在那，顯得更單薄了，好像一陣夜風就能把她刮走。

「落落，把判決權拿回來吧。」

她沉默許久，忽然哭了起來，大哭，說她已經很久沒敢哭了，她給別人添了太多麻煩，連哭都是沒有底氣的，是矯情的。

我拍著她，安慰了許久。

她哭完後離開的背影好像有點顏色了，不像以往那麼蒼白了。

想來，那種蒼白，或許也是被這五彩斑斕又理直氣壯的世界給驅逐出去的。

＊＊＊

落落開始治療了，系統脫敏，直接針對血液進行脫敏。但礙於暈血症的症狀，為了防止落落受不住暈倒，脫敏層級必須分得很細，逐一暴露，進展很慢。三次之後，劉醫生的眉頭裡可以夾死蒼蠅了。

我問：「一點用都沒有？」

劉醫生不說話，就是默認了。

「不會吧，她的治療意願還是挺強的，怎麼會沒效呢，只要多做暴露訓練，一般都會起效啊。」

劉醫生把病案丟在我面前，說：「你看下這個。」

我拿過看了起來，是落落的基礎病案。隨著接診次數的累積，現在已經有點厚度了。我看到最後一頁的家庭關係上用紅筆標著「更正」兩個字。我一愣，瞪大眼睛不可置信：「落落是養女？不是她父母親生的？」

我呆了好一會兒：「那她的暈血症？她應該沒有遺傳到啊。」

劉醫生點頭：「她父親那輩往上，確實有暈血症的家族史，但她是領養的，她不應該有。」

我試探著問：「那有沒有可能，她親生父母也有暈血症，然後……」

劉醫生冷哼一聲：「有啊，這世上什麼沒可能啊，那你覺得這可能性大嗎？」

我不說話了，我們都知道，這不是可能性大不大的問題，而是，養父有暈血症，卻「傳染」給了養女，這個聯想才是關鍵。

我立刻腦袋嗡嗡，那之前所有的猜測，全都推翻了，落落的紅色恐怖症源頭，不是暈血症。

那她為什麼這麼怕血？我想起了那日在醫院，我給她介紹基因—環境理論，她雖然驚訝認可，但並沒有豁然開朗的表現，看來是因為她根本就知道，她身上不存在遺傳到的迷走神經。

我有些疑問：「不是，這麼重要的資訊，她怎麼不說呢？」

劉醫生不語。

我轉身就走，說：「我去問她。」

劉醫生立馬喊住我：「穆戈，你別過分捲入患者，影響專業度。」

我頭也不回道：「她又不是我的患者，是你的啊，我以朋友的角度問。」

劉醫生翻白眼：「你真是冥頑不靈。」

＊＊＊

我去問了落落，她說以為不重要，就沒說。我又問我說到基因的時候，她為什麼不反駁，落落低著頭道：「覺得你說得挺有道理的，而且你說我的能動性是關鍵，我以為沒必要說。」

面對這樣的回答，我也不知該說什麼了，只好再細緻地問她關於領養的事。

落落是在四歲前被領養的，養母沒有生育過，家裡只有她一個孩子。當問到她和養父母的關係時，落落支吾了一會兒說還可以，不好不壞，現在就是各顧各的。再往下細問，落落就想不起來了，她童年的記憶十分零散，甚至都拼湊不完整。

什麼都沒問出來，我當下感受到了劉醫生的無奈。落落看起來非常配合，治療動機很強，但幾乎無法從她嘴裡得到有用的消息。關鍵是她沒有想隱瞞，她也很著急，她的潛意識，一定有什麼在阻撓她說出有用的東西來，潛意識在保護她。

我沒再逼她，渾渾噩噩地把她送走了，落落看我眉頭緊鎖的樣子有點緊張，像是很怕我放棄她，離開醫院時一步三回頭。為了讓她安心，我便一直站在醫院門口，直到她消失在路的盡頭，再也看不見我。

之後的幾天，我一直在想落落的事，怎麼想都沒有頭緒，她明顯是對血和傷害的恐怖反應更強烈，但她沒有暈血症。

想了好幾天後，我去找了齊素。齊素雖是患者，但見識非凡，在患者的症狀上有獨到理解，經常能點撥我，導致我現在養成了有問題就去請教他的習慣。

活動時間，其他患者都去活動室了，齊素一個人坐在屋裡看書。

我敲門，他頭也沒抬：「這回又是什麼？」

我好奇道：「你怎麼知道是我？」

齊素翻了一頁書說：「整個病區進患者房間會敲門的只有你。」

我嘿嘿一笑，走過去說：「呀，齊大仙這是誇我了？」

齊素抬起眼皮說：「別叫我這個。」

我笑著說：「你不收徒，不讓我叫你老師。除了這個，哪還有尊稱配得上您？」

齊素沒理我的馬屁，放下書道：「直接說吧。」

我恭敬地坐下說：「恐怖症患者，紅色恐怖症，我找不到源頭，明明以為找到了，又像找錯了……你說讓我試著極致共情，那她的恐怖症，我要怎麼極致共情？我不怕紅色啊。」

齊素問我：「那你怕什麼。你最恐懼的東西？」

我想了想答：「蜜蜂，還有鯊魚。我想過無數次，如果有一天鯊魚會飛了，我就立刻自殺。」

他哭笑不得，問我：「你為什麼怕鯊魚？你被鯊魚咬過嗎？」

我擺擺手說：「哪能啊，被咬過我還能站這跟你嘮嗑？就是小時候電視裡看的，什麼淡水湖鯊魚，吃人太可怕了，童年陰影嚴重……」說到這我一愣，停住了，豁然開朗：「你是說……」

齊素笑而不語。我激動了，恨不得把他抱起來轉圈。落落的恐懼症是習得的！是習得的！我怎麼忘了，有的恐怖症，根本不需要親身經歷，而是虛假習得的！

落落的紅色恐怖症源頭確實是暈血症，但這暈血症不一定是遺傳的，而是習得的。

打個比方，一棟樓裡，電梯出了事故，夾死了人，死相慘烈，看到這一幕的人肯定會留下陰影。儘管他沒有親身經歷過電梯恐怖事件，但他看到了，習得了對電梯的恐怖症。而隔壁的一棟樓，沒有親眼看到，但聽說了這件事，聽說了死得慘烈，他們從聽說中習得了對電梯的虛假恐怖。再放遠了，看電視新聞的我們，我們既不在現場，甚至可能住在沒有電梯的地方，但依舊能從這些帶有警告色彩的文字中習得對電梯的恐怖。

就像我害怕鯊魚，我從未被咬過，甚至沒見過真的，但不妨礙我對它怕得深沉。落落雖然不具備暈血的遺傳特質，但她一定從哪裡習得了暈血症，而離她最近的一個暈血症患者，是她的養父。

是什麼，讓落落習得了養父的暈血症？

我剛想繼續問齊素，劉醫生走了進來，語氣不善：「你又在教她什麼？」

我一愣，回頭，卻見他這句話是對齊素說的。

齊素朝劉醫生點了點頭，沒說什麼。

劉醫生把我領走，路上他說：「你不要再來找他說話。」

我問：「為什麼？」

劉醫生不說話。

我說：「劉醫生，你是不是認識齊素？」

劉醫生說：「他是患者，我當然認識。」

我說：「我是指，在患者之外。」

劉醫生像沒聽到，沒回答我的問題。

我說：「你不給我合理理由，我無法接受，和患者溝通本來也是我實習的目的之一啊。」

劉醫生說：「理由？整個醫院，誰都可以跟他說話，你除外。」

他這話讓我驚到了：「為什麼我除外？」

劉醫生沒再說什麼，無論我怎麼問。

齊素的問題作罷，我給他講起了我對落落暈血症的新推測。

劉醫生沉默片刻道：「你想給她做催眠？」

我望著他：「您覺得呢？」

直到第二天，劉醫生才給我答案。

＊＊＊

我帶著劉醫生的醫囑去找了韓依依。她依舊一副花孔雀樣，我指著她雜零狗碎的頭髮，身上的掛飾和手上的指甲油等：「全都撤了。」

韓依依氣笑了：「你又皮癢了？我媽都不管我這些。」

我把那醫囑拍她桌上：「患者是紅色恐怖症，你別刺激她。」

韓依依看了會兒單子，道：「知道了，什麼時候做？」

我說：「這週吧。」我跟她把落落的情況大概都說了一遍。

韓依依問：「你懷疑她小時候被養父母虐待過？」

我說：「不知道，也可能只是習得的。」

到了落落做催眠那天，她似乎很緊張，我安撫道：「只是幫你把你忘了的事情記起來，這些事對治好你的紅色恐怖症有幫助。」

落落點點頭，邁進了催眠室。

那天的韓依依，是我認識她以來見過的最樸素的韓依依。催眠進行了很久，韓依依出來時，面色凝重。

我忙問：「怎麼了？」

韓依依說：「有點難，她的防備心很強，哪怕進入潛意識了，也不願意開口，我只好讓她畫下來了。」

她把畫給我，我立刻看了起來，入眼就是滿紙紅。畫上幾乎都是亂劃的紅色條紋，畫技不好，只能算塗鴉，但滿紙混亂的紅色十分扎眼，彷彿每一筆都是劃在人心上。落落下筆非常重，紙都要被劃破了。

從內容看，大概是一個室內，能看出窗戶，也有門。但那窗上、門上、牆上滿是紅色的痕跡，到處都是。明明只是幅兒童畫的水準，卻看得我心驚肉跳。這痕跡是什麼？血嗎？

我問：「中間地上那兩個纏在一起，黑乎乎的兩團是什麼？她的養父母？」

韓依依搖頭說：「不知道，她不說。」

我心裡有了很不好的推測。一個有暈血症的養父，在一個滿是血的屋子裡，當時的場面一定很難看。

我把畫收起來，問：「她人呢？」

韓依依說：「在裡面，醒來就開始哭，我不確定她記起來沒有。二次創傷是免不了了，接下來的你去問吧。」

我愣住：「我？我不行吧……」

韓依依直接打斷了我，說：「怕什麼，人都醒了，又不讓你做催眠。她防備心強，不信任我，我問不出什麼，你去。」

我還在支吾，被韓依依一把推進去了：「你慫什麼？平常上竄下跳，功夫又沒丟。」

被她這麼一推，我心裡的慌張忽然就消失了。一進去我就看到落落還躺在躺椅上，閉著眼，滿臉都是淚痕。我知道她醒了。我走過去坐下，輕聲道：「落落，我是穆戈，你要是能聽到我，動一下眼珠。」等了一會兒，她的眼珠才滑動了一下。我鬆口氣，起碼她願意跟我交流。

我問她：「你剛才畫的，是你幾歲時候的事？」

好一會兒，落落才回應：「四歲，五歲。」

我繼續問：「你能跟我講講嗎，我沒有太看懂。我很關心你過去發生的事，那黑乎乎的兩團，是你的養父母嗎？」

落落點了點頭。

進展還算順利，我接著問：「他們在幹嘛？」

落落等了許久才說：「打架，爸爸打媽媽。」

我深吸口氣：「紅色的，是血嗎？」

落落點頭。

我試探著問：「怎麼會有這麼多血，怎麼都跑去牆上了？是爸爸打媽媽打出來的嗎？」

落落不說話，我便等著，好一會兒，她出聲了：「一部分是，但更多的，是媽媽自己割的。」

我愣住：「自己割的？」

落落接著說：「爸爸暈血，媽媽為了讓他打不了自己，故意罵他、刺激他，讓他把自己打出血來，好讓他暈倒。血不夠多，媽媽就割傷自己，把房間蹭得全是。爸爸見到血就尖叫，然後暈倒，等醒了又更加生氣，一邊害怕，一邊繼續打媽媽，媽媽就故技重施。」

我一時說不出話來，好半天才接著問：「那你呢，你當時在哪？」

落落說：「在自己房間裡。然後被媽媽拖出來，要我看著爸爸，看著那個『畜生』，讓我以後不能找這樣的『畜生』，她逼著我反覆看爸爸驚恐暈倒再醒來的過程。」

我沉默片刻，問：「爸爸有打過你嗎？」

落落搖頭道：「從來沒有。」

我感覺心都在顫抖，說：「他們這樣持續了多久？」

落落說：「到我上小學。有一天是爸爸生日，上學前媽媽就說今晚有驚喜，讓爸爸早點接我回家，那天晚上回家，一開門，爸爸就驚恐發作暈了，媽媽把家裡全部塗上了紅漆。」

我呼吸一窒。

「我就記得爸爸暈了，我也開始尖叫，之後就沒意識了。後來好像鬧大了，是鄰居把我們送去了醫院。那次爸爸差點沒醒來，之後媽媽就後悔了，他們沒再怎麼打過架，也可能是因為鄰居偷偷報警說懷疑他們虐待孩子，員警找來了，他們怕了，只有偶爾爸爸酗酒，才會打罵幾下。」

落落的話匣子打開了，平靜地跟我分享了許多。她說自從那天失去意識進了醫院後，她的很多記憶就開始模糊，創傷記憶被封存了起來。她開始害怕紅色，但不知道為什麼怕，她發現自己害怕紅色的反應跟爸爸很像。

她初中就住校了，高中也是，到了大學就徹底搬出了家，現在除了每年過年，從不回去。

她說，她雖然忘了很多事，但始終記得一個畫面，那是媽媽在控訴爸爸，說她的孩子是被他打沒的，她把落落拉到他面前說：「你喜歡打，把她也打死算了。」她本能地開始遠離這對父母，卻沒想到症狀與她糾纏得如此之深。

＊＊＊

我沉默聽完了全部，明白了落落紅色恐怖症的習得途徑。

她習得的是養父對於血的恐懼，是養母對於暴力的恐懼，是養母利用血進行反暴力的恐懼，是這個家對於紅色的糾纏。雖然她沒有被直接虐待，但對於一個孩子而言，親眼見證這一切，和虐待無異。

講了許久，落落似乎是講累了，終於睜開眼，但眼神很是木訥。

我輕聲問：「那時看著他們的你，心裡想了什麼？」

落落喃喃道：「想了什麼？」

我提示說：「有沒有感到自己無能？什麼都做不了，阻止不了？」

落落愣了好一會兒，眼淚又下來了，她點頭：「有，特別，特別討厭只能站在那看的我，我希望他們別打架，可我什麼都做不到。」

我輕撫著她的頭：「這可能就是你系統脫敏無效的原因。你潛意識裡在懲罰自己當時的無能，阻止自己變好，因為他們還在深淵，你怎麼能獨自離開那裡。」

落落哭得上氣不接下氣，又問出了那句話：「那我怎麼辦？」

我拍著她說：「你要意識到一點，在深淵的你，不是在陪著他們，只是在拖累自己。你要先上來，才能去拽他們，淵底的人，是救不了淵底的人的。」

落落似懂非懂地點了點頭，她從躺椅上起來了，和我一起出了催眠室。

目送落落離開後，韓依依扶了我一把，我一頭霧水地看向她，她道：「你剛差點摔了。」

啊？我要摔了我怎麼不知道？

韓依依皺眉說：「你現在有每週接受督導嗎？處理你的負面情緒。」

我搖頭說：「我暫時還不需要吧。」

韓依依眉頭緊鎖道：「你之後每週來找我一次。」

我一頭霧水。我瘋了還是她瘋了，我倆老死不相往來才是正常劇本。但看她一本正經，我還是點頭了，去嘛，也是不可能去的。

這次之後，落落的系統脫敏開始有作用了，而且進步神速，劉醫生能夾死蒼蠅的眉頭終於放下來了。

我每次都在脫敏室外面等她，雖然她出來時總是小臉慘白，但看到我又會露出大大的笑，然後跟我分享過程和心得。

到第四次的時候，發生了一個不大不小的意外，脫敏室前不知道被誰潑了一桶紅油漆，樣子非常像血。

我去晚了一點，到的時候正碰上落落開門出來，看到那攤紅油漆。

驚恐迅速爬上了她的臉。她已經不在醫院戴墨鏡了，這種突然遭遇的「血」和脫敏室有準備的層級脫敏血物不同，她毫無防備，措手不及。

我急得大喊：「落落你已經快好了，你已經不是兒時那個對血無能為力的孩子，你現在能跨過去的，用二十七歲的你來對待它，而不是四、五歲的你！」

落落死盯著那攤「血」，呼吸急促，面色慘白。

她盯了許久，一直在吞咽口水，然後努力保持鎮定地從旁邊走過。

我鬆了口氣，卻見她又走回去了，手上還拿了根拖把。

她把那攤紅油漆給拖掉了，拖得很慢，但乾乾淨淨。

這一幕讓我差點哭出來，這是她在自證，二十七歲的她，會這樣處理血。

她確實長大了，不再那麼無助無能，她能夠抹掉過去的傷害，抹掉那個深淵。

她真勇敢。

我跑去誇劉醫生，紅油漆這一齣雖然冒險，但效果很好。

劉醫生一臉疑問，說什麼紅油漆，不是他做的。

我有些奇怪，不是劉醫生，那是誰？能在脫敏室門口潑這麼大一攤油漆，肯定是醫院裡的人。但患者太多，醫生太忙，誰也沒精力管這麼個小烏龍。

之後，我買了點小零食打算去孝敬我那有實無名的師傅，沒想到在那裡看到了一個熟悉的人，韓依依。

韓依依在和齊素說話，看樣子，對齊素似乎很恭敬。我心裡的疑惑更多了，劉醫生和韓依依都認識齊素？但劉醫生明顯對齊素的態度是多有不滿，韓依依就恭順多了。

我等到韓依依離開才進去，也不提剛才看到的那幕，把零食往前一遞，道：「齊大仙兒，您笑納。」齊素也不客氣，接過就拆開了，放在一邊。

我舒坦地坐在他身旁，伸手拿零食吃，和他聊些不著調的事，聊著聊著突然問了他一句：「哎，齊大仙兒，極致共情，是不是你的人生態度啊。」

齊素笑道：「算是吧，你的呢。」

我想了想：「我的啊，跟你差不多吧……永遠對他人的痛苦保持最大的想像力。」

齊素一頓。

我說：「我希望我永遠不會對痛苦麻木，永遠敏感。」

齊素沉默了好一會兒：「可如果這樣，你就會永遠承載更多痛苦，別人的風吹草動，在你身上可就是刮龍捲風，別人身上刮龍捲風，那你就直接四分五裂了。」

我點頭道：「是吧，不過每個人都有自己的天性和使命，這可能是我的天性吧。哎，齊大仙兒，你說會不會有人生來就適合承載痛苦？」

齊素的嘴抿成一條線：「沒有這種人。」

＊＊＊

落落做了十次脫敏之後，劉醫生終於宣佈她康復了。她一時沒有反應過來，羞怯地問還可以再來嗎？劉醫生不客氣地說：「來啊，你復發了，或者又得什麼精神病了，歡迎再見。」

落落於是閉嘴了。我在一旁白眼翻上青天，劉醫生真是「金剛直男」，祝福他單身，直到宇宙毀滅。

我送落落出院，落落眼眶又紅了。我理解她是害怕的，從今天起，這個能包容她一切的醫院就要和她揮別了，她又要回到那些社會判決中去。我拍拍她，笑道：「不怕，你已經把判決權拿回來了。」

落落點點頭。

我退後一步，朝她揮手：「哪怕這個判決權現在在你手裡，它可能還會溜走，你要不斷地和社會去爭奪它，不斷地為二十七歲、二十八歲、三十歲、四十歲的自己去爭奪對的立場，不要把它讓給對痛苦毫無想像力的人，他們不配。」

落落鄭重點頭，目光堅定了些。她邁著溫和小巧的步伐離開，謹慎卻又終於大膽地開始看這個世界。

【精神衛生中心　住院記錄】

入院時間：2015.8.15　17：30

科　室：門診室	病　區：	床位號：
姓　名：黎落落	性　別：女	年　齡：27
監護人：趙琦	關　係：養父	住院號：531

主述

恐懼紅色物體，無法正常生活。

個人史

患者既往體健，病前性格溫和。親生父母不詳，被現任父母領養。養父患有暈血症。

病程和治療

患者長年不明原因的紅色恐懼，見到紅色物品時會受驚嚇。包括紅色的衣服、食物、顏料、自己的嘴唇等，對紅色液體恐懼尤甚，嚴重時可致昏厥。

精神檢查

定向力好，邏輯清晰。時間地點等對答貼切。對鮮紅色有明顯強烈的恐懼情緒，伴有無法控制的自主神經症狀，部分記憶缺失。

初步診斷

紅色恐怖症

簽名：劉祀　2015.8.15

12 壓抑的性欲望——強迫症

我輪值到CDC隨訪出院病人時，參加過一個康復患者的相親。她叫淑芬，三十四歲，離異單身，病症是精神分裂伴隨嚴重強迫症。我隨訪時她已經出院一個半月了。

這場相親非常尷尬，我幾乎是如坐針氈地度過了一小時二十分鐘，雖然兩名當事人都無知無覺。媒人介紹來的男方，也是個患者——精神發育遲滯（也就是俗稱的智力障礙）。我本以為照淑芬的性子，應該會當場給人難堪，我都準備好善後了，結果沒有，她很安靜地看著對面的男人。

四個月前淑芬入院，主訴是精神分裂和強迫症。她是個海歸，在國外讀研時因為病情而肄業，回國後做了一名幼教老師，沒做多久，也離職了。她身上有種文化人的精緻氣質，主要突顯在遣詞造句上。哪怕住在精神病院，她也要顯出一副與眾不同來，似乎跟身邊這些患者有雲泥之別。

我和她聊過一次後，就再沒第二次。她的姿態讓我無法和她聊出什麼有效內容。

她是遭了「閹割」的文化人，沒能在國外修學畢業是她心裡的一根刺。她於是更濫用那股子文化特質，像撒野一樣四處控訴，控訴這身讓她肄業的病。醫院也被她搞了連坐，好像她發病跟這滿聚精神病患的醫院脫不開干係。她的臉上常布陰雲，對主治醫生都不冷不熱，每次聊完拔腿就走，生怕醫生與她攀談一般。我旁聽過一回，見識過她把主治醫生堵得啞口無言，臉上露出輕蔑。

總而言之，淑芬似乎很擅長讓女人「討厭」她。大概是發現了這點，淑芬的主治醫生從女醫生轉介給了男醫生——劉醫生，治療順利了些。

她的精神分裂，陽性症狀不明顯，陰性症狀稍多些，治療還算順利。至於強迫症就複雜多了。來醫院前，她在家總是一天幾十次地開關冰箱門，懷疑冰箱會漏電要爆炸。她總是忍不住把手指伸進家門外卸了的門鈴洞，一天好幾次，只要看到那個洞就要伸進去，想確認裡面有沒有電。不只如此，她還破壞整個社區的門鈴，非要把別人家的門鈴也鑿個洞。

她來精神病院，是社區居委會送來的。那時她在發瘋，用一把螺絲刀搗碎了別人家的門鈴。工作人員把她綁起來，送到醫院來。那是我第一次見到淑芬。她披頭散髮，穿著睡衣，手上攥著一把螺絲刀，刀頭對準掌心，捏得過於用力，手心都扎破了。

那時難堪極了，但她臉色不變，目光如鷹，在那種窘境下也保持了一分高傲。我試圖讓他們鬆綁，剛上前一步，她的螺絲刀就朝我飛過來，我躲得快，只擦到一點耳朵。她那奮力一擲像是警告，拒絕我的「施捨」。

她住院之後也不太平，我們總是收到患者投訴，說淑芬大半夜對著滿病房的人教書，但靜悄悄地，不發出一點聲音。她把手指當成教棒，指著床位上睡著的患者，或訓或笑。患者醒來，看到床邊站著一個女人，在黑暗裡拿手指著自己，不知道想做什麼。護士被尖叫聲吵醒好多次，反覆確認了正門外的監控，才確信淑芬沒有傷害的意圖，她只是在「上課」，抽「學生」起來回答。

我看了那個監控視頻，挺瘆人的，小栗子也嚇到了，對著視頻爆了句靜音粗口。但他本人對淑芬印象很好，他是顏狗，淑芬長得很有韻味，而且她那清冷高傲的文化氣質，最能鎮住小栗子這種涉世不深的小男生。

淑芬雖然沒給小栗子什麼好臉色，倒也沒拒絕小栗子偶爾的鞍前馬後，她似乎很習慣男性的諂媚。習慣，並蔑視。我觀察過她，除了蔑視，她的眼裡還有些別的東西，像在討要什麼，又因為自己刻意偽裝，不願承認而轉為更明顯的蔑視。

見我反覆看那段監控，小栗子不解地問我有什麼好看的。

我又倒放一遍，問：「她在幹什麼？」

小栗子說：「上課啊，這麼明顯，她之前不是幼教嗎。」

我繼續問：「這像不像一個儀式？」

小栗子不解：「啊？」

我指著螢幕說：「她反覆在夜間重複上課這個動作，其實是個強迫儀式，而所有強迫儀式和動作，都是為了壓抑和驅逐心裡某個不被接受的強迫思維或想法。強迫症的核心是想法，而不是行為，是某個想法需要被壓抑，症狀才會如此嚴重。」

「你說她不停地重複上課的儀式，是為了驅逐什麼想法？包括她搗碎門鈴洞和開關冰箱？」

小栗子一聽這些就頭大，「我怎知道，你問劉醫生去。」

我聳肩說：「算了吧，我對她沒興趣。」

＊＊＊

相親是淑芬的社區居委會安排的。

淑芬夜裡的「授課」行為嚴重打擾其他患者，她又遠沒有到需要住重症病房的程度，加上她本人的出院意願強烈，精神分裂症狀控制得較好，劉醫生便批准她出院了。出院後，淑芬的病案轉去了社工部，歸社區康復患者的科室管。負責她的是王醫生，一年要對她進行幾次隨訪。

淑芬住的是老小區，住戶不多，又都住了很久，鄰里聯繫很緊密。淑芬一家在社區裡備受關注，淑芬四五歲死了爹，母親沒再嫁，社區裡很多人熱心給她母親張羅過，都被拒絕了，一些人就開始說她母親不識好歹。而如今，三十四歲的淑芬，結婚還不到半年，就相繼患病、退學、失業，三年前也離婚了，還在社區大肆發瘋，她家可以碎嘴的事情太多了。

王醫生帶我去做過隨訪，居委會的人很熱情地拉著我們說三道四。從他們口中，淑芬被形容成了一個像是會放火燒樓的瘋女人，他們說起來的語氣埋汰裡有著些恐懼，好像光是說出來就會被燒了頭髮。他們私下裡都叫淑芬「瘋女人」。

「這個女人什麼都做得出的！她瘋的！」也有人罵她狐媚精，是個下賤胚子。但當問到她做什麼下賤事了，又沒人能說得上來，有名婦人一口咬定，淑芬就是在勾引人。

淑芬出院後，熱心的居委會又上門為淑芬張羅相親，他們認為有個男人管著她會好一點，認定淑芬是狐媚精的婦人尤為支持。但淑芬的母親拒絕了，她和淑芬有種類似的高傲，對精心栽培的女兒寄予很高期望。她素來活在別人的指點下，淑芬的優秀是她嘴邊的依仗，時間久了便也眼高於頂，覺得一般人都配不上女兒。後來淑芬患病、退學、離婚、失業一系列變故相繼發生，她儘管崩潰，卻依舊死守著那條高貴的線，認定社區裡介紹不了什麼好人來，索性寧缺毋濫。

居委會的人就不舒服了：「你不要自說自話呀，你起碼要問問淑芬，她現在這副德行，年紀又大了，婆家真的很難找的。也就是我們好心才幫她張羅，你這個樣子是打算讓她老了跟你一樣孤苦無依嗎，沒有這樣子做娘的。」

淑芬母親被戳中痛處，臉刷白，居委會的人還要說，被淑芬趕走了。

她倒也沒說什麼過激的話，只是問了她們幾個問題。

「為什麼女人一定要結婚？」

「結婚真的這麼好，你們為什麼不把時間花在你們丈夫身上而總來我這嚼舌根？」

「是你們自己不幸又不敢離婚，所以看不得逃過一劫敢於離婚的人嗎？」

居委會的人是罵罵咧咧走的，之後又在社區裡大肆宣傳淑芬的「病入膏肓」，她們理解不了淑芬的女性獨立自由思維，只把那當成是病，當成沒有婦道。

我和王醫生去的時候，被她們拉著好一通說道，問了好幾遍，淑芬這樣需不需要送回醫院去啊。勸退那些居委會大媽後，我和王醫生在社區裡撞上了一個人。他人高馬大，雙眼上斜，鼻樑和上顎扁平，嘴小，典型的精神發育遲滯長相。當時他正捧著一隻死鳥，頭部僵著，橫衝直撞地走，完全不看路。

他和死鳥一起被撞倒在地上，王醫生扶起了他。我撿起那隻死鳥，還給他。

王醫生職業病犯了，想溝通瞭解他的病症情況，但他並不配合，捧著那隻死鳥急於離開。

我問：「你要去埋葬它嗎？」

他有些艱難地開口：「要飛，六樓。」

他的語言功能顯然不好，只具備單個詞彙的表達力，構不成句子。我初步推測，他的智商應該在九歲以下。我理解了一會兒才道：「你要去放飛它？飛去六樓？」

他很用力地點頭。

我說：「可它已經死了，它飛不了。」

他無法理解，執拗地要離開。我看向他來的方向，那裡有棟通體玻璃幕牆的樓，鳥不知那是鏡子，以為是天空，飛過去，撞死了，落到地上。他應該就是在那裡撿的死鳥，他以為它們能飛。

我想再問點什麼，居委會的人就過來了，聲色俱厲地打掉他手裡的死鳥，嫌丟人似的把他藏到她們身後：「他就這樣，傻的，講了幾次死鳥不能摸，有細菌，不聽的……醫生別誤會哇，我們社區也就兩個有病的，別的都挺正常的，就這個傻子和那個瘋女人。」

他們給他取了個綽號叫「傻子」。

「傻子」趁機撿起鳥逃跑了，跑到一半又跌跤了，死鳥和他一起摔在地上。

＊＊＊

王醫生是個熱心腸，對待康復患者春風化雨，就是人比較虎。他一向在康復患者中很受歡迎，奈何這回碰上了個鐵板，淑芬不怎麼領情。王醫生不死心，跑去諮詢淑芬的主治醫生劉醫生。

劉醫生和他正相反，能避事就避事，性子冷說話毒，所以特別不待見熱情如火的王醫生。只要劉醫生沒問診的工作安排，身後總有只喋喋不休的「王尾巴」跟著，鬧得他煩不勝煩。幾次之後，但凡老遠響起一句：「老劉！」劉醫生總是起身就走，能躲就躲。

小栗子樂顛顛地對我說：「感覺劉醫生看到王醫生，比看到你還煩呢。」

王醫生試著邀請淑芬來參加讀書會、戲劇心理治療等康復活動，幾番努力之後，淑芬來參加戲劇心理治療。

文化人淑芬會被戲劇心理治療吸引，不奇怪。

來了之後，對誰都眉高眼低的淑芬，卻和裘非關係不錯。裘非也是康復患者，是戲劇心理治療小組的長期成員，愛好寫作，很有才氣，出院後經營著自己的公眾號，他曾通過戲劇心理治療克服了長達十五年的心理創傷。

裘非是個寡言的人，臉上表情不多，但和淑芬很能聊，兩人經常在戲劇心理治療休息間隙，坐在一起說話。淑芬用這種方式，將裘非和她與其他康復患者劃分開來，明晃又隨意地顯示著，這裡除了裘非，她誰也看不上。

我每次去探望裘非，只要發現淑芬和他站在一起，我就不過去了，一個人坐在旁邊。幾次之後，他就會自己走過來，然後按照約定，朝我扯起一個僵硬的笑。為了調動他的情緒能力，我和他約法三章過，他看到我必須笑。

我問他：「怎麼過來了？」

裘非沉默片刻說：「你不喜歡淑芬。」

我一頓，裘非是很敏感的。我說：「你交到了新朋友，我很為你開心。」

裘非點頭。

我笑道：「去吧，別把新朋友晾太久。」

裘非站了一會兒，就回去淑芬那兒了。看著他的背影，我有種兒大不中留的悵然。我跟小栗子這麼說，他滿不在意道：「至少你這當媽的開明，沒有因為個人喜好，阻撓兒子交友啊。」

＊＊＊

過後沒幾天，居委會來了電話，說淑芬答應相親了，問我們有沒有人可以介紹。

居委會可真不客氣，這種事也想麻煩CDC。這本不在我們職責範圍，禮貌回絕就是了，奈何接電話的是王醫生。王醫生真是有點虎，還真張羅起了這事。他來找我，說淑芬和裘非相處得不錯，讓我去打聽一下裘非的意願。

「裘非和淑芬不是關係很好嗎，裘非都快三十了也沒談過戀愛，現在康復狀態穩定，可以想想個人問題了。你信我，我不會看錯的，裘非肯定對淑芬有意思，不然他這麼沉默寡言的人，能和淑芬聊這麼起勁嗎。」

我道：「那你自己怎麼不去問？」

王醫生說：「你和他關係好啊，這事不能公事公辦，我去問就特別像任務，你問就是朋友的關懷，性質不一樣。」王醫生真能叨叨，跟我掰扯了半天，我當即感受到了劉醫生被「王尾巴」支配的恐懼，躲不過，我只好硬著頭皮去了。

我尷尬地問完裘非，裘非沉默片刻，笑了起來。

我有些微驚訝，因為從沒見他這麼自然地笑過。看來交朋友確實讓他的情緒感受力提高了很多。

裘非認真地看著我說：「穆醫生，我和淑芬就是朋友，沒別的意思。」

我說：「好的我明白了，我就瞎問問。」

裘非還在笑，我看了他一會兒，不知為何，覺得他的笑，很像一個人。

居委會電話又打來，說不麻煩了，他們有好人選了，然後和王醫生約了方便的時間。淑芬的康復情況不穩定，相親最好有專業人士看顧。

王醫生和我到相親地點時，淑芬母親的臉黑得能吃人，她得知相親對象是個智力障礙者後，拉著淑芬就要走。紅娘是居委會的，也意識到過頭了，有些怕淑芬這個瘋女人會做出什麼事來，但還是嘴硬道：「你們也要弄清楚自己的條件呀，就你們這樣的，配他差不多，別嫌這嫌那，至少他肯定不會出軌的。」

介紹來的男方，就是那天我們在社區撞到的「傻子」。

紅娘小聲同我和王醫生解釋，做出操碎了心的體己樣，說社區裡就兩個病的，湊一起還能互幫互助，起碼能生孩子，多好。

我們心領神會，居委會多少是存了噁心人的心思。

淑芬母親破口大罵道：「傻子遺傳的！生下的也是傻子！」

紅娘嘟囔道：「生傻子也比沒得生好。」

淑芬母親怒不可遏，王醫生尷尬地解釋：「這個不一定是遺傳原因，也可能是產期感染和養育環境不好，而且嚴重的精神發育遲……也就是智障，是不太容易生育的，自然選擇讓這種基因不容易在人群中延續……」王醫生沒說下去，因為淑芬母親的臉更黑了。

這場啼笑皆非的鬧劇，我本以為會在一片混亂中戛然而止，沒想到淑芬勸住了母親，要繼續這場相親。我們坐了下來，氣氛難以言喻，淑芬母親劍拔弩張，紅娘畏畏縮縮，我和王醫生面色尷尬，淑芬和「傻子」倒是坦然。

「傻子」有個好聽的名字，叫思澈。

淑芬沒有擺出文化人的架勢奚落思澈和紅娘，她輕飄飄問了思澈幾個無關緊要的問題，思澈答得磕磕巴巴，有的根本沒聽懂，但都盡力給出了回應，沒讓淑芬有任何一句話落了地。

淑芬說：「幾歲了？」

思澈說：「三十一。」

淑芬說：「會寫自己的名字嗎？」

思澈呆滯片刻，把杯子裡的水倒在桌上，歪歪扭扭寫了「淑芬」兩個字。

淑芬盯著那兩個水字說：「知道今天來幹什麼嗎。」

思澈說：「討娘子。」

一聽就是紅娘教的，紅娘臉上又尷尬了一分，淑芬母親的視線已經陰毒至極。

淑芬看著他，淺笑道：「喜歡我嗎。」

思澈的目光呆滯卻清澈，他點頭：「喜歡。」

紅娘這會兒的臉色就複雜多了，大概又在心裡罵她狐媚子了，連「傻子」都勾引，但更多的是難堪。在座除了思澈，誰都看得出淑芬此刻面上的虛偽。她說這話是想膈應紅娘，只要她不尷尬，尷尬的就是別人。

這場除了當事人外都如坐針氈的相親，持續了一小時二十分鐘。過程中，淑芬的強迫症又犯了，她不停地把咖啡杯拿起，敲向杯碟，拿起，放下，拿起，放下，卻始終不觸及杯碟。思澈每回答一個問題，她的頻率都會更高一些。她偶爾把杯子挪離杯碟，放到桌上，片刻後又挪回來，始終讓杯子懸空著，又一次次無限接近杯碟。

我觀察著她這個強迫性動作，她做的時候應該在排遣內心的某種想法，結合她其他的強迫症行為，我有了一些猜測。

相親結束，王醫生吐槽，這居委會膈應人也過分了些，淑芬這種眼高於頂的性子，對智力障礙者得有多排斥？紅娘把他們倆拉到一個條件水準，是赤裸裸的羞辱。

我沒說話，想起了一件事。那天在社區撞到思澈，思澈執拗地說要讓死鳥飛去六樓，我本想問為什麼是六樓，被居委會的人打斷了。

淑芬家，就住在六樓。

＊＊＊

相親狼狽收尾後，居委會消停了一陣，王醫生卻頻繁出入起了社區，他試圖勸說思澈的家人把思澈送去醫院接受訓練。精神發育遲滯的患者，根據嚴重程度，經過訓練，自理能力是能進步的。首先，得確認思澈的心智年齡判斷嚴重程度和改善上限。

思澈的父母已經離異並各自成家了，他被扔在舊社區，是奶奶帶大的，親生父母幾乎沒來過，只會定期打錢，但名義上的監護人還是他們。奶奶當著王醫生的面給那對父母打電話，他們沒聽完就答應了。

思澈的智商測出來和我推斷的差不多，心智八歲，中度的精神發育遲滯，言語貧乏，能辨親疏，情緒不穩，經長期訓練可進行簡單的人際交往。

思澈卻不願意去醫院，王醫生來接他那天，他躲了起來，一整天翻遍社區都沒有找到。奶奶怕了，不想勉強思澈，去醫院訓練的事擱置了。

沒多久，居委會聯繫了王醫生，要把思澈送來，說他犯事偷了東西，被當場抓住。王醫生和我趕去，看到了思澈偷的東西——杯碟。他溜去之前相親的小餐廳，偷了很多杯碟。它們整整齊齊地壘在淑芬家的樓梯口，差不多有十幾隻，顯眼極了，好像就要叫人一眼看到似的，光明正大得讓人不敢隨意去動，像是有什麼玄機。這恐怕就是這些杯碟矗立在這，卻沒人碰倒的原因。

思澈一到地方就掙開抓他的人，迫不及待地上前，小心翼翼從懷裡又掏出一只杯碟，輕輕地疊上去。

半晌，居委會有人笑了，笑裡滿是揶揄：「什麼呀，傻子也知道要討女人歡心啊，但這都什麼跟什麼啊，杯碟？真的是傻子。」思澈在調笑聲中不為所動，專心守著面前這些越壘越高的杯碟。

我有些恍惚，相親當天，不只我在觀察淑芬，思澈也在觀察，他記住了淑芬將杯子懸空敲向杯碟的反覆行為，將之理解為了淑芬喜歡杯碟。他來的時候放了一隻上去，像完成了今天的任務；店員又說他是陸續偷的。

我尋思著問：「思澈，你是每天都來送一個嗎？」

思澈點頭。

顯然，淑芬從未收過，住在六樓的她，可能壓根不知道這回事。一貫如此，就像思澈終日捧起死鳥，希望它能代替自己飛去六樓，飛到淑芬眼前，淑芬也不會知道。

這是屬於「傻子」愚笨的愛意。

樓梯口的杯碟全部被收走了，安靜的思澈在那一刻忽然變得兇狠，把收碟子的居委會大媽推倒在地上。更多的大媽驚叫著一擁而上，誰都沒想到思澈爆發起來這麼可怕。

最後社區保安來了，思澈失敗了。保安把杯碟拿去還給餐廳，思澈被制伏在地，他發出了喊叫，那是種奇怪的聲音，我不知道是怎麼發出來的。可能鮮少說話的思澈不太會運用人的吶喊方式，是本能動物性的叫喊，難聽卻直擊心靈。那天之後，整個社區都知道了「傻子每天都送一隻杯碟給瘋女人」，看好戲的人等來了淑芬母親尷尬、滿是戾氣的面容。

王醫生沒有再勉強思澈去醫院，思澈不想離開社區，他就去社區給思澈做訓練。針對目前思澈八歲的心智，要矯正的東西很多，他不能、也不適合在矯正階段發展戀愛關係。

就這樣，思澈成了患者，而淑芬是康復期患者，他們之間除了智商不匹配，又多了一層患者的身分障礙。不過這對淑芬沒什麼影響，「傻子」喜歡瘋女人這件事，和瘋女人無關。

居委會大媽指著思澈的頭，讓他別想著那個眼睛長在天花板上的女人了，人家當你癩蛤蟆想吃天鵝肉呢，說完又一陣笑，明明兩個都是癩蛤蟆。眾人只當「傻子」是因為那場烏龍相親發瘋，一時興起，除了調笑，沒幾個當回事的。

但王醫生教思澈練字，思澈每天只會寫五個字——「淑芬和思澈」。他在一張白紙上，從左邊寫起，「淑芬和思澈」五個字只占了一行的六分之一，但他不會再往後寫，而是換行，再從左邊寫起。

整一張紙，右邊都是空的，王醫生教他寫滿，他就是不寫。

我看著那張紙，覺得這也許是思澈的小心思。「淑芬和思澈」後面全是留白，只要不寫，好像「淑芬和思澈」就可以在這留白處做很多事情。

淑芬和思澈去玩耍，淑芬和思澈去吃飯，淑芬和思澈在一起，淑芬和思澈不分離……只要留白，就有無限可能，他以一個孩童的心智，在這留白裡樂此不疲。而讓思澈無限快樂的這五個字，在社區的人眼裡，是「瘋女人和傻子」，在醫生眼裡，是「康復患者和患者」。除了他，誰也沒把他們當成「淑芬和思澈」。

＊＊＊

一週後，思澈被打了。

淑芬母親的兄弟家來探望，正巧撞上在樓下轉悠的思澈，不知怎麼就動上手。

王醫生和我趕過去時，那三個男人正使勁拽著思澈，拳頭落在他身上。思澈像無知覺般，咬著牙往前衝，伸長了手，要把地上偏了的杯碟擺正。我這才發現，淑芬家樓下又有一隻杯碟，樓梯口不知被誰畫了一個框，只夠放入杯碟。思澈正挨著激烈打來的拳頭，奮力把偏出框外的杯碟移回那個小框內，屢次失敗又屢次努力。

居委會的女人沒敢上前，只在一旁喊叫。保安把隔壁社區的保安也拉來了，湊成四個人，才上前試著把他們分開。我感受到一股視線，抬頭，在三樓的樓梯視窗看到了淑芬。

她在笑。

她觀看樓下的混戰，觀看奄奄一息卻還在為杯碟的位置搏命的「傻子」，她的眉目間滿是賞心悅目，像出席一場略值票價的鬥獸賽。

那一刻，我心領神會她在想什麼，她顯然愉快極了，有男人願意為她死，沒有什麼比這個更讓她自戀了。她的目光對上了我，毫不閃避，有人發現了她，有人做了她加冕自己時的觀眾，她更快樂了。直到保安把他們分開，打鬥結束，淑芬悄無聲息消失在三樓的視窗，彷彿她先前站在那兒，只是我的一個幻覺。

我從這場鬧劇中，意識到一個事實：淑芬從頭到尾都知道，「傻子」送碟，「傻子」的愛慕，「傻子」被揍。

她在褻玩一個男人的諂媚，甚至為了清晰地看表演，特地下來了三樓。

王醫生陪思澈去醫院，我跟著居委會去調監控，確認一些事情。

我去看了思澈即使挨打也要固定杯碟的那個框，是用粉筆畫的，非常規整。粉筆，老師的東西。監控斜對著她家的樓道口，是淑芬母親的兄弟先動手，似乎是因為思澈不聽勸，讓他走他還非要在那放碟，淑芬母親對他厭惡至極。我請求他們把監控往前放，然後發現，哪怕王醫生明令思澈暫時不要去找淑芬，白天訓練結束後，思澈依然會在夜裡去淑芬家樓下。他還私藏了一隻杯碟，每天晚上放在樓梯口，等上兩三個小時，離開時把杯碟拿走，第二天晚上再來放回原位，像是和以前一樣，每日都送，已經持續大半個月了。

居委會的人又一陣唏噓嘲諷，我繼續往後拉，她們問我還看什麼。

框，那個框還沒出現。

居委會的人走了幾個，我又翻看了幾小時，終於看到了那個框。

四天前的夜裡，思澈去送碟，樓下的鐵門開了，出來一個人，是淑芬。

她下樓來見了思澈！

監控沒有聲音，但模糊看去，他們似乎什麼話都沒說。只見淑芬蹲下身，用粉筆在台階上畫了個框，對著思澈指了一下，指到框裡。思澈意會，把手裡的杯碟遞進淑芬畫的框裡，小心翼翼，放得整整齊齊。淑芬上樓了，思澈在那站到了半夜，守著框裡的杯碟，生怕它被風吹出去一毫米。

居委會的人叫道：「哦呦！這個女人在幹什麼？她是不是在玩弄這個傻子！作孽了！是她招惹他的呀！把他弄得這麼魂不守舍！」

我指著螢幕右上角問保安：「可以把這個地方放大嗎？」我指的地方，是淑芬家所在的樓的三樓樓梯窗口。保安照做，監控的位置只拍到一角，放大後很模糊，但已經能看出，三樓的樓梯窗邊，站著一個女人，是淑芬。

居委會的人又驚叫一聲，嚇到了：「要死，真的要死，她不回家還在那偷看那傻子？」

不，她看的不是思澈，而是一個聽她頤使、為她守杯碟的男人。

畫框、指碟，這個行為本身透露的是一種控制欲。用了粉筆，又意象化了她做幼教時對學生的掌控。她把框畫得很小，空間剛好只夠放下一個杯碟，說明她收束欲嚴重，分毫都要拿捏。她對那些獻出諂媚愛意的男人有控制欲，或者說，她對諂媚愛意有控制欲。

監控繼續往後拉，那夜之後，思澈每次送碟，都很規整地將之放在那個框裡，小心翼翼，樂此不疲。所以今日，哪怕被打成這樣，他也要固定杯碟在那個框裡，因為這是淑芬規定的。這個女人知道他送碟，但她從未收過，卻對他畫出一個框，要他把愛意按她指定的方式上貢，供養她歌舞昇平的自戀。

＊＊＊

思澈的右手脫臼，其他地方還好。打人的事居委會想處理，但思澈的奶奶不打算追究，她們憤憤不平也毫無辦法。在她們琢磨著怎麼讓淑芬家付出點代價時，兩個主人公卻開始約會了。

社區裡經常可以看到吊著繃帶的思澈和淑芬在一起散步，思澈跟個猴似的，斷了手也不老實，這裡摘朵花，那裡挖個沙，還去撿死鳥，統統捧到淑芬眼前。這些禮物也都和杯碟一樣，映在淑芬不明思議的笑容中，卻從未被收下過。社區裡的人每見到這一幕，總是一副見了髒東西的樣子，小聲嘲笑吐槽，說「傻子」被打成這樣，瘋女人可憐他。

就是苦了王醫生，思澈無心白天的訓練，總是偷溜去找淑芬，氣得王醫生咬碎銀牙說：「說了八百遍暫時不要接近淑芬，等他矯正完了，愛怎麼談戀愛怎麼談，誰攔他。」王醫生試圖找淑芬談，讓她暫時不要和思澈見面，沒有任何用處，還被思澈知道記恨上了，訓練進程更慢了。

裘非來找淑芬，我去探望思澈，我們在社區碰上了，這還是我們第一次在醫院外見面。在路上我們遇到了淑芬和思澈，思澈在公園裡玩沙，淑芬靠在一旁的欄杆上，像母親帶孩子。

我皺眉，今天明明是思澈的訓練日，又被淑芬引出來了，她根本不想他好好訓練，脫離她的掌控。我們走上前，淑芬看到了，朝裘非點頭，裘非過去了。

我招手道：「思澈，過來。」

思澈看了我一眼，不為所動。

淑芬也喊了一聲：「思澈，過來。」

思澈立馬扔了手裡的沙，蹦回了淑芬身邊。她朝我笑，消遣一場信手拈來的勝利。

我遠遠地冷眼看著她，裘非走到一半，不發一言地回到了我身後。

＊＊＊

CDC忙起來，王醫生兩頭跑，我也很少去思澈的社區了。直到又接到居委會的電話，說思澈昨晚進了淑芬家，到現在還沒出來。我和王醫生連忙趕往社區。讓居委會盯著，兩人關係過密了就通知，是王醫生吩咐的。思澈在矯正期，是不允許發生關係的。王醫生滿面愁容說：「應該不至於吧，淑芬好像不怎麼看得上思澈。」

我說：「不，她就是想要他。」

王醫生一愣，車開得飛快。

到了之後，居委會的人已經在樓下了，說淑芬母親剛剛回來，上去沒多久又走了，看上去氣得要死。

我們上樓，淑芬家的門是開著的，估計是淑芬母親氣得沒關。

我們擠在玄關往裡看，臥室的門緊閉，毫無動靜。居委會的人喊了聲，沒有回應。

我撥開其他人說：「我來。」

我走到緊閉的房門前，敲了敲，沒動靜。於是我擰開了門，一股味道撲鼻而來。床上只有淑芬，我走進去，關上了門，隔絕了外面的視線。

「思澈呢？」

淑芬沒看我，似乎完全不介意有個人進了她臥室，她說：「走了。」

我問她：「你們做愛了嗎？」

淑芬說：「你變態嗎，問這個。」

我看著她，再次發問：「你們做愛了嗎？」

她依舊不說話，眉目間又流露出那種令人嫌惡的輕蔑。

我走近一步道：「你需要男人，你見他第一眼就打算了，你不停用杯子敲向杯碟，又不肯觸底，是在驅逐你內心想要和他結合的渴望。你怕你的饑渴暴露得太快，而你認為性的快感是需要矜持的，於是你看著他一次次給你送那個杯碟，一邊壓抑欲望，一邊升騰。你的強迫症越重，說明你想和他結合的欲望越重。」

淑芬臉上的傲，碎裂了。

其實這點在相親那日我就有猜測。佛洛德有個經典的強迫症案例：一個女孩每晚睡覺前，一定要把枕頭拿離床背，中間留一條縫，就是不能讓枕頭靠上去。分析得出，女孩對父親有性幻想，而枕頭靠上床背，是交合的象徵，她強迫性地把枕頭拿離床背，是要壓抑和阻止內心不倫的交合渴望。

強迫症患者所有看似無意義的強迫行為，都是為了驅逐內心不被接受的想法。杯子和杯碟本是一體，象徵著交合，包括她入院前其他的強迫行為，手指不停地伸入門鈴洞，家裡的冰箱不停地開關，都和性的象徵有關。她明顯對實現性體驗有障礙，又無比渴望，她搗碎別人家的門鈴，顯示了對別人的性的嫉妒。

至於她夜裡在病房教書這個儀式，是因為教師的身分，是性壓抑的象徵。她不斷地重複教書行為，來提醒自己要得體、知恥、遠離本能。居委會有人說她狐媚精，不是因為她真的做了什麼，而是她身上積聚過盛的、無處揮發的性能量，讓她無論做什麼，都充滿了性張力。

我繼續說：「你離婚三年，又因病症出入醫院，無法擁有新的戀情，你的精緻涵養又不允許自己濫交，你毫無機會排遣欲望。這時一個傻子出現了，傻子削弱了你對自我評判的嚴厲性，一個傻子不會介意你的『骯髒』，他甚至愛你的『骯髒』。你接近思澈，不是什麼可憐或感動，你只是找到了一個可紓解的管道，一個經你測試，完全滿足你控制欲，讓你安全的管道。」

淑芬死盯著我。

我走到她床邊，輕蔑地看著：「我知道什麼話讓你最疼，我不說，只是因為我善良。」

她沉默片刻，忽然笑起來。接著她掀開被子，站起身，衣不蔽體，滿床的痕跡。她站得比我高，慢慢走近我，用汗濕的、碰過男人下體的手撫到我臉，然後湊近我，盯住我的眼睛：「你也挺可憐的。」

我看著她。

淑芬說：「你覺得我被欲望控制，那你何嘗不是被善良控制。」

我不接茬：「你連善待你的工具都做不到，這麼點時間都忍不了嗎？王醫生找你說過，思澈在矯正期間盡量別見面，更別說做愛，他是不懂，而你就是純粹的惡。」

淑芬面露嘲諷，退開一步說：「別跟我扯這些了，什麼矯正訓練，他三十多年都這麼活過來了，你們現在才想到去跟他周旋訓練有什麼用？他的悲劇不是始於娘胎，而是始於這個對悲劇不寬容的世界和你們這群馬後炮的清道夫，你們定義精神病，定義他需要矯正，才是在給他上鐐銬。」

「好，我告訴你訓練他有什麼用。他如今全盤接收了你的施與，但沒人教他，當這些東西被收回，當他對你而言僅作為一根棒槌的用處失效，用膩了，被扔掉，他該如何處理被拋棄，如何擺脫一根棒槌的陰影而只作為一個人活著？如何消解繼娘胎的悲劇、來自不寬容世界的悲劇後，你作為愛的對象施與他的又一個悲劇？我們要教他用他八歲的腦子去理解這一切，理解一根棒槌，理解你虛偽的愛是掛羊頭賣狗肉，教會他在還沒有被你毀掉之前，警惕被毀掉這件事。」

試圖讓一個八歲的心智擁有自由意志，這是王醫生的努力。

淑芬不說話了。

我走近她說：「你在他的矯正期和他做愛，他錯過了最好的警惕期，他一定會再受傷，會為你和我們反目成仇。他在接納新的世界前，先接納了你。噢，當然，你哪裡會在乎這些，畢竟你只要一根棒槌，會動就行了。」

淑芬依舊沉默，面上卻帶笑，似乎在回憶什麼，那笑容出現在床上一片狼藉的背景裡，十分膈應人。

我不再說話，轉身就走。開門前，她的聲音從身後響起：「你篤定我沒有愛嗎？」

我沒有回答，擰開了門把，忽然一陣輕巧的風從後面吹來。一種奇怪的感覺促使我回頭，卻見淑芬不知何時已經走到了窗邊，窗開著，沒有裝防盜窗。

她坐上了窗台，赤著身，雙腿輕輕地晃，這裡是六樓。

這一幕轉折得太突然，我一時沒能反應過來：「你要做什麼？你在嚇我嗎？」

淑芬笑出聲：「不嚇你，桌上放著遺書，你可以看看。」

遺書？她早有準備要在今天自殺?!

桌上的確有張紙，我緊盯著淑芬，挪去桌邊把紙拿起來，入目就是「遺書」兩個大字，十分扎眼。我的視線不能離開淑芬，只潦草看了個大概。這封遺書言辭犀利，說是狀紙更為確切。遺書裡面寫了她這些年來因為精神病而遭受的不堪，她控訴這個社區，控訴社會，她說兇手是「每一個你」，裡面有不少言過其實的地方，內容煽動性極強。淑芬指著電腦說：「網上還有一份，再過一小時，當我躺在下面後，網上的那份就會發出來。」

我一愣，明白了，她的目的是要煽動網友。我幾乎可以想像，如果這封東西發出去，這個社區的人一定會被「人肉」，被道德譴責壓垮。她竟真是早有預謀。

可我覺得奇怪，淑芬在我眼裡和輕生從不沾邊，她不是「懦弱」的人，更不是捨得把報復權交給別人的人，她也遠沒有到走投無路的地步，她是精緻的利己主義者，她怎麼可能放棄自己？而且她身上的性能量如此龐大，性能量在一定程度上代表了個人的建設能力和生存渴望，她和那些因為過度荒淫而變得虛無、沒有生存理想的人有本質區別，她甚至沒有去滿足欲望。淑芬確實不像輕生之人！

但現實不允許我思考，淑芬的兩隻腳都已經跨出去了。

下面有人發現，開始驚叫起來，淑芬坐在窗台上，晃著腿，接納所有注視，無論這些視線是否驚恐或獵奇。她白淨的身體似乎要被日光穿透。在我眼裡，她從一個女人變回了女孩。

我強迫自己冷靜，想辦法，腦子卻嗡個不停。這一幕我曾想像過無數次，可它真的到來時，我卻發現自己手腳冰涼，手足無措，幾乎成了啞巴。洪流湧過腦海，我慌亂地抓住了她方才問的一句話。

我說：「淑芬，你看得清下面嗎？人多嗎？」

淑芬說：「不少。」

我說：「人群裡有思澈嗎？」

淑芬晃蕩的腿僵了一下，又繼續晃：「他回家睡覺去了。」

我說：「是你把他支開的，你不想讓他看到你死？」

淑芬說：「你別勸了，你也走吧。」

我說：「我沒勸，只是陳述即將發生的事實，你跳下去之後，思澈的視角。」

淑芬不語。

我說：「他一覺醒來，剛剛體會了前所未有的快樂，他迫不及待來找你，除了你家樓下一攤劃出區域的血跡，什麼都沒找到。他以為那種快樂是一瞬的，你只是和往常一樣不見他罷了。那個框框還在，他繼續送碟，一個月，兩個月，他都沒有見到你。他看到了黑色的，配著白花的車停在你家樓下，看到有人捧著一個罐子，看到那攤劃出區域的血跡一天天變淡，他不理會社區裡的人同情唏噓的眼神，這些都不妨礙他繼續送碟，等著你下樓見面。」

淑芬說：「別說了。」

我說：「時間久了，他終於忍不住問，淑芬怎麼不出門，那些同情的眼神告訴他，淑芬死了。他問死了是去哪了，死了就是再也見不到了你個傻子。怎麼會見不到呢？淑芬給了他快樂啊，同情的眼神告訴他，淑芬幾個月前就死了，和他快樂之後就死了。於是他恍然領悟，快樂是有代價的。原來淑芬給予他快樂，是為了永遠地收走他的快樂；淑芬給他開門，是為了將他所有的門都關上；淑芬對他笑，是為了給予他絕望。」

淑芬說：「我讓你別說了！」她身體不穩，又朝外偏了幾分，樓下驚叫一片。

我喉嚨發緊，虛汗直冒，要很用力才能繼續出聲：「他問淑芬是怎麼死的，他們告訴他從這裡跳下去的，於是他也會站到這裡，站到你此刻坐的地方。他想起他們說那些鳥也是死的，但他把死鳥放飛到了你的窗前，然後你也跟著飛出去了。現在輪到他了，於是他縱身一躍，作為一隻死鳥，飛向你。」

淑芬驚叫起來，戰慄不已。

我深呼吸，道：「你還跳嗎，我聽到警車的聲音了，社區動靜這麼大，思澈可能醒了。」

接下來是長達一分鐘的沉默，我安靜地站著，她安靜地坐著，空氣是緊的。

在一聲清晰的警笛後，淑芬的腳跨了回來，她腿軟，跌在了地上，看向我的目光如視惡魔。

「你太噁心了。」

我旋開了房門，王醫生和居委會的人立刻進來了，我用最後一點意志力拽住王醫生說：「她網上有一篇遺書，記得撤下來。」說完便跌撞進廁所，抱著馬桶開始嘔吐，胃部痙攣了。王醫生嚇了一跳，問我還好嗎，我立刻鎖上廁所門，把他關在門外，抱著馬桶吐了個昏天黑地。在一片荒亂中，員警來了又走，我被扶去居委會休息，她們絮叨著道謝，我沒法回應，我暫時失聲了。

一張照片吸引了我的注意，它夾在居委會的照片牆裡。這是社區文化欄，有些年代了，記錄了社區的人事物。

那張照片裡有思澈，還是孩童的思澈，長相輪廓和現在很像。我看了一下照片的時間，是八歲的思澈，他坐在蹺蹺板上，對面是一個女孩，女孩是淑芬。我在她家的照片裡看到過，十一歲的淑芬，他和她坐在蹺蹺板的兩端，思澈咧著嘴，淑芬恬靜地笑。

我恍惚地想，他們那時就認識了，或許曾經是玩伴，互相表達過孩童的喜歡，但那一年後，淑芬在長大，去了成長後的世界，思澈卻永遠停在了八歲，用八歲的目光十年如一日地注視著淑芬。

那淑芬呢？

我忙亂地搜索起來，視線停在一張三年前拍攝的照片上。照片拍的是別人，鏡頭帶到了淑芬家的樓，思澈又在樓下給淑芬放飛死鳥，三樓，不起眼的窗戶前，站著一個人，是淑芬，她在看他。

不是相親之後，早在那之前，很早很早。

思澈的死鳥，真的飛到了淑芬眼前。

＊＊＊

我回了醫院。路上，看到裘非的公眾號更新了一篇，名字叫《她愛上了一個傻子》，點進去是一首詩：

傻子在培養皿裡，她是顯微鏡，
她伸長身軀，觀摩傻子的紋路，
為這紋路命名，為這紋路定性，
傻子的紋路，是顯微鏡給的。

傻子在垂吊，她是鋼絲，
勒他的腿，為他秀美地結紮，
她把傻子切分，灌進指甲裡，
她吮著指尖，口涎驚雷。

傻子公布了一個秘密，
她埋起了一個秘密。
他奔湧向她，
在她的食欲上結了痂。

「他奔湧向她，在她的食欲上結了痂。」我反覆默念這最後一句。

到醫院後，我去找了齊素。病房就他一個人，我進去，坐下，一聲不吭。他看了我一眼，也不說話，繼續看書。

良久，我開口，聲音恢復了一些，像刀子拖地，極其難聽：「可以幫我督導嗎？」

齊素把書闔上說：「說吧。」

我沉默片刻：「面對某個患者時，我變得好惡毒。」

齊素說：「你想找我聊的不是反移情的問題吧，直接點。」

我一僵，在齊素面前我幾乎是透明的。我低頭，沉默了更久，變得難以啟齒：「我高估自己了，我曾堅持死亡是自由的，死亡權是個人的，不要去拉一個想死的人。可當她在我眼前，我還是拉了……用了我最不齒的一種方式，用她愛的人綁架她。」

齊素說：「不齒，但有用。」

我不說話。

齊素繼續說：「問題不在這，穆戈。問題在於，你為什麼會因為救了一個人而感到罪惡？」

空氣又緊了，我忽地起身朝門外走：「還有工作，我忘了。」

齊素喊了我，我沒有回頭，走得飛快。

＊＊＊

跳樓事件後，淑芬又住進了醫院，思澈也終於被帶去CDC。雖然在一個地方，可他們沒法見面。思澈鬧了一陣，發脾氣、砸東西，一段時間後他偃旗息鼓了，在王醫生的訓練下，他開始學著延遲滿足。

淑芬正視了她對思澈的毀壞性，開始遠離思澈。有的愛是有腐蝕性的，它在黴地裡開花，她得先把自己移出黴地，才能去栽種陽光。

居委會寄來了一遝照片，是前兩個月的社區文化牆，拍到了我和王醫生。我們互相吐槽著誰拍照難看，王醫生笑道：「這裡還有裘非呢，給他也帶一份。」應該是我和他在社區碰到那日被拍的。我拿過照片，看到日期卻一愣，四月七日，不是我們見面的那天，是淑芬跳樓的前一天。

一些遺漏的瞬間浮了上來，裘非見了淑芬，她隔天就跳樓。他和她說了什麼嗎？

淑芬跳樓的事，我存疑很多，不只因為她不像輕生者，更重要的是那封遺書，煽動性過重了，像是為了公布遺書而死，筆觸我很熟悉，像裘非寫的。可他是淑芬的朋友，沒有理由害她，而且我瞭解裘非，他寬厚善良，是我想多了吧，裘非文采好，淑芬拜託他來潤色遺書也正常。

我連日都在病區發呆，有一回想倒水，卻打了空杯回來。身後有笑聲，回頭一看，是齊素，這是他第一次主動找我。

我不知怎麼開口，滿臉問號。

齊素嘆了一口氣，朝我伸手：「你不是想拜師嗎？」

我愕然許久，呆鈍地把一次性空杯往前遞。

齊素接過，喝了這杯空拜師茶。

我嘴一癟，沒出息地哭了：「師傅。」我正式開始接受齊素的督導了。

CDC有手工課，思澈學起了陶藝，他只做一樣東西，杯碟。最開始的成品歪歪扭扭毫不成型，但他在這件事上顯出了超常的耐心，杯碟的模樣漸漸正了。他在每一個杯碟的背面，都刻上「淑芬和思澈」，包括那些做壞了的。他不再吵鬧，沉靜地忍耐著，盼著出院，把親手做的杯碟送出去。等待就讓他樂此不疲，終年如此，他早已習慣在等待中獲得虛妄的快樂。

淑芬一如往昔的高貴陰沉，走在病區的長廊上，她的目光裡依舊誰都沒有。她對手工訓練興趣缺缺，但真的被我帶到那裡，還是做了。我建議她做杯子，並提供了幾個適當的尺寸。

我是有點無恥的，假裝不知道思澈在做杯碟，假裝不知道思澈做的杯碟大小，構陷一場巧合。當有一日，她移出徽地，他們在外面相見，她發現思澈送給她親手做的杯碟，奇跡般地和她做的杯子契合，浪漫的陷阱會跌向何處？

【精神衛生中心　住院記錄】

入院時間：2015.7.4　15：56

科　室：臨床一科	病　區：女病區	床位號：1
姓　名：淑芬	性　別：女	年　齡：34
監護人：姚貞潔	關　係：母	住院號：644

主述

精神疾病發作，撬鎖，擾民。

個人史

籍貫上海，受教育程度高。曾在海外攻讀碩士，但因精神疾病肄業。回國後在幼兒學校任教，也因疾病失業。患者四歲時父親病逝，母親注重貞潔之說，一直未再婚，對患者期望較高，家庭氛圍壓抑。

病程和治療

患者精神分裂陽性症狀不明顯，沒有太強攻擊性和瘋癲行為。強迫症較嚴重，一天幾十次地開關冰箱門，還懷疑冰箱會漏電要爆炸。把手指伸進家門外卸了的門鈴洞，想確認裡面有沒有電。還會破壞整個小區的門鈴。

精神檢查

患者交流能力正常，意識清晰，接觸可，未引出幻覺，情緒易激惹。院外有發脾氣吵鬧表現，強迫行為嚴重。

初步診斷

精神分裂伴隨嚴重強迫症。

簽名：劉祀　2015.7.4

13 縱火癖——軀體轉換障礙症

早上，一輛警車的鳴笛吵醒了我的瞌睡。

向窗外看下去，醒目的紅藍燈光先入了眼。警車門開了，兩個員警下來，帶著一個穿著灰衣的男人。他們往毒癮鑑定科去了。

主任來敲門，讓我帶上紙筆跟他去。路上我問主任去哪，主任說送來一個縱火犯，警方希望醫院協助調查，檢查他的精神狀態。「我看到了，是剛剛送去毒癮鑑定科那個嗎？」

主任說：「嗯，縱火犯通常也有藥品濫用的問題，先檢這個。」

到毒品鑑定科時，負責鑑定的醫生正在讓那縱火犯靠牆站立，蹲下，向前舉平雙手，看五指是否顫抖。助手取了他的頭髮去驗。頭髮會殘留毒品的代謝物，若是髮根端三釐米以內的樣本測試結果為陽性，則可以證明他在六個月內攝入過毒品。

主任進門，鑑定的醫生向主任打招呼，看那縱火犯蹲著的狀態，沒有明顯症狀，只能等毛髮檢驗結果。我觀察起了那人，他很年輕，十七八歲，眼裡毫無落網後的不適和尷尬。他坦蕩蕩地在那兒紮馬步，在這間滿布員警和醫生這類權威象徵的房間裡，也不露怯。

年輕並不奇怪，縱火行為很多都發生在未成年身上。我們研究縱火行為的心理，也基本都是從未成年著手，成年的縱火犯研究較少。雖然相貌年輕，但他給我的第一感覺是老成，不是學校裡或從學校剛出來的孩子，一看就是闖過社會的，但也不是常見的不學無術的刺頭小流氓。他身上有很強的個人風格，區別於其他小孩外強中乾、狐假虎威的狀態。

我直覺他是搞藝術的。

＊＊＊

主任帶上了我這個實習生，陳警官也帶了一個新人，叫小刻。主任和陳警官單獨出去聊，讓我留在鑑定室向小刻詢問案件詳情。

這個縱火犯叫喬郎，十七歲，初中就輟學了，是一名攝影師，也是公安局正在追捕的一個縱火團夥裡的一員。這個縱火團夥經常在網上發布縱火視頻，網路犯罪科盯了大半年，才逮住他一個。

小刻是第一次帶嫌犯來精神病院做鑑定，開始有點緊張，但看我一副摳腳大叔似的八卦樣，也放鬆下來。他說這個縱火團夥很難抓，唯一的線索是幾個網上流出的縱火視頻，在表層網裡無法檢索到源頭，說明是暗網裡的。網路犯罪科花了大半個月查到其中一個視頻源頭，但那網站早沒了。暗網上的犯罪大多如此，打一槍換一個地方，伺服器掛在國外，每分鐘甚至每秒鐘換一個IP，根本查不到。小刻說：「暗網你知道嗎？」

我說：「知道一點。」

我們日常使用的網路只占很少的一部分，是表層網，而在表層網之下還有非常龐雜繁複的深網世界，擁有極高的隱匿性，是普通搜尋引擎搜索不到的。暗網就在深網的深處，它本是幫助用戶對伺服器隱匿身分，不洩露隱私的技術，但卻為網路犯罪打開了大門。暗網使用者的IP代理是多層代理，每層都有加密，即時變換，極難鎖定。因其高度隱匿性，暗網的世界暗黑至極，裡面的犯罪涉及人口和器官買賣、毒品交易、軍火走私、色情屠殺直播，甚至是恐怖主義的活動聚集地。

小刻說：「你根本想像不到裡面正在發生什麼，沒有人性的。」

喬郎所屬的縱火團夥，是一群對縱火有極端興趣的人，他們燒房、燒車、燒人，在暗網發布縱火視頻，賺取打賞，也會有人雇傭他們進行縱火，觀賞縱火現場。交易用的是數字虛擬貨幣——比特幣，喬郎每上傳一個縱火視頻，就賺三個比特幣。我查了一下即時的比特幣匯率，心頭一跳，一比特幣兌換五萬多人民幣，三個比特幣，喬郎一場縱火就賺了十六萬五千塊。

小刻糾正我說：「比特幣的匯率變動快，他當時拿是一個比特幣兌六萬多人民幣，總共十八萬。」

我一時不知該說什麼，這個世界上，有人花十八萬買一場火災來觀賞。

我說：「十八萬的視頻是什麼樣的？」

小刻把截錄的視頻放給我看，是一個社區一樓的住戶，家中起火了。火不是很大，但煙很多，背景隱隱約約有一段音樂。

我問：「這不是直播，他還配樂了？」

小刻點點頭說：「對，這個視頻是火災後兩天放出來的。」

「燒的這一家是有仇嗎？」

小刻說：「他說是隨機選的地點，和屋主沒任何恩怨。我們也查了，他們之間確實不存在社會關係。當時這家裡只有一個上初中的男孩，父親不在，門反鎖了，是鄰居報的案。消防車趕到時，孩子已經嗆暈了。好在人救出來了，除了一些財產損失，沒造成什麼傷害。就是這孩子嚇到了，在醫院不肯回家。」說到這兒，他停了一下，繼續道：「不過不排除交換縱火的嫌疑，是他團夥裡的共犯和這家有仇，或者只是受雇辦事。他說是隨機，哎，你說他這算不算縱火癖？」

我搖頭說：「不一定，縱火癖在縱火犯裡是極少的，大部分縱火犯都只是發生了縱火行為，而不是縱火癖。他目前有涉及財物問題，不是單純的以縱火為樂，縱火可能是工具性的，但看這段視頻……對了，他們隱蔽性這麼高，你們是怎麼抓到他的？」

小刻說：「我給你看另一段視頻，你看看兩段有什麼不同。」他換了一段縱火視頻放，燒的是一輛車，火很大，已經燒到高潮部分了，車體完全淹沒在火裡。

我問：「這一段，不是喬郎拍的吧。」

小刻說：「你怎麼知道？」

我說：「喬郎拍的感覺，怎麼說，更有美感，他是攝影師嘛。」

小刻說：「對，就是這個原因。我們發現有幾段縱火視頻無論從角度、光影、氣氛都和其他縱火視頻有區別，推測該嫌犯可能從事攝影方面的藝術工作，於是把有類似拍攝風格的縱火視頻都假定為一個人，對他做了一個犯罪地理側寫。」

小刻給我解釋道：「罪犯在行動時，有他的心理安全區，他不會去一個完全陌生的地方犯罪，也不會在家門口犯罪。他的行動空間是有規律的，可以通過分析這幾個縱火地點在地圖上形成的點、線、面空間分布關係，找出他作案的活動中心點。這個中心點通常就是嫌犯的家或居住地，再根據拍攝角度推測身高，在該中心點鎖定一個從事攝影工作，身高一米七八左右，獨居孤僻的年輕男性。」

我說：「這樣，那接下來就是通過他去抓他的同夥？」

小刻說：「對，這是最快的方法，那夥小子太難抓了。但喬郎什麼都不肯交代，這小子難搞極了。」他摸摸鼻子說：「如果能切中他的心理要害，撬開他嘴就好了。」

我聽出他話裡有話，說是帶喬郎來做精神鑑定，實則是希望主任能分析他，套出同夥的事。

我沒搭腔。他觀察了一陣，繼續說：「你別看他年紀小，他可是老手了，有十年縱火史。第一次縱火在八歲，什麼都燒過，草樹、車房、人……」

我說：「人也燒過？」

小刻說：「燒過，他說燒的是屍體，人本來就是死的。我們搜了他家，看了他所有縱火視頻，沒找著，但整個縱火團夥燒死過的人可不止一個兩個。」

小刻給我放了一些喬郎其他的縱火視頻，說他縱火的時間間隔還挺穩定，兩個月一次，除了這次的社區縱火不一樣，只隔了不到一個月。

我指著十八萬打賞的社區縱火視頻：「這就是他被抓前最後一次縱火？」

小刻說：「對，這地方離他家還挺近的，對我們做地理側寫有干擾，不然還能更早抓到他。」

我問：「多近啊？」

小刻說：「就隔壁社區。」

我說：「這挺冒險吧。」

小刻說：「縱火犯嘛，有點衝動失控性也正常。」

我搖頭道：「他看著，不像是衝動型縱火犯。」

小刻說：「怎麼說？」

我說：「他對縱火的拍攝是有要求的。他追求美感，或者別的什麼，從視頻能看出他對火的感情不一般，他還會配樂。他對縱火是嚴肅認真的，必然是選好了滿意的時間、地點、視角才會縱火拍攝，不太可能隨便衝動行事。他有十年的縱火史，而縱火時間間隔穩定，他顯然在縱火裡獲得了某種秩序感，很有經驗，他和一般的易衝動失控的縱火犯有點不同。」

小刻沉凝片刻道：「你是覺得他這次一反常態，短時間內就近挑了這一家縱火有問題？」

我說：「沒有沒有，我不專業，瞎說的。」

小刻要接著問，我藉口上廁所，溜出去了。

回去時，恰巧聽到走道裡主任和陳警官的談話。主任的語氣有些埋怨：「我這裡是精神病院，只負責診斷鑑定，不搞犯罪心理，一堆病人等著我呢，你別給我瞎攬活了。」

陳警官嬉皮笑臉道：「嘖，我也是被逼得沒辦法了，追了七個月，好不容易才摸到一個，等不起那群瘋子再逍遙法外了！」

主任懟他：「你上次不是說你們局請到犯罪心理專家了嗎？人呢？」

陳警官說：「在請了在請了，路上了路上了。你就再幫我一次，就一次，我保證。」

兩人繼續掰飭，我貓著身子溜了。

主任和陳警官是故交，經常幫陳警官帶來的嫌犯做精神鑑定，但陳警官來得過於頻繁了，主任很是頭大。每次說是精神鑑定，卻總要夾帶私貨要主任幫他幹活，我見過主任手機裡陳警官的備註是「吸血鬼」。

過了一會兒，主任回來了，看樣子是妥協了。喬郎的毛髮檢測結果送來，是陰性，他在半年內沒吸過毒。這也印證了我的猜測，喬郎不是典型的縱火犯。一般縱火犯的心理狀態極不穩定，品行問題很多，縱火只是其中一項，大多同時伴有毒品成癮、虐待動物、反社會行為、性犯罪，等等。他們通常來自底層或者不穩定的家庭結構，生活工作上長期處於低自尊、沮喪、抑鬱、壓抑、憤怒、不被愛的狀態。未成年的縱火動機多為衝動失控、宣洩憤怒、應對無聊等。

僅從縱火興趣來說，不考慮利益謀取，喬郎和一般縱火犯的犯罪側寫是有偏差的，他顯得過於冷靜了。這點不只能從他拍攝的縱火視頻的意境和穩定的縱火節奏發現，也和直面他時的感覺有關。他看似十分配合，卻沒有權力被剝奪之後的順從感，他的目光清醒而冷靜，是一雙攝影師的眼睛。他用捕捉火的目光捕捉人，被看到的瞬間，我感到自己彷彿在燃燒。

喬郎從鑑毒室出來後，被帶去做心理測試。

他在做測試時，我跟著主任去看陳警官調來的喬郎刑訊視頻。視頻很長，是已經截取過的片段，主任皺眉，陳警官立刻道：「知道你的規矩，要看完整的，但太他媽長了，我們審了這小子幾輪，真讓你都看完，你肯定得把我轟出去。」我明白主任為什麼要看完整的，我們的關注點和警方可能不同，經過警方截取的視頻，也許刪掉了一些他們沒注意但關鍵的心理細節。

那刑訊視頻看了幾分鐘，我就知道為什麼他們拿他沒轍了。

「你的同夥在哪？」

「為什麼問我？」

「你的同夥，不問你問誰？」

「為什麼你覺得我會知道他們在哪？」

「你們是共犯，不可能不聯繫，你肯定知道。」

「你和網友打遊戲，你們是隊友，你知道他住哪嗎？」

「別耍花樣！趕緊交代，會算你一個揭發立功，對你自己有好處。」

「我們中任何一個被抓到，你們都會讓他揭發立功是嗎？」

「是，看你們的配合程度。」

「既然大家都知道有這個風險，誰還會告訴對方自己在哪？」

陳警官看得來氣：「這小子就這麼跟我們繞個沒完，什麼都問不出。」

我和主任對視一眼：「蘇格拉底式辯論。」

喬郎在刑訊中用的是蘇格拉底式提問，這種對話的特點是，偏重於問，不直接回答對方的問題，而是誘導對方回答自己的問題，找出前後矛盾的地方，讓對方落入對話陷阱。一句「共犯為了安全不會暴露彼此位址」就可以回答員警問的「同夥在哪」，他非要鋪長對話，來讓員警自己落入矛盾。這種對話模式最初是蘇格拉底用來啟發學生的，現在也被用於訓練邏輯思維。而在心理諮詢中，蘇格拉底式辯論是一項常用的諮詢技術，讓來訪者發現自身話語、行為、思維的矛盾，從而產生啟發。

看完整個刑訊視頻，我隱約覺得喬郎之前應該接受過心理諮詢，一來一回誘導式的提問狀態我很熟悉。他的諮商師必然是個高手，讓他在諮詢期間經受了這方面的訓練，而他在模仿他的諮商師。

陳警官問：「他做過心理諮詢怎麼了？」

主任沒回答，讓陳警官把視頻倒回最前面。

主任說：「不是這，還要再前面。」

陳警官說：「前面還沒開始審呢。」

他倒到最前，視頻的開頭，是員警把刑訊燈打向喬郎，開始審問。喬郎側頭看著那燈。視頻裡，刑訊燈驟然打在喬郎臉上，他不避不閃，臉上絲毫沒有被光閃到的神經牽動，反而側頭，迎面盯著看那燈。

主任反覆看這一段。

陳警官問：「這裡有什麼問題？」

主任看了我一眼，我立刻意會，掏出手機，調出手電筒，出其不意晃到陳警官眼前。他立刻避開光，下意識伸手擋住。

主任指著螢幕裡的喬郎說：「正常人在暗室裡突然被強光照到，都會躲開或者捂住眼睛，你看他。」

陳警官說：「這又說明什麼？」

主任沒有回答：「他測試應該做完了，走吧，去看看這說明什麼。」

＊＊＊

喬郎的心理測試報告出來，比較異常的是MMPI（明尼蘇達多項人格測試）。

MMPI由十個臨床量表和四個效度量表組成。十個臨床量表分別是疑病、抑鬱、癔病、精神病態、男性化—女性化、妄想狂、精神衰弱、精神分裂、輕躁狂、社會內向，是最常用於鑑別精神疾病的量表。其中精神病態指標，診斷的是病態人格，可鑑別嫌犯的反社會型和攻擊型人格。

我快速瀏覽幾個關鍵資料：「效度量表正常，沒有詐病，但他的精神病態指標不高，說明反社會性和攻擊性都不高。」縱火犯的動機主要包括利益謀取、復仇、渴望被認可的情感表達和縱火興趣，這幾項動機裡或多或少都含有攻擊性和反社會性，但喬郎顯然不符合，如我先前推測的，他是非典型的縱火犯。

我順著表格往下看：「不過……他的疑病指標很高啊，太高了。」

疑病——對身體功能的不正常關心。

小刻不理解，問：「這個說明什麼？」

主任沉吟片刻說：「老陳，他家搜了嗎？有沒有病歷，或者化驗單之類的，全部拿給我。」

陳警官說：「我現在叫人去調了拍過來。」

主任和陳警官去確認要拍的資料。小刻問我，這點對查共犯重要嗎？

我給他解釋：「他不開口，無非是組織忠誠感高，或是有把柄被拿捏。這個縱火組織是怎麼形成的，他和這些人是怎麼產生凝聚力的，他進入組織的目的是什麼，瓦解掉這些部分，問話應該會輕鬆得多。」

首先，我們得瞭解，他為什麼對縱火感興趣。一般縱火犯的動機，無法套在他身上，而越是無法解釋的地方，越接近一個人的心理癥結。

小刻點頭，他似乎從見面就挺急的，我看向他，問：「很急嗎？」

小刻苦笑道：「哪能不急，罪犯在眼皮子底下，一天抓不到，世上可能就多一場火災。」

病歷和化驗單很快就傳來了，驚人的是，他家裡居然有一抽屜的病歷、化驗單和各種片子報告。主任有醫學背景，看化驗單和核磁報告很快，「唰唰」地看過去，說：「都沒什麼大問題。」

陳警官說：「是啊，這些我們都找醫生核實過，他根本沒病，比我還健康呢，為啥檢查做這麼勤。」一七七八八的化驗單日期間隔都很近，表明喬郎頻繁地上醫院檢查。

主任把化驗單丟在桌子上說：「可能是疑病症。」

疑病症，一種焦慮障礙，患者總是懷疑和恐懼自己得了大病，明明醫院檢查了，醫生再三確保沒有問題，這種擔心也不會消失。疑病症患者會對身體全身心地關注，這種過度關注提高了身體喚醒，曲解了身體感知，好似真的產生了症狀，於是患者更加焦慮恐懼，惡性循環。

疑病症一般出現在年齡較長的人身上，喬郎這麼小就有了。

小刻伸長脖子，看著化驗單問：「他這到底是想查什麼病啊？」

我又把所有病案瀏覽一遍，發現他主要查的都是頭部的器官，再聯想到他對刑訊燈的凝視，對火的拍攝意境和特殊情感……

主任判斷得很快：「眼睛。」

我明白了，說：「他不是在縱火，他是在找光。」

* * *

我跟著主任進隔離室，第一次和喬郎聊，懷裡抱了一堆電燈。

進門前，主任問我：「你確定要進去？」

我點頭，主任嘆了一氣，說：「別後悔。」

喬郎坐在桌前，看到我們還挺悠然自得，好像誰來都不在乎。我們穿著白大褂，他必然知道我們是精神科醫生，來找他做什麼。陳警官和小刻在一旁站著，盯住喬郎。

主任坐下後，先問：「喬郎，看到我們很親切？白大褂。」

喬郎答：「還好。」

主任問：「你長期和穿著這樣衣服的人打交道吧。」

喬郎說：「翻我家了？」

主任說：「身旁站著的那兩個翻的，我可沒動手。」身旁站著的兩個無話可說。

喬郎說：「你想問什麼？」

主任偏頭，我立刻把懷裡的電燈都放到桌上，擺好，全部打開，刺眼極了。

喬郎這才正眼看了我。

主任說：「你覺得亮嗎？」

喬郎看了主任好一會兒，悠然收斂了一些，他反問：「你覺得呢？」

主任說：「我覺得挺刺眼的，你呢。」

喬郎說：「還行。」

主任指著自己的眼睛問：「羨慕我嗎，我說覺得刺眼。」

喬郎不語，眼神冷了一點。

主任說：「那我換個問法，如果太陽對你來說是十，這裡的燈是幾？」

喬郎說：「太陽？哪裡有十，最多九吧，這些，頂多到三。」

主任說：「那火呢？火是幾？」

喬郎不說話了，和主任對視，室內一片安靜，我屏住了呼吸。

主任說：「是你攝像機裡的火更亮，還是現場縱火時更亮？還是事後發布視頻時更亮？」

喬郎沉默片刻，突然朝前俯身，笑道：「你燒起來，應該挺亮的。」

陳警官喝道：「喬郎！注意言辭！」

主任擺了擺手，示意陳警官沒事。主任說：「第一次懷疑自己看不見是幾歲？」

喬郎說：「八歲。」

主任說：「想都不用想就回答了？」

喬郎說：「有人問過了，這個答案我可是找了兩週呢。」

主任說：「是你的心理醫生？」

喬郎沒回答。

主任說：「八歲時發生了什麼？」

喬郎說：「摔破了頭，失明過一段時間，之後說醫好了，我還是看不太清。」

主任說：「我看過你的檢驗單，你的眼睛沒問題。」

喬郎說：「你說沒問題那就沒問題囉。」

主任說：「你之前的心理醫生跟你說過疑病症嗎？」

喬郎說：「嗯。」

主任說：「那你也應該知道，你的失明很可能是因為你過度關注眼睛而誘導出來的症狀，是假性失明，軀體轉換性障礙。」

喬郎說：「哦。」他對討論病情的興致不高，大有一副「真的假的與我何干，我只知道我看不見」的架勢。能感覺出他長期做眼部檢查，又做心理諮詢後都失敗的無感。

不涉及共犯的問題，喬郎幾乎都回答了。他的假性失明是間歇性的，隨著長大愈演愈烈，失明期越來越長，越來越看不清，連看火都越來越黯淡，於是他只能越燒越大。開始只是燒小物件，漸漸變成燒車、燒房，火越來越旺，可他能看到的依舊越來越少。這個症狀曾帶給他諸多麻煩。因為醫院檢查眼睛沒問題，老師同學都不信他說的失明，覺得他故意騙人，從而排擠疏遠他，這是他初中就輟學的原因之一。

主任問：「那你父母呢？」

喬郎說：「死了。」

喬郎說小時候家裡遭過一場火災，火是從外面燒進來的，那天是夜裡，他幾乎什麼都看不見，差點逃不出去，是門口的火光引著他走出去的，父母沒能逃出來。自那之後，他生命裡的光，只剩了火光。於是，無論黑夜還是白天，每當失明發作，他只能循著火光而去。他說鏡頭是他的眼睛，代替他看到最完整最耀眼的火。他拍下火，記錄他生命最後的光。

主任說：「所以你在失明間歇期確定縱火地點，進入失明期就縱火？」

喬郎不語。

主任說：「你縱火也要確定燃物，擺放攝影機，還要規避人群。其實你是能看清的，你只是意識不到。」

喬郎忽然笑了：「誰不知道呢？沒人比我更清楚我明明應該看得見，但我看不見。」

這瞬間，我感受到了他的絕望。他在間歇性失明裡反覆掙扎了十年，什麼方法都試過，他頻繁地上醫院檢查，最近的病歷是幾個月前，說明他從未放棄過，但絕望復絕望。

精神患者的症狀大多如此，他們的行為、狀態與邏輯不自恰，但他們意識不到這點，或者意識到了，依然堅持自己匪夷所思的邏輯。喬郎的大腦讓他相信，他只能看見火光，他的疑病症在日復一日的懷疑中升級，心理症狀反應到了軀體上，成了軀體轉化的假性失明障礙。

主任說：「那你加入縱火團夥是為什麼？」

一提到團夥，喬郎又不說話了。

主任說：「覺得只有他們理解你？」

喬郎說：「至少不會像你這樣問個沒完。」

主任沉默片刻道：「如果我能治好你，你能提供他們的線索嗎？」

終於聊到關鍵處，陳警官和小刻都緊張起來，盯住喬郎，我都心跳加速起來。

喬郎說：「你治不好的。」

主任剛要說話，喬郎打斷道：「我知道你要怎麼治，給我催眠，催眠狀態下做眼部測試，我將會得高分，看得一清二楚。你錄下視頻，向我證實我確實能看得到，或者讓我直視燈光很久，讓我知道失明是可以被誘導出來的，向我展示如何通過將注意力集中在身體某個部位而引發症狀。最直接的治療，就是通過催眠修正我的潛意識，下指令讓我復明；迂迴一點，訓練我減少對症狀的關注，再用認知行為療法，不停地對我話療。」

我一愣，他確實說完了我能想到的全部治療方法，而且疑病症，軀體轉換障礙，是精神疾病中極難治癒的，主任可能也不是真的想治好他，只是在展示誘導症狀後取信於他，讓他供出共犯。

喬郎說：「沒用的，我都試過了，我的受暗示性極低，根本無法進入催眠。」

隔離間的氣氛一下抵達冰點，顯然之前的心理醫生都給他做過了。他語氣裡有一種淡然的絕望，他認命了，觸摸到了那個無盡黑暗的未來。

主任問：「你之前的心理醫生，對你有什麼建議嗎？」

喬郎說：「他讓我隨心所欲。」

主任和我同時一頓道：「他知道你縱火？」

喬郎說：「嗯。」

主任說：「沒有勸阻，沒有報案？」

喬郎笑道：「就憑你問出這句話，我就知道你不可能治好我。」

主任蹙眉不語。

喬郎說：「他說，如果無法消除陰影，那就別囚禁它，在它變得更可怕前，讓它自己去領教世界的可怕。」

主任的眉頭皺得更深，我都擔憂起來，這句話，是我偏好的用來紓解患者症狀的說法，可它從一個縱火犯嘴裡說出，這意義就不一樣了。

他的心理醫生，有點可怕。

之後主任給他做了幾個眼部測試，包括詐病測試。他現在是在失明間歇期，測試結果顯示他的視力極差，對光極其不敏感，感光細胞可能有問題。哪怕在間歇期，他眼裡的世界都是很昏暗的，而在夜裡，他幾乎就是失明的，可能正因為如此，他對光的渴望遠超於常人。

沉默間，喬郎打了個哈欠道：「快點結案吧。」

主任說：「你想清楚了，監獄裡更黑，你在裡面待得越久，出來後越可能看不見光了。供出同夥，爭取減刑。」

喬郎說：「我不在乎了，我的最後一場火已經放完了。」

我一頓，所以無論有沒有被捕，上一場縱火都是他的最後一次？他知道自己馬上就連火都要看不清了，上一場火，是他為自己準備的生命最後一捧光？

＊＊＊

審訊陷入僵局，陳警官、小刻、主任和我在隔壁一言不發。心理癥結找出來了，但是沒用，沒有訴求的人是最難辦的。

小刻氣憤道：「什麼狗屁原因，要瞎了就能縱火嗎！這還沒瞎呢，世上真瞎的人這麼多，每個都去放火，地球早燒成灰了！」

陳警官嘆氣說：「算了，人我先帶回去……他這毛病真不能治？」

主任說：「難。」

陳警官的眼袋彷彿又深了一層。主任若有所思，眉頭緊鎖，小刻更是滿臉黑。我盯著手機一通猛看，顯得最無憂無慮。我說：「主任，案子可能還有機會。」

三雙眼睛同時溜了過來，我都有些緊張，把看了許久的小刻手機遞給主任：「你看這幾個視頻，這個是喬郎說的最後一場縱火，前幾個是他以前拍的縱火視頻。」

主任看了會兒，道：「最後拍的這個，火太小了。」這個掛在暗網上賣了十八萬的縱火視頻，火勢不大，煙很多，又是社區一樓，觀感上也不出彩。

我對主任說：「對，他以前的縱火視頻火都非常大，應該是加了助燃物的。他本來要看的就是火，當然越大越好，而到了這最後一場，對他來說最重要的一場，火反而小了，這顯然違反他的心理規則。他是越來越瞎的人，火不可能越放越小，更別提這隆重落幕的最後一場。」

主任沉思，我繼續道：「而且這場縱火，違反了他之前兩個月一次的穩定縱火間隔，只隔了一個月。縱火地點就在他家附近，不符合罪犯的地理側寫，種種反常都說明這次縱火可能不是他精心為之，而是倉促的。」

「但喬郎是個對縱火有極高要求的人，又因為間歇性失明，他縱火前都會做大量調查，確保無誤，不太可能倉促行事。他剛說他不在乎了，最後一場火已經放完了，說明他對這作為最後一場的倉促縱火是認可滿意的，這裡面矛盾的地方很多。」

主任說：「你是說？」

我感覺頭腦一片清晰：「這場縱火，打破了他重要的縱火秩序，甚至是縱火目的。如果能找出其中的原因，或許，也能打破喬郎守口如瓶的秩序，這是他心裡的一道缺口。」

主任沉凝片刻道：「可以一試。老陳，把他所有的縱火視頻全都調來，包括掛在暗網上的痕跡，還有他家裡的證據、案發地照片等。」

陳警官喪氣的臉又揚了起來，和小刻各自打電話一通吩咐。幾小時後，我和主任的桌上擺了厚厚的一遝案件資料，都是影本，真的很厚，還不算小刻拷來的好幾個GB的縱火視頻。

陳警官大手一拍：「調查他們大半年的資料都在這。」

主任黑著臉說：「……誰讓你都搬過來了。」

陳警官兩手一攤：「不是你說要這個那個的嗎，以防萬一，省得我來回跑了。你注意保密啊，除了這個辦公室，哪都別帶出去。」

主任拍了拍桌上的資料：「這麼厚我是扛出去當磚嗎？」

陳警官摸摸鼻子，乾笑兩聲說：「辛苦辛苦，改天讓局裡給你評個最佳顧問。」

主任說：「你這話說了十多年了。」

就這樣，我和主任開始一頭扎進這遝要人命的資料。陳警官和小刻帶著喬郎回警局了，他們繼續查縱火團夥，我和主任從喬郎下手，小刻跟我們對接。

第一天我就有點崩潰，資料太多了，我沒什麼刑偵知識，看起來很費勁，還要跟主任去查房實習幹苦力，最近又要交實習報告和畢業論文。我硬著頭皮問主任：「實習報告我可以交喬郎嗎？」

主任說：「行啊，你給他脫罪弄來醫院住，他就能在你的實習報告裡了。」

我閉嘴了，欲哭無淚，沒時間精力去研究病人和病案了。我這會兒才明白主任為啥總躲著陳警官，以及進刑訊室前主任讓我別後悔是什麼意思，精神科工作和刑偵分析工作，哪一個都夠嗆，同時進行真的要人命。可有什麼辦法呢？是我自己要參與的，跪著也得做完。而且主任比我忙多了，門診、查房、講座輪軸轉，一回辦公室又埋在案件資料裡。我有時恍惚想到，學院分配實習時，我曾在法院和精神病院之間猶豫過，最後選了精神病院，萬萬沒想到選了這裡，還是沒逃過案頭工作。

＊＊＊

這麼一大堆資料，有價值的資訊其實不多，但翻到暗網視頻網站的截圖時，我還是被噁心到了。那幾張截圖是他們截到的為數不多網站消失前的圖，一個縱火視頻下，有些夾雜著英文、日語、俄語等我認不出的外語的評論，警方已經做好翻譯，附在上面。

我找出小刻拷來的，對應這個網站的縱火視頻。畫面是在燒一輛車，火很大很旺，拍攝手法不是喬郎的手筆，拍得很粗糙，只是追求縱火的刺激。車在燒的時候，視頻角落處經過了一個女人，她嚇跑了，拍視頻的人舉著鏡頭追了去，女人尖叫，跑得鞋都掉了也沒敢回頭。視頻裡傳出笑聲，是模擬的卡通笑聲，聽著一陣惡寒。視頻拍攝者沒追多久就回去了，可能本也只是想嚇她。

評論裡不少在說：「我出X個幣，燒這個女人，直播。」

還有一條日語的評論：「車燒紅了，掰一塊捅她。」

下面還有更多不堪入目的話，就這一條評論，跟了幾十樓。

我忍著生理噁心一張張看過去，再翻到一張時，愣了。暗網上掛著的，是一張警局的照片。

我立馬問小刻：「這是你們警局吧？」

小刻說：「對。」

我嚇了一跳：「他們還敢燒警局？」

這是一張懸賞帖，懸賞六個比特幣，燒這警局。六個比特幣，三十多萬人民幣。

小刻說，縱火團夥的內部極難打入，只有長期會員，長期活躍於縱火交易的人才能搭上線，他們的隱匿性和反偵察意識都很強。之前因為實在抓不到，警方打算誘捕，就向他們發懸賞帖，發了三個比特幣，懸賞一處警方埋伏好的地址。後來確實有人接帖了，可約好的當天，並沒有人來。最後縱火發生在一個與警方懸賞地離得很遠的集市，警力卻集中在懸賞地，趕到得很晚。

他們被耍了，縱火團夥根本沒相信過這個懸賞帖，還查出了他們是誰。

沒過幾天，警方就在暗網上看到警局的照片，自己反被懸賞了。

我驚愕道：「他們膽子這麼大？」

小刻說：「燒倒不一定，更像是給個警告，嘲笑我們。不過這群人無法無天，還真沒有什麼是他們幹不出的，他們要真敢來也好，羊入虎口。」

我喉頭一緊，明白了小刻為何總顯得很急，除了不能任嫌疑人逍遙法外，也因為下一個縱火地點，很可能就是他們的警局。

我這會兒才後知後覺手上這分案子的重量，再不敢三心二意，埋頭苦幹起來。

小刻還寬慰我：「沒事，按你們的節奏來。」

我加快了速度，也開始熬夜了，手邊所有事都停掉，專攻一項，反覆看喬郎所有的縱火視頻。他的縱火視頻，只在暗網上截到了一頁的評論，評論在罵他，說縱個火還配樂，他們就想聽火燒的聲音，誰要什麼狗屁音樂。

於是我關注起喬郎的縱火視頻的配樂，他和一般縱火犯從縱火中得到的快感不同，火對於他而言，有光明和重生的意義，他對縱火視頻的所有藝術加工，包括配樂，應該都是有意義的。我識別了幾首縱火配樂，多為純音樂，最後那場社區一樓縱火視頻的配樂是一首西班牙童謠，整首歌只有一句歌詞，大意是：看看我，注視我。

看看我，注視我？

喬郎配這首歌，想傳達的是要注視誰？縱火者還是被縱火者？

我開始反覆看這最後一場縱火視頻。燃燒的地方在一樓，攝像機離得不遠，從拍攝角度來看，應該是在平地上拍的，鏡頭對準的是這家的陽台，陽台門開著，防盜窗很密實，煙霧不斷從防盜窗飄出去。當日屋內只有一個初一的孩子，他嗆暈過去了，好在救得及時，現在因為受驚嚇還在醫院，不敢回家。

我一遍遍重放，試圖看清屋內的場景，但被煙蓋住了，有些模糊，隱約只能看到陽台對應的房內有一個人影，應該就是當日困在火裡的那個孩子。

我問小刻這段視頻可以再放清晰點嗎？小刻說他們局裡最多只能還原成這樣，要再清晰的話，只能送物證鑑定所去，要幾天才能做好，問我確定需要嗎？

我說要，小刻沒再多問，送去了。

資料裡有幾張從喬郎家搜來的草稿紙，是他隨手畫的，記錄了一些拍攝佈局、隨筆小畫，甚至還有與火的對話。他把火看作一個傾訴對象，又看作是某種神明的符號。他畫的火，像一隻眼，他取名為「火眼」。他試圖在火中尋找他的眼睛。

在他的社交軟體聊天記錄裡，我發現了一個人，叫β。他們有時會對話，都很簡短。看對話，我覺得這個β，應該就是喬郎之前的心理醫生。β這個號在一年前已經註銷了，這些碎片式的聊天記錄是喬郎截下來的圖，存在文檔裡。他們有一年沒聊了，說明諮詢結束一年了。

喬：你說，我面對火沉思的時刻，就是我的眼出現的時刻，可它還是越來越暗了。

β：火的結局是熄滅，火的眼也一樣，你何不將之作為你擁有它的必然結局，事物發展的極致是毀滅。

喬：毫無辦法了嗎？

β：你思索消耗，不如思索綻放，去用它吧。

我看得心驚，這個心理醫生竟當真在鼓勵和縱容他縱火。我看完所有片段式對話，哪怕只是冰山一角，都讓我覺出這個人的可怕。他在理智清晰地為喬郎拆解縱火這件事，概念化，甚至昇華它，讓喬郎無所顧忌地實施。

我很清楚一個心理醫生的道德判斷對於一個患者而言是多麼重要，多麼具有權威意義，他解放的不只是喬郎的縱火罪惡感，更是喬郎消除法律道德邊界、為所欲為的自由和自我肯定。但讓我更覺得可怕的，如果這個心理醫生的對象不是一個縱火犯，我幾乎認可他說的每句話。

我問小刻要喬郎之前拍攝的所有私人照片和視頻，問他：「最後一場縱火的地點，哪怕是倉促起意的，這樣一個對縱火有要求的人，也起碼曾見過這裡，知曉這裡符合他的拍攝標準，才會動手。很可能他曾經拍到過這棟房子。」

小刻說：「熟悉可能是因為他住得近，就在隔壁社區。」

我說：「也有可能，我就想找找看。」

小刻說：「他之前拍了又怎麼樣呢？」

我說：「他也許拍到了點什麼……我想弄明白，他為什麼選這裡縱火。你們沒查到這家和他之間有任何過節嗎？哪怕交換縱火、衝動縱火，任何行為都有心理軌跡。」

小刻於是給我拷來了，說：「他拍攝的所有檔都在這。」

我被那近兩個TB的硬碟嚇到了，驚呼：「這麼多？我得看一個月吧，能不能篩選一下？」

小刻沉默片刻道：「你確定這項工作必要嗎？篩選查看需要花大把人力，如果方向錯了，等於全組陪你浪費時間。這雖然是我們工作的常態，不代表現在我們耗得起。」

他話說得有點重，也是為了讓我迅速弄清我在做什麼。但我也慫了，不確定是不是真的必要，於是去諮詢主任，主任想了一會，給陳警官打了個電話。

篩查工作開始了，盡量用技術篩取視頻和圖片中有這戶人家特徵的片段。他們那邊篩查著，我抓緊思考別的漏洞，日漸焦慮，失眠，那種許多人的努力壓在你的選擇上的重量，讓我惶惶不可終日。小刻沒再催過我，我反而更著急。於是白日就見我遊魂似的跟著主任查房，心不在焉，嘴裡念念有詞。我隱約覺得我抓到了什麼，但是湊不起來，很焦灼。

病人齊素看到，問我怎麼了。我哭喪個臉道：「師傅。」

案子沒破，我不能說，只能擱他跟前喪一會兒。

齊素什麼都沒問，對我說：「心亂的時候，不妨回到原點。」

原點。案子的原點，是縱火。火的意義，焚燒、取暖、毀滅、神的符號、光、信號……我抓到了什麼，開始重新復盤縱火的行為動機。

縱火從行為可分成對人的和對物的，從動機可分為表達性的和工具性的，先排除喬郎的工具性縱火動機。工具性是將縱火作為達成目的的工具，比如為了報復某人，為了謀財，或是為了掩蓋其他犯罪痕跡等。

對喬郎來說，作為最後一場謝幕縱火，並得到他認可的，絕不可能是工具性縱火，他那十八萬的打賞只是這次縱火的附屬品。那麼只能是表達性的，指向人的表達性縱火。罪犯通常都有情緒問題或精神障礙，這種縱火行為是一種尋求幫助的呼救，縱火者希望獲得來自社會的關注，比如司法機構或社會服務部門等。我一頓，想起喬郎給這段視頻的配樂，看看我，注視我……我懂了，原來是這樣！

＊＊＊

物證鑑定科傳來消息，這段縱火視頻復原完畢了，儘管還是不太清晰，但已經能從陽台開著的門看到室內的光景。房內站著那個初一的孩子，著火時，他一動不動，立在那，看著外面。

我放大視頻，發現那個孩子看著的，好像是鏡頭，他在和喬郎對視！

我連忙找小刻說：「你之前是不是說這家失火的孩子受了驚嚇，現在不肯出院？」

小刻說：「對。」

我說：「快去找他！」

小刻說：「怎麼了？」

我說：「這場縱火，他和喬郎是共謀！」

小刻嚇了一跳，問：「你說什麼？」

我快速向他解釋：「他知道喬郎在拍他！這場火喬郎不是為自己放的，是為他放的，所以火很小，怕真的燒死他。他也不是受了驚嚇不出院，而是故意不出院。你現在去找他，單獨和他聊，避開他的監護人，千萬不要讓他的監護人知道你是去找他幹什麼的。你問他是不是需要幫助，他可能是被監禁了或者別的什麼。」

喬郎的配樂，「看看我，注視我」，這個「我」不是指他自己，而是這個男孩。他希望看到這場火災的人和機構，能注意這個男孩。

視頻裡，男孩站在濃煙和火中一動不動，沒有呼救。喬郎用這把火，在替他呼救。

＊＊＊

再次見喬郎，是在警局。

陳警官帶著主任和我進刑訊室，主任站在一旁沒坐下，對我說：「你來，是你發現的。」

我硬著頭皮坐下了。沒一會兒，喬郎就被帶進來了。

他坐下後，我開門見山道：「小翼已經承認了。」小翼就是失火那家初一的男孩。

喬郎不動聲色地說：「那是誰？」

我說：「你在火裡救下的男孩。」

喬郎笑了一下，道：「你沒搞錯吧，我是放火燒他的。」

我說：「他向警方求助了，也承認了和你共謀縱火的事。」

喬郎看著我，他的目光有些虛焦，應當是失明症狀又快來了。他問：「我為什麼要和他共謀？」

我舉起手機，放了一段視頻。視頻是一段景拍，像是攝影師漫無目的地走，鏡頭轉得很隨意，時長很短，十幾秒後，鏡頭捕捉到了一個社區一樓的陽台，小翼在被一個男人暴打，男人把小翼的頭掄在陽台的防盜窗上，那防盜窗十分密厚，像個牢籠。

這是從喬郎那兩個TB的視頻檔裡篩出來的片段。

我放下手機說：「你取景時拍到了這一幕，不止一次。你知道他長期遭受家暴，輟學在家被囚禁，你為他放了一把火，讓他能逃出這間房子，並引起社會注意。」

喬郎慣常不形於色的面部出現了一絲陰翳，他不看視頻，看著我，一言不發。

那天小刻去醫院找小翼，避開了他的單親父親。小翼交代了，父親經常打完他，把他鎖在家裡就走了，好幾天都不回來。他實在受不了，在陽台試圖自殺，喬郎忽然出現，跟他提了這個事，他答應了。

喬郎站在陽台外問：「想逃嗎？」

小翼透過厚重的防盜窗和這個陌生人對視：「逃不掉。」

喬郎說：「我可以幫你。會放火嗎？」

小翼搖頭。

喬郎說：「手機給我。」

小翼說：「沒有手機。」

喬郎把自己的遞給他，說：「去這個網站，找我下單。」

小翼說：「我沒錢。」

喬郎說：「給我一樣你的東西，來抵。」

就這樣，他為他放了一把火，控制火量，並敲了鄰居的門。

喬郎聽完，沉默片刻道：「他會怎麼樣？」

我說：「你為什麼救他？他跟你非親非故，他不認識你。」

這回喬郎沉默得更久，但最終還是說了。

有一天上午，他經過這個社區時，突然進入失明期，看不見路，摔了。正狼狽摸索時，一道手電筒的光打給了他，這道光在日光裡很微弱，他卻看到了。是小翼，關在防盜窗裡的小翼。大白天，這個孩子為他打了一道光。這道光，是十年來，唯一一個不聞不問不質疑，就和他心理同頻的奇跡善意。

那是他相信神存在的時刻。

我點頭道：「所以你看到他打算自殺時，倉促下決定了你的最後一場縱火。」

喬郎說：「我的心理醫生說，最後一場火，得燃燒真的光明。」

這場火雖然沒有多少明火，但喬郎的光不是那些火，而是站在火裡，和他的鏡頭對視的那個男孩。他燃燒了真的光明，是要為小翼帶去光明。

我說：「你問他要的那樣抵用縱火費的東西，是那支手電筒嗎？」

喬郎不語。

我忽然問：「你的心理醫生是誰？」

喬郎當然沒有回答。

陳警官在身旁咳了一聲。

我說：「供出共犯吧。」

陳警官皺眉，似是覺得我這問的沒頭沒尾毫無鋪墊，肯定沒用。

喬郎冷笑一聲。

我說：「縱火對於你來說，是呼救，是你失明的呼救，是小翼的呼救，對嗎。」

喬郎不語。

我說：「那如果對於他們來說，縱火也是呼救呢。」

喬郎愣了一下。

我說：「他們拼命縱火，也是在拼命吶喊呼救，人們看見了火，看見了惡，卻沒人聽到火的哭聲。你能救小翼，為什麼不救他們？」

喬郎的臉色白了起來。

我嘲諷他：「你的光明之神這麼虛偽嗎？只教你用局外的小翼完成你的儀式，卻放棄近在咫尺的哭聲，這是真正的光明嗎？」

喬郎呼吸急促地說：「不，不是這樣的，他們縱火，只是想毀滅，只是想毀滅而已！」

機會稍縱即逝，我繼續說：「你還以為縱火是為了毀掉別人嗎？他們想毀掉的，是自己，一個受盡懷疑白眼、失明缺陷的瘋子，一個未被世界愛過，滿心仇恨、醜陋不堪的自己。他們連厭惡自己都不敢承認，於是縱火，燒的是懦弱的自己，有多懦弱，火就有多大，呼救就有多高。你們扮演惡，用惡來掩蓋可悲，但依然沒人聽到，於是你扮演起了英雄，自己回應自己的呼救。」「你不是在救小翼，只是在救自己罷了。光明之神？不過是你造了個神騙自己，騙到最後，卻發現她一無是處。」

喬郎僵在位置上，一個字都說不出。

我大聲說：「你明明聽到了他們的呼救，卻也和所有人一樣，閉起了眼。」

「你救了小翼，救了自己，也救救他們吧。」

陳警官將喬郎帶離刑訊室，出門前我喊住他：「你真的不想治了嗎，還是有希望的。」

他回頭，看了我許久，用唇語說了四個字，我沒看懂。

＊＊＊

之後，小刻告訴我，喬郎供出了兩個縱火團夥的共犯，他只知道那兩個。其中一個是消防員，還參與了小翼家火災的救助，小刻簡直唏嘘不已。我倒是十分理解：「有一些縱火癖，就是長期生活在火的環境中，他們甚至故意會去救人，滿足被現實壓榨的自尊心，得到英雄式的尊嚴，是消防員不奇怪。」

小翼目前被警方保護起來了，警方正在替他找社會公益律師。他和他父親的關係，以及他作為縱火共謀的結果會如何，還得看律師怎麼為他辯護。但他未成年，燒的也是自家房子，應該會輕判。

小刻問：「可我還是不懂，小翼為什麼自己不報警，要合謀搞這一齣縱火，他自己一不小心也會喪命啊。」

我嘆了口氣：「你知道習得性無助嗎？一隻狗被關在電籠裡，它只要試圖逃跑，就會被電擊，長此以往，它被電得不敢跑了。當有一日籠子打開了，它也不會跳出去，它已經放棄了。」在鐵柵欄裡關久了的孩子，哪怕窗開了，柵欄卸了，電話通了，都無法逃跑了，更別提主動呼救。就像站在火裡一動不動的小翼，他在火中沉默，只有火在替他呼救。

小刻又傳給我幾個視頻：「這是在消防員家找到的他的縱火視頻，你分析分析，能不能從他這再套出別的共犯。」我一口氣還沒喘勻，這就又來了？這大兄弟還真不客氣。想到主任給陳警官存的備註是「吸血鬼」，我給小刻也改了備註：小吸血鬼。

我問小刻，我得接受督導，關於案件的事能說多少？

小刻說，縱火團夥的案件影響惡劣，破案後本就是要公布的，現在共犯沒抓齊，怕資訊洩露會打草驚蛇，所以抓到的共犯資訊要保密，其他可以說。

於是我去二科找齊素，掐頭去尾地把事說了。

齊素穿著病服，消瘦的身體坐在床沿，安靜聽完了全部。然後他說：「案子沒結。」

我說：「是沒結，共犯還沒抓齊。」

齊素說：「故事要從頭推過。喬郎幼時家中失火父母雙亡，那場火，可能是他放的。」

我愣住了，問：「什麼？」

齊素說：「他說那晚是門口的火光把他引出去的，他一個八歲失明的孩子都能看見火還逃出了火場，他健全的父母會看不到還死在裡面？這說不通。再者，他能在小翼這件事上立刻想到縱火吸引社會關注，這不是常規思路，很可能他自己就這麼做過。八歲那年，他試圖以此來反抗父母對於他眼睛的不重視，釀成大禍。」

我愣在那。

齊素說：「再推，小翼，可能不只是他家縱火案共謀，他就是縱火團夥的共犯。喬郎供出了其他縱火犯，不是被你說動了，而是為了轉移注意保住小翼，小翼不報警，是他不能報警。」

我完全僵住了：「可是……這些只是你的猜測啊。」

齊素說：「但你動搖了。」

我說不出話來。

齊素說：「穆戈，故事不能只聽表面。」「不要輕信任何人，任何人。」

＊＊＊

從齊素的病房出來，我渾渾噩噩，滿臉慘白。

小栗子走過來問：「你怎麼了？一臉撞鬼的樣子。又找這個齊素聊天，你們哪兒這麼多話？他來醫院一年多我都沒跟他講過幾句話。」

就這一刻，有什麼鴻毛般的東西在我心上撓了一下。我說：「你說他來醫院多久了？」

小栗子說：「一年多啊，多一點吧。」

我不敢相信我在想什麼，β，是一年前註銷了社交帳號，不再和喬郎溝通的，齊素是一年前進入醫院全封閉的。依齊素的能力，他當然可能是個心理醫生，不管是諮商師還是精神科醫生。

我在想什麼？我瘋了嗎？

可β給我一種熟悉的凜然感，這種感覺我只在面對齊素時有過，那是一種對讓我仰望的諮詢能力的侷促。

不能再想了，不能再想了。

他剛才說的話，好像對喬郎是熟悉的。

不能再想了。

我大步往前走，小栗子在後頭喊，鴻毛又撓了一下心，不，這回是抓了。

我忽然想明白了喬郎最後對我做的四字唇語，他說的是：你認識的。

你認識的。

他不是在回答我當下的問題，而是回答我之前問他的，你的心理醫生是誰？

「你認識的。」

他怎麼知道我認識的？我停住了腳步，腳下的世界在扭曲。

不能再想了。

我疾走到護士台，腳不受控制地停在病案架前。齊素是我師傅，之前因為尊重他，我從沒有翻過他的病案，我不願意把他當成一個病人。我站了許久，戰慄著抽出了他的病案，翻開。

空的，裡面什麼都沒有。

怎麼會是空的？我跑回辦公室查他的電子病案，跳出來說我沒有許可權，無法查看。我呆坐在那，盯著那句「你沒有許可權查看」。

β，齊素，病案被隱藏的患者，一個住院的心理醫生，我師傅。

【精神衛生中心　住院記錄】

入院時間：2015.7.4　15：56

科　室：臨床二科	病　區：男病區	床位號：4
姓　名：喬郎	性　別：男	年　齡：18
監護人：	關　係：	住院號：641

主述

連續縱火行為。

個人史

患者幼時經歷過一場火災，父母在火災中喪生。那天他視力障礙發作，差點沒逃出去，是門口的火光引著他走出去的。自那之後，每當失明發作，他只能循著火光而去。

病程和治療

患者八歲因頭部受傷，造成短暫失明，經治癒後仍視物不清，常出現間歇性的假性失明。眼睛無病變，但隨著年齡增長，失明時間越來越長。

精神檢查

思維冷靜清晰，不符合縱火犯的犯罪側寫。效度量表正常，沒有詐病，精神病態指標不高。反社會性和攻擊性不強。MMPI疑病指標很高，表現為對身體功能過分關心。

初步診斷

假性失明。軀體轉換性障礙。

簽名：劉杞　2015.8.7

14 一個叫虹的木偶——戀物癖

早上，跟著主任查最後一個重症病房。進門入眼的，先是床上的一隻木偶，短髮，紅衣，大眼，做工精緻，有半身高。木偶靠牆坐在那，面朝門口，像在替她的主人迎接我們。

主任朝著木偶笑笑道：「早上好。」

木偶自然沒有回應他，我也朝著木偶道好。

床上的人緩緩起身，把那半人高的木偶抱在懷裡，木偶的鮮豔和他病服的蒼白形成對比，木偶的情態飽滿，而他毫無情緒。我有種詭異的觀感，他把自己身上的顏色和生命力，全都讓渡給木偶了。

主任照例詢問，他照例沉默，只有木偶笑得開懷。

這名患者叫吳向秋（化名），重度抑鬱，職業是名木偶師，不隸屬於任何木偶戲班底，進醫院前，都在街頭行藝。他的病症程度還夠不上住重症病房，但因為他無法與他的木偶分離，而他那木偶的形態、體積和顏色都過於惹眼，如果和其他患者同住，會引起他們的激惹情緒，所以安排了一個隔離問給他。

本來主治醫生想強行分離吳向秋的木偶，安全起見，患者一般都不能擁有私人物品，一直沒反應的吳向秋忽然跟瘋了似的搶回來，目光極其凝重可怕，他父母也嚇了一跳。商量過後，主任同意開一個單間給他，認為木偶是他重要的心理依戀物，強行剝離不利於他的抑鬱恢復。父母顯然有些失望，他們很厭惡兒子懷裡那隻木偶，但也沒說什麼，去付了單人間的房費，直接預付了一年的。

他住進來快滿一個月了，幾乎每天都是如此，查房時鮮有回應，就兀自抱著木偶。

主任問完便離開了，我留了下來，這是主任同意的，我每天可以陪他一小時。

我從口袋裡拿出十多根細線，遞給他，他一言不發地繞在了木偶身上。

我第一次拿這些細線給他時，還挺尷尬的，他沒有收，只是看著我。

我解釋道：「大概拿了幾根，不知道你能不能用來操作木偶。」

他的木偶在被允許帶入病房前，安全檢查不過關，木偶身體裡有製作用的釘子、鐵片和螺絲等有嚴重安全隱患，是主任再三評估，認為吳向秋對木偶的感情特殊，不會拆毀木偶去碰這些東西，才允許它進屋的，但最後還是強行拆掉了木偶手上兩根細長的操作鐵扡，於是這木偶只成了擺設，他無法拿它表演了。

我跟主任申請，能否在我看著的情況下，給他一些細線玩一陣，離開時我再取走，這可能對他的抑鬱有幫助。申請批准了，我這才能拿給他。

吳向秋沉默許久，對我說了第一句話：「我的是杖頭木偶，不是提線木偶，不用線。」

我有點尷尬，悻悻地收回細線：「……不好意思，我不太懂。」

沉默延續了一陣，他忽然朝我伸手，我一愣，把細線給他，他沒讓我的好意落了空。

他慢條斯理地縷著線，繫在了木偶的手上，那裡本來插著兩根鐵扡被拆掉了，他一邊繫一邊說：「就算是提線木偶，線也是製作時就穿好的，位置和比例都有門道，是跟機關對應的，打孔穿針，也沒工具，直接這樣繫是不行的，你這種線也不行，線的數量不夠，要十六根以上，我的木偶大小，起碼要二十五根。」

第一次聽他說這麼多話，我慚笑道：「數量我下回知道了，不過工具什麼的，都申請不到，操作架我也申請過，行不通……提線木偶你也會啊。」

吳向秋挑了一些線，潦草地繫在木偶身上。我這才發現，他的木偶是沒有腳的，杖頭木偶都沒有腳。沒有操作架，他將線的另一端繫到了手指上，說：「會，以前玩過。」

他站起身，動作有點慢，這是抑鬱病人的典型狀態，用那臨時綁的十幾根線，簡單地演了一下。

一進入表演狀態，他的滯緩就消失了，他提著木偶跳了一段，擊掌，伸手，舞擺，喝酒，哪怕線綁得潦草，還是能看出俐落靈活，果然是手藝人。

我鼓了掌，他停了下來，似是挺久沒表演了，有些許恍惚。

他說：「我這杖頭木偶比較大，不適合做提線，會顯得笨拙。」

我說：「是嗎？我沒看出來，不過剛剛那套花腔，好像跟你的木偶形象不大稱？」

一般木偶戲的穿著都比較傳統國風化，吳向秋的木偶，很明顯是個現代人。

吳向秋說：「嗯，剛剛耍的路子，是偏戲曲向的，是傳統的木偶戲走式，我不怎麼玩這個。」

我說：「那你玩什麼？」

吳向秋沉默片刻，將木偶身上的線解了，只留下四根，這四根線繫的位置本來是兩根鐵扦，我於是明白，他打算暫時用線代替鐵扦，表演杖頭木偶。

他忽然就將木偶從地上舉起來，高過他，左手操縱著木偶底下看不見的木杖，讓她的頭靈活地動，右手則抖著那四根代替了鐵扦的線，操縱她的手。

木偶一襲紅裙，黑短髮厚重內斂，被他舉在高空，頭部奇異地四方擺動，帶動身子，像蛇一樣匍匐遊行，行動規律奇詭，他唱起了一首不知名的詭譎歌曲，木偶在他的調子裡恣意又詭異地舞動，忽然停住，木偶的動作變得極慢，像被什麼看不見的東西掐住了，戰慄掙扎著，雙手想去脖頸處解放自己，但用線操作達不到鐵扦的靈活，於是只能吊著手一下下甩起來拍打，時快時慢，嘴被操縱著時笑時哭。

我看呆了，他高舉著木偶，走遍了隔離室的每個角落，我都靠牆貼著了。

他停下，喘息著，雙目失神，連我都點被衝擊到：「這是……愛麗絲的噩夢。」

我說：「你取的名字？」

吳向秋說：「嗯。」

這隻木偶是吳向秋自己做的，舞也是自己編的，講一個夢境，故事走向不按邏輯，行為軌跡也大開大合，和傳統木偶戲的工藝和走式都大為不同。他在用後現代的理念做木偶戲，比較小眾，難怪沒有木偶戲班子要他。目前的木偶戲班子大都繼承了傳統的國風藝術，他們覺得他有礙風俗。有一位和他同樣年輕卻已經名聲在外的木偶師對他說過，發展是傳承之後的事情，現在木偶師要做的，是把這門手藝先拿下來，而不是走些譁眾取寵的歪路子。

我們並沒有聊多少，但他的心境，已經透過這場表演傳達給我了。之後，我經常會拿著細線來找他，看他玩一小時，然後把線還給我，又抱著木偶坐回床上，一言不發。

今天也一樣，主任走後，我把線給他，他卻沒有接。

他不想做提線了，直接將木偶舉起，只用她身下的木杖來表演杖頭木偶，於是只見她的頭部和身體在動，雙手既沒有鐵扡支撐，也沒有細線吊著，和身體動作脫節了，斷臂一般。但我看著，沒了線的木偶，卻更自由了。提線木偶，是木偶在地上，被很多線束縛和吊著，人在高位操縱；而杖頭木偶，是木偶在空中，由鐵扡支撐著，人在下位托舉，不需要線去束縛，吳向秋要的是杖頭木偶。

我發現，木偶在地上時，我的注意在吳向秋身上，看他是如何擺弄密密麻麻的線來操縱，而當木偶脫離了線被舉起後，我的注意被木偶吸引，忘了關注吳向秋，而僅是看著木偶本身。

＊＊＊

下午，照例週五開組內督導，聊近期的案例。

我心不在焉，沒認真聽，被主任發現，點了名。我愣在那，不知道講到哪了。

小栗子連忙提醒我：「在說吳向秋的案例，劉醫生提出了戀物癖，主任問你怎麼想。」

我提起精神，組織了一下思路道：「戀物癖……我不覺得他是戀物癖。」

劉醫生說：「他目前對木偶的情結過重了，過分無法分離，包括他對木偶的設計，顏色形態方面，是有性投射的。」

我說：「但他沒有明顯的指向木偶的性吸引，也沒有反覆強烈的對木偶的性幻想或性行為，我觀察他很久了，他最多只是抱著木偶，沒做過別的，這不太符合戀物癖患者對於可得到的性喚起物體，急迫的紓解狀態。」

劉醫生說：「你怎麼知道他沒有性幻想？」

我說：「你怎麼知道有？」

小栗子翻了白眼。韓依依輕笑一聲，玩起了手機。

劉醫生說：「我接診他的時候，他父母無意透露過他有幻想的傾向，他把木偶幻想成了一個女人，當她真實存在，還說要介紹給他們認識。這也是他們堅持把他送來的原因。」

我說：「因為他把木偶想成一個女人，他們就要把他在醫院關一年？診斷都沒下就急著付錢。」

劉醫生好整以暇地看著我說：「你偏題了。」

我說：「我是說，他父母的話不一定可信，他們對吳向秋懷有嫌惡，會誇大他的病症。」

劉醫生說：「你憑什麼覺得他們生活在一起三十年，比你對他只做了不到一個月的觀察更有可信度？」

我說：「憑我是醫生……實習醫生。」

劉醫生說：「當你離他過近的時候，你已經不再是醫生了。」

我聳肩，投降，不說了。

主任說：「讓你說意見，沒讓你們吵架，當茶話會呢！所以你的想法呢？」

我撐起精神說：「重度抑鬱的診斷不變，吳向秋對木偶戲有理想，但他的理想無法為他掙來生活，他的風格不被主流木偶戲接受，家裡也不支持。他有個哥哥，公務員，前途光明，顯然是父母的寵兒，他是個被驅逐的二兒子，加上他是粘液質的性格，本就敏感多心，很難不抑鬱。」

「至於對木偶過分的情感，我還是偏向心理依戀物，是象徵性上脫離母體的一根臍帶，他通過木偶才能跟世界產生連結。想像中的朋友，是男人還是女人，重點應該不在性上，而在於連結感……也可能木偶僅僅是他唯一能抓住的東西吧。親情不可求，理想不可追，生活不可過，他自己也是被世界玩弄的一隻木偶，他不過是在木偶身上投射他自己。」所有人都沒說話，我回過神，有些尷尬地道歉。

散會後，主任找我談話。

離開會議室，小栗子在門口等我：「主任罵你了？」

我說：「說了幾句，讓我別過分沉浸，影響專業度，提醒我是個醫生，不是他朋友。」

小栗子說：「這不是你老毛病嗎，反正說了你也不會聽，怎麼臉色還這麼難看？」

我眉心緊皺：「問題是，我沒有沉浸。」

小栗子：「啊？」

我說：「我根本不知道我開會時說了什麼……我是隨口扯的。」

小栗子驚訝了：「……這也算個進步？你終於開始敷衍患者了……不過你最近怎麼回事啊？總是走神，幹什麼都心不在焉的。」

我沉默了許久：「小栗子，如果有一天，你發現你賴以生存的世界，不是你想的那樣，你會怎麼辦？」

小栗子一頭霧水地問：「什麼玩意兒？」

我搖頭道：「算了，沒什麼。」

我們往病區走去，小栗子問：「那劉醫生又是怎麼回事？他最近為什麼老找你碴？」

我笑說：「你怎麼不說是我找他碴？」

小栗子說：「反正你倆一撞上就跟機關槍似的。」

我嘆氣道：「他知道我找齊素做督導了。」

小栗子不明白：「這又怎麼了？那個齊素雖然是個患者，但確實厲害啊，劉醫生這個都管？說你不合規矩？」

我不知道該怎麼解釋：「……他是為我好。」說出這句，我的心又沉到了底。

眼前忽然出現一個熟悉的身影，是齊素。我立刻躲起來，把小栗子也拽進了病房。

小栗子不明所以：「你不是跟齊素很好嗎，躲他做什麼？」

我沒回答，我還沒想好怎麼面對齊素，而只要我有一分猶豫，他一定看得出來。在齊素面前，我是透明的。

小栗子說：「你自己躲就算了，為什麼還拽我？」

我說：「你一旦被他看到，你的任何一個眼神情態，他就知道是我躲起來了。」

小栗子沉默了一會兒，猶疑道：「你這意思，是在說齊素太聰明，還是我太蠢？」

我和藹道：「你覺得呢？」

＊＊＊

週一早上，查房，主任走後，我照舊把線遞給吳向秋。

他沒接，我收回，等著他直接表演杖頭木偶，但一反常態的，他沒有動。

吳向秋抱著木偶，坐在床上安靜地看著地，忽然道：「穆醫生，玩個遊戲吧。」

我剛又溜號了，回過神，愣了，他，一個重度抑鬱，要跟我玩遊戲？

吳向秋說：「你問我五個問題吧。」

我想了想說：「只用五個問題來了解你的遊戲？」

這一個月來，主任問出去的所有問題，他都沒回答，我也只有在木偶戲上能和他說一兩句。這是個好兆頭，雖然不知道他突然如此的原因。

我笑道：「機會難得啊，不過我的微表情學得不好，你可得多說點。這五個問題，無論我問什麼，你都有問必答是嗎？」

吳向秋：「嗯。」

他話音未落我就開始了：「第一個問題，你談過戀愛嗎？」

吳向秋頓了一下，似是沒想到我上來就問這個，回答：「……談過。」

我等著下文，卻沒下文了，問：「沒了？不能再多說點？」

吳向秋說：「這是第二個問題了。」

我笑說：「這麼嚴格，好吧。那第二個問題，你的木偶叫什麼名字？」

吳向秋說：「虹。」

我說：「有什麼意義嗎？」

吳向秋說：「這個回答了，你就只剩兩個問題了。」

我說：「我知道，你說吧。」

吳向秋沉默片刻說：「虹是我的女朋友。」

看來他父母說的確有其事，他當真把木偶幻想成了一個女人，或者說，是把幻想的女人套在了木偶身上。我說：「第四個問題，你之前玩提線木偶，為什麼之後改成杖頭木偶了？」

吳向秋說：「我不喜歡用線把她束縛住，操縱她，我希望她高於我，她能自己飛翔，我要做的，只是支撐她，做她的腿。」杖頭木偶都是沒有腿的，因為腿的位置是杖頭，木偶師得握著杖頭，操縱木偶的身體和頭部，而木偶拖著長袍和褲子，看著像有腿一般，只有少數表演需要，才會去裝兩個假肢，俗稱三隻腳。

我說：「可無論是提線木偶還是杖頭木偶，本質都是傀儡戲，是被操縱的，只不過一個看起來體面一點而已。」

吳向秋沉默一會兒說：「不一樣。」

我說：「哪不一樣？」

吳向秋說：「這是第五個問題嗎？」

我聳肩道：「不是，第五個問題……你為什麼不敢看我？」

吳向秋一愣，卻依舊沒抬頭，始終看著地上。

我說：「這個問題你無法回答？」

吳向秋不說話。

我看了他許久，走過去，蹲下身，逼著他和我對視：「需要我換一個問題嗎？」

吳向秋說：「不用。」

我說：「所以，這最後一個問題落空了……你要我自己猜？」

吳向秋看著我，默認了。

他的目光讓我想起某種動物，它們野生生地，天真地站在路過的車前，毫無恐懼車會不會撞過去。

離開前，我問他，這個遊戲明天接著玩可以嗎？他沒有回答我。

不知為何，我覺得那木偶看著更鮮豔了，而他，更蒼白了。

吳向秋自殺了。

＊＊＊

第二天聽到這個消息時，我有瞬間的恍惚，分不清現實與虛妄。

我不知道自己是怎麼走到他病房的，滿床的血，照理來說應該很刺眼，我卻不覺得。連日來他那隻豔紅的木偶，已經讓我習慣了鮮豔與蒼白的結合。他躺在床上，那隻豔紅的木偶摔在地上，頭斷了，紅裙與床上的血連成一片。我有種錯覺，她是被那血床分娩出來的。

員警來了，封鎖了現場，是陳警官和小刻。

小刻跟我說話，我聽不見，耳邊有種脫離現實的轟鳴感，別人跟我說話，聲音都好遙遠。

屍體被運走了，劉醫生和小刻交代發現死者的過程，陳警官和主任聊了一會兒，初步判斷是自殺。

吳向秋把舌頭咬斷了。

小刻找了幾個護士去會議室問話，他把我也拉去了。問完護士，他皺眉問我：「你怎麼回事？」

我呆鈍道：「是我沒發現，他昨天給了我五個問題的機會。」

小刻說：「什麼意思？」

我說：「他給了我機會，去發現他準備赴死，但我浪費了。」

他在向我求救，我卻在認真玩遊戲，不，連認真都沒有，我只對他好奇，卻不對他的痛苦好奇，甚至是褻玩，一種來自心理學者的獵奇，輕慢而自大。我最近一味困在自己的情緒裡，對他敷衍，心不在焉，是我把他想簡單了，以為用幾根線就已經親近他，瞭解他，我怎麼會這麼愚蠢？蠢得殘忍，又或者只是我潛意識不想為他費心，只想按部就班地「解決」他，好繼續專心我自己的問題。

我此刻終於明白，昨天的最後一個問題，他為什麼回答不了。

他不敢看我，是因為他知道，我要背負他的死亡了，他對我愧疚。

小刻沉默片刻說：「你聽著，他本來就是重度抑鬱，雖然疾病的事情我沒你懂，但我問了這麼多人，包括主任，誰都沒發現他的自殺意向，他的死與你無關。」

我說：「所以他只對我開了活口，但我封上了它。」

＊＊＊

屍檢結果出來，法醫判定自殺，死因是窒息。

吳向秋咬斷了舌頭，剩下的舌根縮回喉腔，堵住了氣管，窒息死亡。

吳向秋住的是重症病房，有二十四小時紅外監控，監控調出來，他大概是在夜裡兩三點進行的自殺。他蒙在被窩裡，而被窩在抖，應該是咬斷舌頭時在劇痛。

昨晚值班的護士嚇哭了，說她沒有全程關注，監控這麼多她也不可能一直盯著。當時是看了一眼，以為吳向秋在被窩裡拿木偶自慰，就沒關注了。

小刻說：「他之前也這麼做過？」

護士說：「我不知道，但大家都說他帶著那麼一個娃娃，是戀物癖……他這個人本來就很奇怪。」

吳向秋的父母來了醫院一次，他們臉上有悲傷，但沒有悲痛。

我見到了吳向秋的哥哥，吳高陽，板正，陽光，成熟，安慰父母，處理弟弟的後事，向醫生道歉和致謝，積極配合員警問話。

跟吳向秋截然不同。

如果說吳向秋是和現實生活脫離的理想乞丐，那麼吳高陽就是在陽間奮力生活的五好青年，怪異沉默惹人生厭的二兒子在吳高陽的襯托下，確實死不足惜。

陳警官下了自殺的判斷，但他說有幾個疑點。

他拿起那隻斷了頭的木偶說：「這隻木偶裡面有釘子、鐵絲，螺絲釘、操縱線、鐵片等銳器，他想自殺，完全可以使用它們，為什麼要選擇咬舌？咬斷舌頭的難度和痛苦，遠比這些死法高多了。」

他挪出一張照片，是拍下的死者現場照。吳向秋的左手緊攢著，打開，裡面是兩根細線，他揉成了團，握著。

陳警官說：「還有他死時握著這幾根線是什麼意思？這線是哪來的？根據物質對比，不屬於木偶身體裡的機關線。」

我一愣，說：「……這線，是我給他的。」

陳警官說：「什麼？」

我有些發抖，說：「是我申請的，給他玩提線木偶的線。每次查房帶進來，給他玩一小時，一小時後我收回……他趁我不注意，藏了幾根……是我粗心了，沒數清楚。」心再次一沉，我最近居然疏忽成這樣，少了線都不知道，過分信任他，輕視他，他卻借我的愚蠢計畫了全部。

陳警官說：「他藏來做什麼？這線的韌勁很強，完全可以用來勒死。他藏了，說明他想過這種死法，但最終沒有做，為什麼？他沒有做，卻要握在手裡。」

主任說：「勒死？自己可以辦到嗎？」

小刻把那幾根線打結連起來，束到床頭的欄杆上。他坐到地上調整線的長度，套在自己脖子上時，確保屁股是懸空的，然後往下坐，說：「這是監獄裡一種常見的自殺法，罪犯把床單綁在床沿，利用自身的重量勒死自己，速度遠比咬舌快多了。」

主任說：「應該是怕勒死的動靜太大，監控會發現。」

陳警官敲了敲床沿，說：「你們這床沿高度要改進，這麼高，他躺著都能勒死自己，被子一蓋，就跟咬舌一樣，發現不了。」

主任皺眉不語。

小刻說：「他明明有更好更快的選擇，為什麼用了咬舌？咬舌其實不太靠譜，舌頭上的神經太多，痛感極強，很容易沒咬斷前就已疼昏，而且血流量大，如果想以出血量致死，很可能在死之前就已經被監控發現。可他硬生生咬斷了舌頭，說明死意堅決，並無猶豫。」

主任說：「他不用木偶裡的利器，可能是因為他對木偶有特殊感情，不願意讓木偶成為兇手。」

小刻說：「那線呢？關鍵是，他展示了這些死法，他到死，手裡都握著這幾根線。他想傳達什麼？總不會也是不想讓線成為兇手吧。」

我漸悟：「……是我，他不用這幾根線，是不想讓我成為兇手，他不想我為他的死負責。」

小刻說：「那他為什麼要握在手裡？他要我們發現這幾根線。」

我戰慄地走去床邊，撿起那幾根線：「不是要你們發現，而是要我發現……」

「這是他握給我看的，是他給我交的諮詢費。」

幾人不明所以，我卻越發神思清明：「他在告訴我，他沒有把我拖下水，以此為交易，我得為他辦件事，他在拜託我……這才是他讓我問的最後一個問題，他要我猜，猜的是他的死亡。」

我抬頭說：「他的自殺有問題！」

無暇跟他們解釋，我連忙觀察起房間，找奇怪的地方。我走動很快，思路幾乎是奔逸的，形貌焦慮。我們一定遺漏了什麼重要的東西，吳向秋的死，沒那麼簡單，至少他想跟我傳達的，沒這麼簡單。

主任攔著陳警官沒發問，小刻也只是沉默看著。我的視線掃過房內一切，最後落在地上那隻斷了頭的木偶身上，我凝視許久，忽然抓起木偶，朝床沿上猛砸。

陳警官嚇了一跳說：「哎，你別破壞現場啊。」

砸完，木偶和砸之前無異。

我說：「這隻木偶掉在地上，看著像是摔斷的，但它不可能靠摔就會斷。」

小刻說：「它裡面有利器，吳向秋想取出才掰斷的？」

我說：「可他根本沒用利器自殺。」

小刻說：「或許是想確認木偶裡有什麼可以用於自殺的？」

我搖頭道：「一，他的自殺是經過籌畫的，從他偷藏我給的線就能知道，他要確認也不可能等到臨門一腳，他死之前木偶都是完整的；二，木偶是他自己做的，裡面有什麼東西他一清二楚，不需要確認，他就算要用利器，從下面伸進去取也行，不用掰斷頭；三，這隻木偶對吳向秋的意義超越他自己，不太可能為了自殺去破壞它，這是一種玷污，而且用的是把頭掰斷這種具備象徵意義的手法……監控呢。」

小刻說：「沒有這個畫面，應該是在被窩裡掰斷的，所以護士才懷疑他把木偶藏在被子裡自慰。」

我沉思了起來，主任忽然出聲：「心理死亡。」

我一愣，立刻明白了：「吳向秋，把木偶殺了。」

陳警官和小刻一愣。

我說：「他先把木偶殺了，再殺了自己。」

小刻說：「……他為什麼要殺木偶？殺，這個詞真奇怪，木偶又不是活的。」

主任說：「對於吳向秋來說，木偶是活的。」

陳警官說：「可是殺了木偶又說明什麼？他重視木偶，死的時候一起帶走，也沒什麼特殊的。」

我說：「他要帶走為什麼不像往常一樣抱在懷裡？他把木偶扔在地上，向我們展示木偶的死……這個現場的一切，都是他留給我的謎題，他這樣呈現必然是有意義的。」

我們又想了幾個小時，無果。出門時，我讓小刻把當天拍的所有現場照給我拿一份。

小刻沒有答應，他沉默了一會，對我道：「這個案子你別參與了。」

我一愣，問：「為什麼？」

小刻說：「你知道從昨天開始，你說了多少句『是我的原因』嗎？」

我沉默片刻說：「我需要避嫌嗎？」

小刻皺眉道：「我不是這個意思。」

我說：「那把照片給我，你不給我，我也會去看監控。」

小刻嘆氣：「隨便你。」

他剛要走，我喊住他：「小翼還在醫院嗎？」

小刻一頓，道：「出院回家了，怎麼突然問起他？」

我說：「回家了？」

小刻說：「你不用擔心，已經找到公益律師了，正在聯繫幾家社會福利院，看怎麼跟他父親分割。」

我說：「……我可以找他聊聊嗎？」

小刻察覺到了什麼，說：「怎麼了？」

我心裡有點亂：「十年前的案子，如果當時沒有立案，現在還能翻案嗎？」

小刻的神情嚴肅起來問：「為什麼問這個？」

我深吸口氣，說：「沒有，我還沒確認，等我確認了再告訴你。」

我轉身就走，小刻在後面喊我，我沒回頭。

＊＊＊

沒幾天後，劉醫生忽然通知我，跟他一起負責近期我們醫院要辦的精神衛生國際學術研討會議。

我拒絕了：「我暫時沒空，你找其他實習生吧。」

劉醫生說：「你還知道你是個實習生？」

我說：「這種學術研討會議的準備向來沒有實習生的事。」

劉醫生把一疊資料遞給我說：「這是這次會來的國外教授，你熟悉一下。當天介紹用的PPT你來做。」

我沒有接。

我們對峙了一會兒，劉醫生道：「做你的本分，吳向秋的事你別再管了。」

我說：「他是我的病人。」

劉醫生說：「他不是你的病人，我是他的主治醫生。」

我說：「那他為什麼選擇告訴我，而不是告訴你。」

劉醫生冷笑道：「他告訴你，是為了把你也拖下地獄，他所在的那個地獄。」

我看著他說：「那也是我自己要下去的。」

劉醫生再不說話，轉頭就走，不打算管我了。

之後的幾天，我都專注於吳向秋的死，我去找了監控反覆看，從他蒙上被子，到被護士發現掀開被子。

缺席了幾次講座，我被點名批評了，實習手冊扣了分。學院分管實習的教務主任找我談了一次，我記不得他說了什麼。

午休，小栗子給我打飯來，我不想吃，推搡間，飯砸在他身上，湯灑了一臉。

我不耐煩道：「你能不能安靜點。」

小栗子杵在原地，有些無措，半天，他才小聲道：「穆姐，你最近好奇怪啊。」

我看著他說：「不是最近，我一直都如此，是你從未認識我。」

小栗子站了許久，我晾著他，當他不存在。良久他抹了把臉，收拾了地上，轉身走了。

我游走在病區，開始想像齊素的督導。我經常會這樣，腦海裡放一個假想對象，對著他說話。

如果是齊素，他可能會問：「穆戈，你為什麼要把身邊的人都趕走？」

溫和一點，我大概會回答：「因為焦慮吧，恐懼會讓人增加親密，而焦慮卻會讓人遠離彼此。」

齊素一定會戳穿我，那我就會告訴他實話：「因為你啊，你毀了我的基礎信任。」

然後他會接著戳穿我，說不對，逼我說出更底層更羞恥的話。

我也許會逃跑，也許不會。我們熱衷於這個遊戲，我壘樓，他推樓。

我停在一間病房前，是齊素的病房，關著門，他在裡面。

我沒有進去，只是在門口站著，輕輕貼著牆沿，繼續在腦子裡和他對話。

就這一下就好了，畢竟，人是靠著想像就能活下來的生物。

離開齊素病房後，我去申請了值夜班。實習生是從不值夜班的，但主任批准了。

我給小刻發了個消息，就關了機，他在警局大概想罵人。

夜裡，我去了吳向秋的病房，換上病服，鎖上門，那隻斷了頭的木偶還在地上，擺放在標記好的位置，她在看著我。床單被套在取證完畢後已經換了新的，我撿起木偶，在一片漆黑中爬上病床，把她抱在懷裡，躺下了。被子蓋上，蒙住頭，開始極致共情，齊素教我的。

我試圖趨近吳向秋每晚的心情，他抱著木偶時，蒙在被窩時，看著我時，在想什麼？

木偶有點扎，手感不太好，我摸到了她身下的木杖，那是她的命脈，驅動她靈魂的東西。

木杖上滿是刻痕，密密麻麻，是他用指甲常年在上面刻下的，像是瘡疤。吳向秋抱著她睡覺時，手應該就放在這，啟動她，讓活的虹與他共眠，而這些瘡疤，是他在忍受，忍受什麼？難以抑制的痛苦和想死的心。

他必須一遍遍用木偶強迫自己活下來。

我忽然鑽出被子，看向門口，我以往站的位置，想像那裡站著一個穆戈。

我現在是吳向秋，我在準備去死的前一天，讓穆戈向我問五個問題時，是在想什麼？

我盯在那兒，盯住幻想中的穆戈，用吳向秋的語氣，開口道：「穆醫生，玩個遊戲吧。」

＊＊＊

第二天早上，小栗子來開的門，他見鬼似的瞪著我說：「你為什麼睡在這？這裡不是還在封鎖嗎？天啊，你臉色好可怕……你這是一夜沒睡，還是鬼上身了？」

我雙目發直道：「我一直弄錯了一個重點。」

小栗子說：「什麼？」

我說：「吳向秋很痛苦，非常痛苦，他死志堅決，他住在這兒的每分每秒，都想死。」

小栗子說：「所以呢？」

我說：「他這麼痛苦，為什麼撐到現在？」

「我之前一直覺得，是我錯過了他的五個問題，沒能發現他要死……但我錯了，應該反過來想，他試圖告訴我一些事，一些非常重要的事。他這麼痛苦卻撐到現在，是為了找到一個可信的人說這些事，不說完，他是不會死的。」

我抬頭說：「可他死了。說明我那五個問題，問到重點了，他已經全告訴我了。」

小栗子眨巴著眼。

我說：「答案就在那五個問題裡！紙筆！」

小栗子去前台拿了來，我連忙寫下那天我問的五個問題和他的回答。

1. **你談過戀愛嗎？——談過。**
2. **你的木偶叫什麼名字？——虹。**
3. **有什麼意義嗎？——虹是我的女朋友。**
4. **你之前玩提線木偶，為什麼之後改成杖頭木偶了？——我不喜歡用線把她束縛住，操縱她，我希望她高於我，她能自己飛翔，我要做的，只是支撐她，做她的腿。**
5. **你為什麼不敢看我？**——沒有回答，他讓我猜。

我說：「最後一個問題，是他握在手裡的那幾根線，是他的愧疚和請求，他付了諮詢費，要我猜他死亡的秘密。」我往前看，視線來回在一到四的問題上移動，最後停在第三個問題上。

虹是我的女朋友。

我心中一動：「……會不會，虹是真的存在？」

小栗子說：「什麼?虹又是誰。」

「他的木偶叫虹。」我心裡一片雜亂，卻有個荒唐的答案在野蠻生長，「他談過戀愛，他把木偶稱為她，不願束縛，自由飛翔，他對木偶用的都是擬人詞……是我先入為主了，假定他有一個想像的女友，但他這句話的意思，是他真的有個女友，叫虹，而木偶，是按照女友的樣子做的。」

小栗子面露糾結道：「是不是你想多了？我覺得這個女人就是他幻想的。」

我說：「去叫吳向秋的父母，還有他哥哥吳高陽，再來一次醫院。」

小栗子說：「用什麼理由？他遺體已經不在這了。吳向秋有些遺物，我們打電話讓他們來領，他父母讓我們直接扔了。」

我想了想說：「就說找到他有封遺書留給他們，他想公開。」

＊＊＊

吳向秋的哥哥來了，父母沒來。吳高陽說交給他就可以了，不要再去打擾他父母。

吳高陽說：「遺書呢？」

我說：「你知道虹嗎？」

吳高陽嫌惡道：「不就是他那隻木偶。」

我說：「我是說，真的虹。」

他一愣，臉上卻沒有茫然和驚訝。

我說：「你知道虹真的存在。」

吳高陽皺眉道：「什麼真的存在，就是他幻想出的那個女人。」

有一天，這個孤僻怪異的弟弟忽然跟吳高陽說，哥，我交了一個女朋友。當時他是不信的，吳向秋從沒有表現出對異性的興趣，除了他那隻木偶，他幾乎不接觸任何帶有女性色彩的東西。他就像個陰暗齷齪的變態，只對著木偶發情，他不相信有女人會看上他。

我說：「就因為這個，你篤定他是幻想的？」

吳高陽說：「當然不是，因為對於這個虹，他什麼都說不出來，幾歲，家住哪裡，職業是什麼，父母做什麼的，甚至連她姓什麼，他都說不出，只知道她叫虹，這不是幻想的是什麼？編都編不像。你不是醫生嗎？你應該知道啊，他就是瘋了。我問他那虹長什麼樣，他就把那木偶懟到我面前來，說就長這樣。」

吳高陽扯了扯領帶，似是覺得自己說出來都荒唐，不可理喻。

吳向秋被送來醫院前，曾和他說過要和虹私奔了，當晚確實見他拖著行李，帶著那隻木偶離開了。

吳高陽跟了上去，想確認是不是真的，結果就見吳向秋一個人抱著木偶在車站站了一夜，沒有任何人來。吳高陽嗤笑道：「我也是瘋了，居然真的還想信他。」

之後吳向秋就開始發瘋，到處要找那個不存在的女人，說約好了她不可能不出現。家裡實在沒辦法，就把他送來醫院了。

我說：「這件事你們為什麼沒跟主治醫生說？」

吳高陽說：「說什麼，這不是你們的工作嗎？行，我今天也給你透個底，省得你沒完沒了的好奇。我也知道你們幹這行的就喜歡挖人的心理陰暗，是，我根本不在乎他是什麼病，會不會好，我只希望他在這一直關著，別再出來煩我。說實話，他自殺了，我一點都不驚訝，從很小的時候開始，我就覺得他總有一天會死在自己手上。你沒有跟他生活過，你不會了解的，他根本就不像個陽間的人。」

我點點頭沒說什麼。

他似是覺得說多了，斂了一下語氣，溫和道：「抱歉，我有點激動，最近事情太多了，希望諒解。」

我說：「諒解。」

吳高陽撥了下領帶，恢復了板正的精英氣質說：「遺書呢？」

我把信封給他，他有些急，又盡量顯得慢條斯理，抽出裡面的紙，打開。

吳高陽皺眉道：「怎麼是空的？」他將那張紙顛來倒去地看，又去翻信封查有沒有漏拿。

我笑道：「是不是很想看他在遺書裡的懊悔和絕望，想看他提及你時的羨慕，嫉妒和恨意？」

吳高陽一僵，我接著道：「那你要失望了。他對你無話可說，他在這兒的一個月裡，從未，提起過你。」

吳高陽面色難堪至極，像被狠狠地羞辱了：「你知道什麼！他根本是個廢物！惹禍精！我給他安排了工作，他卻帶著木偶去面試，讓我在這麼多人面前丟臉！他大半夜在客廳玩木偶，我爸心臟不好，起來上廁所被他嚇去了急診室。我媽受不了，燒了他的木偶，他就去燒我們的床，社區街坊都知道我們家有個把木偶當老婆的變態。把他關在家裡，又成天尋思著逃跑，我父母經常不敢出門，怕被問起他太丟臉。他但凡對這個家有點用，我們都不會把他送這裡來！」

我聽完，看著他，問道：「你有沒有一刻懷疑過一件事：為什麼我必須有用，父母才會愛我呢？」

他愣住了。

我觀察著他的表情說：「你懷疑過，但你放棄懷疑了，你決定順應規則，用聽話和有用換取父母的獨寵，所以你看著日復一日離經叛道的弟弟，是快樂的，也是嫉妒的。快樂於，你用你的識相和求全，贏得了父母的獨寵，嫉妒於，他雖然孤僻討嫌，活得人不人鬼不鬼，但他比你自由，他比誰都自由。恐怕你自己也不想承認，在你心裡，覺得他，這隻陰溝裡的老鼠，遠比你高貴。」

吳高陽的臉色刷白。

我說：「真可笑，你厭惡他，又惦記他，你希望他也能嫉妒你，可他從來，都沒有把你放在心上過。吳高陽，你活得累不累啊。」

我看到他臉上一片片的碎裂，裡面住著一個個小的吳高陽，他窩在父母懷裡，老師掌心裡，獎狀堆裡，嫉恨又羨慕，得意又茫然，高傲又空洞的神情。

我站起身：「聽說你夫人懷孕了，替我向你未出世的孩子問好，代我說聲，真不幸，他要成為下一個你了。」

「噢，對了，千萬，別生二胎啊。」

＊＊＊

我在吳向秋的病房安家了。

小栗子火急火燎地跑進來說：「穆姐，不好了！你又被投訴了！就那個吳高陽。」

我沒有理會，只問：「拿來了嗎？」

小栗子把一遝信封遞給我，裡面是小刻捎來的當日現場照：「哦，小刻員警讓我給你帶句話，說你再破壞現場，就要把你當嫌犯排外了。」

我看起了照片。

小栗子憂心道：「員警都警告你了，你怎麼還坐在吳向秋床上啊。」

我說：「他嚇你的，這裡早就取證完了，不解封就是走個流程，還沒結案。」

我把照片攤在床上，照片比較直觀，比視頻看起來方便。

小栗子說：「我不懂啊，你還要查什麼，他不就是自殺嗎，警方都確認了呀。」

我不說話。

小栗子說：「你找吳高陽來問，也沒能確認那個虹真的存在啊，還是像他幻想出來的。」

我說：「不知道姓，不知道地址，不知道工作，不知道家庭，什麼都不知道，只知道一個虹字。你覺得這是幻想的嗎？」

小栗子說：「不然呢，這就是『無中生有』啊。」

我說：「恰恰相反，如果是幻想的，患者會清晰地構建出一個人，名字，家庭，工作，社會地位，甚至社會關係，他會不斷在幻想中填充完這個人的細節，讓她像一個真人一樣生活在他的世界裡，自圓其說。這樣當他去和別人介紹這個人時，會不遺餘力地描述她，讓她聽起來是真實的。」「吳向秋卻不是，他只知道她叫虹，在跟他哥哥介紹時，什麼都說不出來，這不符合幻想，他是真的不知道。」

小栗子說：「所以你的意思是，吳向秋，和一個不知道姓，不知道工作、家庭、年齡、地址，什麼都不知道的女人談戀愛了，還為這個女人做了個一模一樣的木偶？」

我說：「只有這個解釋了。」

小栗子又面露糾結：「你信嗎？這也太匪夷所思了，而且吳高陽不是說跟過去也沒見到人嗎？」

我說：「別人或許不可能，吳向秋會，他是理想主義者。」

小栗子沉默片刻，道：「我知道他為什麼選擇你了，大概，全世界只有你會信他吧。」

我一愣，沒說話。

小栗子說：「那就算他有個真的女朋友，又怎麼樣呢？還有，你就不能換個地方想嗎，這房間好歹剛死了一個人，你不怕啊。」

小栗子說：「啊？」

我說：「不是一個。」

我說：「是死了兩個人。」

我指著地上的木偶說：「虹，也死了。」

小栗子瞪大了眼，恐怖地看著我。

我說：「吳向秋把木偶殺了，他要給我呈現的，是虹死了。」

我拿起一張照片，是吳向秋躺在床上的屍體，我說：「他的身邊還空了這麼大一塊地方，完全可以放下一隻木偶，他常年都把木偶抱在懷裡，為什麼這次要把她扔在地上？」

小栗子呆滯道：「為什麼？」

我說：「他在展示，他丟失了虹。就像吳高陽說的，他們要私奔當晚，虹並沒有出現。吳向秋發了瘋地找，而且他把木偶的頭掰斷了，是想告訴我，虹不是失蹤了，虹是死了。」

我看著床上的一大堆照片，這個死亡現場，是他給我出的謎題，任何一個細節都有意義，他活著時寡言少語，死後，卻滿滿都是傾訴。

地上斷了頭的木偶依舊笑顏逐開，我們對視著。「這裡，躺著兩具屍體。」

＊＊＊

我問小刻最近一個半月，有沒有接到女性死亡或者失蹤的報案。

小刻說：「死亡沒有，失蹤有兩起，一個找到了，一個溺死了。但找到的那個四十八歲，已婚，溺死的是個十三歲的女孩，你覺得符合嗎？」

我說：「溺死的女孩照片給我看一下。」

小刻調出來，我立刻知道不是，和木偶的模樣相差太遠了。所以，虹的屍體還沒被找到。

小刻說：「這要怎麼找？不知道姓名、年齡、地址、工作、樣貌、社會關係，什麼都不知道，就一個單字虹，沒法找啊。現在這個人存不存在都是個問題，你起碼給我一個失蹤者側寫。」

我沉默了。

小刻說：「如果她真的存在，死了也一個多月了，為什麼沒人報警？她在吳向秋這裡是個無名氏，難不成在整個社會都是無名氏？當真不存在一點社會關係？倒也不是沒有可能，但這種範圍太大了，而且就算她毫無社會關係，她的屍體總要處理的，到現在都沒被發現，也是個問題。」

我想了想說：「那如果，她的社會關係，就是兇手呢？知道她已經死了，不需要報警。」

小刻沉默片刻，道：「你是說，她的家人或朋友？」

我說：「準確來說，是她僅有的家人，或者朋友。」

小刻說：「其他呢，這樣還是沒法找，你給我一個失蹤者側寫。」

我深吸口氣，開始頭腦風暴：「女，年齡在十五到三十歲之間，未婚，社會絕緣者，只有父母這一個社會關係。沒有工作，不上學……單親家庭。」

小刻說：「僅有的社會關係怎麼確定是父母？」

我說：「吳向秋跟他哥說的是『私奔』，這個詞適用於不被家人同意，且是在被管制的情況下，所以不會是朋友。某種程度來說，虹的家庭關係，應該和吳向秋是相似的，他在描述提線木偶時，不止一次提到了束縛這個詞，虹被家庭束縛著，這也是他們能彼此吸引的一個前提，但她比吳向秋更難獲得自由，應該是控制欲更強的家庭，可能是單親。再來，虹的年齡不會太大，否則沒有後現代思維去欣賞吳向秋的木偶戲。」

小刻說：「繼續。」

我觀察著手上的木偶，如果吳向秋完全是照著虹的形象做的：「從衣著來看，虹的家庭條件尚可，她的單親家人應該有份穩定高薪的工作。」

小刻說：「這些都不能算標記點，範圍還是太大。」

我思索片刻道：「虹的腿部癱瘓，或者萎縮、殘疾、斷腿。」

小刻一愣，問：「這個怎麼看出來的？」

我舉起木偶說：「杖頭木偶，是沒有腿的，那裡被杖頭取代了。」

「在我問吳向秋的五個問題裡，他說，他要做她的腿，支撐她自由飛翔。這五個問題，是他給我的關鍵資訊，虹，應該有嚴重的腿部問題，無法自主生活、行走，這是她社會絕緣的原因之一。」

小刻沉默，記下了。

我說：「她的家庭住址，可能在東華路一帶。吳高陽當晚跟蹤吳向秋，發現他等著的車站是東華站。虹的腿不方便，他們要私奔，選擇碰面的地方不可能離虹的家太遠。」

小刻想了想說：「東華路一帶，出入管制極好的高檔社區。」

我點頭道：「吳向秋的行動路線可以查一下，他經常表演的街頭，和東華路一帶有重合的地點，畢竟他要碰到行動不便的虹，不是簡單的事。他們也許被一起拍到了，一個坐在輪椅上的女人，和一個木偶師，他們對視的瞬間。」

小刻點頭道：「工程量很大，但是有方向了。」

我說：「還有最後一點。」

小刻說：「什麼？」

我說：「虹的單親家人，社會地位應該不低，學歷可能很高，他長期在給虹洗腦，精神控制虹。所以虹對吳向秋，什麼都不能說，也說不出……我懷疑他可能言語威脅過虹，虹告訴了吳向秋，所以他們急於私奔。在虹失蹤後，吳向秋依此認定她死了，被殺了。」

小刻說：「這個單親家人，是你鎖定的嫌疑犯？」

我說：「是。」

小刻合上本子說：「好，還有一個問題，沒人報警，虹的事沒法立案。」

我一愣，沉默片刻道：「我來報警……不，是吳向秋報警，他報警他的女朋友，虹，失蹤了。」

＊＊＊

之後，小刻告訴我，他回去查到吳向秋之前確實報警過，但沒人信他，因為對失蹤者一問三不知，連姓都說不出，什麼資訊都沒有，根本沒法立案。後來他家人來把他領走，說他有精神病，虹是他幻想出來的，於是就更沒人信他了，報警不了了之。

所以被送來這裡後，萬念俱灰的他，被家人、醫生、員警都告知，那個虹是他的幻想，時間久了，他可能自己也懷疑了，究竟那個女人，自己懷裡的木偶，是不是一場春夢。

他只能以迂迴的方式，隱晦地向我求證，向這僅有的一個可能會相信他的人請求，請求我還他一個真相。他用撕裂而決絕的方式向這個世界，向那些把他的頭按下去讓他閉嘴的人表達：他在找她，這不是一個精神病人的玩笑。

終於，在吳向秋死後，他的報警，還是奏效了。

一週後，小刻查到了一個符合側寫的，名叫魏虹，二十三歲，下肢截癱，住在東華三弄的複式公寓區，有一個單親父親，是個醫學教授，叫魏晨曦。

小刻說：「我把魏虹的照片發你了。」

我看到照片上的女人，驚了一下，當即就確認了她是虹，太像了！吳向秋的木偶完全抓到了精髓，短髮，齊瀏海，天鵝頸。她不笑時，眼裡有笑意，她笑時，嘴角卻是悲傷的。

小刻說：「資料顯示，魏晨曦有過兩個孩子，大兒子在兒時車禍喪生了，二女兒就是那場車禍造成截癱的。」

我說：「替代性懲罰，高控制動機，符合側寫。」

小刻說：「我們去過他家了，魏虹果然不在，魏晨曦說她被奶奶接走去旅行了。查了一下，她奶奶確實不在本地，聯繫不上，是常住外地經年不往來的那種，沒查到魏虹的出入證明，說是腿不方便，私車接送的。社區監控只保存了三十天，兩個月前的出行記錄已經沒了，無法確認他的話。但我們跟交通大隊調了路控，根據他說的出發時間和車牌，是找到了他說的私車，在當天開出了市區。監控看不見車裡的人，單向窗。魏晨曦那裡問不出什麼，他很淡定，還請我們進屋聊。」

我說：「他顯然早有準備，你們查他家了嗎？」

小刻說：「沒有搜查令，但我們轉了一圈沒發現什麼，非常乾淨，他肯定胸有成竹才會放我們進去。」

我沉思片刻，問：「你有在他家看到輪椅嗎？」

小刻想了想說：「有，怎麼了？」

我心一定，說：「魏虹死了，沒有去旅行。」

小刻說：「這麼肯定？他們家有幾隻輪椅也正常吧，帶了別隻去。」

我說：「你知道要怎麼精神控制一個人嗎？剝奪她所有的選擇。截癱的魏虹很好控制，如果是我，我會讓她習慣一隻輪椅，從坐姿到氣味，完全和輪椅合為一體，不到必要，不換新的。我要她習慣標誌性的束縛，比如她抑鬱痛苦時，在輪椅上刻下的一道刮痕，或者她生日，我送給她束在輪椅上的一條掛墜，只要看到這些，她就會沉浸在被囚禁的身分裡。」

「我不會讓她見到新的輪椅，要她從身到心毫無選擇，只能適應我給她的一切。輪椅是極好的精神控制物，就算她去旅行，只要坐在這張輪椅上，哪怕我不在，她的心到哪裡都被我束縛著，我就是那隻輪椅。」「如果魏虹真的去旅行了，魏晨曦不可能不讓她帶這隻輪椅去；甚至說，只要魏虹活著，除了睡覺，魏晨曦，不會讓她離開這隻輪椅。」

小刻沉默了一會兒：「那輪椅上確實繫著一條絲巾。」

我說：「束縛標記物。」

小刻說：「從魏虹失蹤已經過去快兩個月了，時間越久，越不利於找到屍體。他要是真把屍體運出市了，那就更難找了。」

我沉聲道：「不會，他不會允許魏虹的屍體遠離他的。」

魏晨曦被請去了警局，我也去了。小刻早前已經把魏晨曦的所有資料給了我一份。

進刑訊室前，陳警官攔住我，說：「你怎麼把這玩意也拿來了？」

我手裡抱著魏虹的木偶，她的頭我暫時找人縫合安裝回去了，身體做了一些更改處理，希望吳向秋不會怪我的自作主張。我說：「有用。」

陳警官沉默片刻，嚴肅道：「時間不多，對他現在沒有證據，問不出還是得放人，下次再讓他進來不知道是什麼時候。你確定你上嗎？」

我深吸口氣，說：「五個問題就可以。」

陳警官說：「什麼？」

我說：「我就問五個問題，把魏虹找出來。」

陳警官愣了一下，放我進去了。

＊＊＊

魏晨曦已經在裡面了，坐姿端正，面容恬靜，他身上有種書卷氣，板正謙和，眼鏡也是板正的，朝我點頭示意，看不出被審訊的憂慮和煩躁。他的氣質是溫和的，就初印象而言，我無法將他和一個變態控制狂聯繫起來，外表的欺騙性在他身上體現了造物的優厚，上帝沒有偏頗地把善的面容給了惡者。

我禮貌道：「魏教授好，好久不見。」

他看向我說：「我們見過？」

我說：「教授您肯定不記得了，去年您主講的腦功能基因組圓桌會議，我有幸跟著導師來旁聽了。」

魏晨曦點頭道：「雖然沒有印象，我們也算有緣，那你現在是？」

我說：「我在精衛實習，有時候也會協助警方工作。」

他溫和地笑了笑說：「他們讓你來審我呀。」

我說：「失蹤案例行公事問家屬，不是大事，就當給我長經驗了。」

魏晨曦嘆口氣道：「小虹沒失蹤，先前也說過了，她奶奶把她接走了，我也聯繫不上。但她奶奶這個人一向不著調，沒什麼事，過陣子就回來了。我不知道是誰報的警，小虹因為腿的原因應該沒有什麼朋友。」

我翻了翻記錄本道：「我也覺得魏虹不算失蹤，報警小題大做了。」

魏晨曦心不在焉地看了看表，對我笑了笑。

我說：「因為據我所知，她是私奔了。」

魏晨曦一頓，抬頭。

我說：「她私奔了，和一個叫吳向秋的男人。」我重讀了私奔兩個字。

魏晨曦開始認真打量我，笑意斂去，不明白我的用意，說：「她不會。」

我說：「她可能騙了你，也騙了她奶奶，自己跑了。」

魏晨曦皺眉道：「不可能，她是我女兒，我瞭解她。」

我說：「那您可能沒您想的了解她，她確實私奔了。我知道他們去了哪。」

魏晨曦這會兒已經意識到我有問題，他身體微向後仰，雙手交叉，盯著我問：「哪？」

我笑道：「他們私奔，去了地獄啊。」

魏晨曦沉默片刻，教師嚴肅的一面露了出來，像斥責一個失德的學生說：「你哪怕只是個實習生，也得為你說的話負責。」

我說：「真奇怪，魏教授，我說您女兒死了，您為什麼臉上只有憤怒，卻沒有驚訝？」

魏晨曦不說話。

我說：「您是在憤怒『地獄』這兩個字，還是『私奔』這兩個字？」「私奔，就這麼讓您難以忍受嗎？」

魏晨曦說：「我不太明白你在說什麼。」

我說：「我說她死了，你當然不會驚訝，因為你知道魏虹已經死了，就死在你手上。」

魏晨曦搖了搖頭，似是無奈，板正的臉龐非常有欺騙性，帶著一臉孺子不可教的神情說：「小同志，你現在好歹代表警局，警局何時興空口污蔑了？」

我說：「您說的是，但我幹這行，最大的本事就是空口白話。您信嗎，我不只空口說你殺人，我還能空口查出你的藏屍地點，只用五個問題就可以。」

魏晨曦注視我，目光還是像在看一個僭越的口出狂言的不成體統的小孩，只是不動聲色地收斂了小動作，表情沒有任何變化，說：「別胡言亂語了。」

到目前為止，我的表現對他來說可能有些離譜，像虛張聲勢。我越是口出狂言，看起來就越像毫無證據的誘供，對他的威脅性並不大。

我聳肩，隨意地拿起桌上的木偶說：「從進門起，你就一直在看它了，眼熟嗎？她是魏虹，吳向秋為她做的，很像吧。」

木偶一身紅裙，非常亮眼，遠遠亮過我。從進門起，魏晨曦的目光就被它吸引，又努力移開了視線。而我一直不提，彷彿它只是個無用的擺設，但它始終橫亙在我們之間，橫亙在一來一回的對話中。這個背景物，從它進來起，就已經在產生暗示了。

我盡量看似隨意地把木偶遞給他。

魏晨曦沒有接，目光也沒有移開。

我說：「一個木偶而已，不用這麼戒備。你可以感受一下吳向秋對她灌注的愛意，都在這個木偶身上了，跟你的愛比起來，誰的更真……還是你不敢抱她，怕她抗拒你，怕她在你手上指責你？」

與先前不同，魏晨曦沒有再擺出板正的教授姿態訓誡我，沒有接話，也沒有諷刺。看了那木偶很久，大概有半分鐘，他接過了。

我暗自鬆了口氣，這一步是關鍵，如果他就是不接，我其實沒辦法往下進行。我提前在這木偶身上做的一切調整，都是為了成功把她送到他手裡。我指著木偶道：「今天是她來審你，不是我，讓魏虹自己來問出她現在在哪。但你很擅長於此吧，女兒和你的對抗，一直以來，你都是贏的那個。」

魏晨曦下意識想鬆開這手上的木偶，眼神卻跌了進去。木偶的紅裙實在太惹眼了。他有一瞬的茫然，這個木偶的脖子上掛了個十字架墜，很大，漆黑的，像拓印在她身上，直戳他的良心；袖子上縫了白花，祭奠用的白花；連她的腿都是綿軟的，是空的，裡面的杖頭早就替換成了兩條蒼白的長袖，一雙癱著的腿。他知道的，這是陷阱，這滿布控訴和懺悔意義的外型，是故意給他看的，但他沒法脫手了，一拿上，就沒法脫手了。

確實，女兒和他的對抗，一直以來贏的人，都是他。

我說：「那我們開始吧，五個問題。第一個問題，你認識吳向秋嗎？」

魏晨曦說：「不認識。」

「好，第二個問題。」

魏晨曦看了我一眼，似是沒想到我這麼快就讓問題過去了，沒有任何追問和深挖。

我說：「你知道魏虹認識吳向秋嗎？」

魏晨曦說：「不知道。」

我說：「好，那第三個問題。」

魏晨曦鬆弛了些，好像坐實了我的虛張聲勢，手裡的木偶也不再沉重。

我問：「魏虹懷孕了嗎？」

魏晨曦僵住，他的鬆弛凝滯在臉上，有種錯位的喜劇色彩。

我看著他的神色，篤定道：「她懷孕了。」

魏晨曦說：「你……」

我說：「我怎麼知道的？」

我指向他手裡的木偶說：「魏教授不如看看，你的大拇指現在放在哪裡。」

魏晨曦立馬低頭看自己的拇指，正壓在木偶的肚子上，紅色的裙子凹陷進去一塊，十字架的尾尖正扣在他的拇指前，像一種指認。他急忙縮回手，但這個動作已經反映了一切。

我說：「問前兩個問題時，我並不想知道答案，我只是想看提到吳向秋和魏虹時你的反應。你自己可能沒意識到，你的大拇指反覆地在木偶的肚子上撫摸和按壓。」

「魏教授，你的身體比你誠實呢。」

魏晨曦剛要放開木偶，我道：「別急著動，你放下她，也可能會暴露你把她藏哪了。你要放在靠桌子的左邊，還是右邊？輕放還是重放？直接放，還是扔下去？你都要想清楚。」

魏晨曦僵在那，沒有動。

我說：「您要小心了，管住你的手，別隨便碰她，否則，你是怎麼殺她的，我都要知道了。」

魏晨曦最終沒有放下，他拿著木偶，一動不動，又擺出一臉板正謙和的訓誡模樣質問我：「你拿審訊當遊戲嗎？」

我說：「這是吳向秋跟我玩的遊戲，他用五個問題把你指了出來，你就當是他在跟你玩吧。他和你的女兒魏虹，在跟你玩。今天坐在這兒的不是我，是那對被你打斷的逃命鴛鴦。」「看看這對被你擺佈控制，不屑一顧的木偶，是怎麼順著你布下的線，把你拖下去的。」

魏晨曦沒說話，他看著手上這一大片紅，那雙帶著笑意的黑瞳，確實太像了，像得他脊背發涼。吳向秋就是這麼看著她的嗎？一陣憤怒和脊背發涼來回交錯，最終涼意占了上風。

我說：「第四個問題，魏虹懷孕了，你發現她要和吳向秋私奔，所以殺了她，是嗎？」

魏晨曦注視著我，毫不慌亂地說：「我沒有殺她。」

我笑了笑，道：「魏教授，你可能有個誤會，覺得人撒謊的時候會撇開視線。不，其實人撒謊的時候，會直視對方，直勾勾地看著，就像你現在這樣。」

魏晨曦的臉上已有慍色，他被接二連三地耍弄，大概這輩子都鮮有這麼不體面的時候。

我說：「最後一個問題了……手是不是挺酸的？把木偶放下吧。」

我起身走到一邊，拉開一張白布，下面是兩個沙盤，和一箱沙具，這是我讓小刻從醫院運過來的。「把木偶放在這，再選兩個沙具擺一下，今天的審訊就結束了。」

魏晨曦沒有動，他當然不會動，這個指向太明顯了。

「沙盤遊戲，魏教授應該多少知道一些。但有什麼關係呢，反正你沒殺魏虹，也沒有把她的屍體藏起來，木偶你都拿了，總要放下的，放在桌上和放在這裡，其實差別不大。」

門檻效應，一旦他接受了我一個小的要求——拿木偶，他會更容易接受一個大的要求——把木偶放到沙盤裡，為了體現他的前後一致，他騎虎難下了。

魏晨曦在這一刻終於明白，這個木偶的角色，從一開始，就是個巨大的沙具。而從他的目光被它吸引開始，整個審訊室，已然成了一個巨大的沙盤，他陷進去了。

魏晨曦沉默良久，沒有動，他冷靜道：「在我的律師來之前，我不會再做任何回答。」

我笑道：「你知道的吧，當你說出請律師時，你已經認罪了。」

魏晨曦閉上了眼，不再聽我擺佈。

我停了一會兒，出聲道：「十二年前的一場車禍，帶走了你的兒子，也讓你的女兒成了截癱。」

他頓了一下，沒睜開眼睛。

「我看了一下資料，那天是半夜一點多，這麼晚，你帶著兩個孩子上了高架，你們要幹什麼去？」

魏晨曦的眼睫有片刻顫動。

我說：「那段時間，你和妻子剛離婚。我這人好奇心重，就也順著去看了一下你前妻的檔案，她在和你離婚後半個月就結婚啦？真是迫不及待呢。」「但我再仔細一看，你提了離婚訴訟啊，打了整整半年呢。離婚訴訟判決後十五天才能再婚，十五天，所以連半個月都沒有，你前妻是在法律許可再婚的第一天，就結婚了，這可比迫不及待還迫不及待……她是婚內出軌嗎？」

魏晨曦的手握緊了，他在抑制憤怒。

我說：「離婚是她提的，魏教授這麼要面子的人，居然連這都能忍，甚至要去打訴訟不同意離婚，看來是真的很愛她……啊，我說錯了，你是想報復她，她越想走，你越要把她綁在身邊……但是可惜，法院還是判了離婚。」

我走近他道：「你當時一定很憤怒，萬念俱灰，就像你聽到魏虹要離開你時一樣。你決定換種方式報復她，大半夜，你開上了那條高架，我也是看了你前妻的檔案，才發現那條路，通往你前妻的新家，他們那時正新婚燕爾，而那條路上有個高崖點。」

「那場車禍不是意外吧。」

魏晨曦猛地睜開了眼，難以置信地看著我。

他的表情印證了我的猜想：「你拖著兩個孩子去死，結果兒子死了，女兒截癱，只有你自己好好地活下來了。你這麼多年來緊緊抓著魏虹，是在抓什麼？你在抓你的罪惡感，你把她綁在身邊贖罪。」

魏晨曦臉色慘白。

我說：「很矛盾吧，這麼多年來，你對她又愛又恨的感情，她的存在讓你既痛苦又幸運，時時刻刻提醒你當年的愚蠢，到如今，一個廢了腿的罪感，居然敢自己奔向幸福從你身邊逃跑？你怎麼能允許？她必須和你一樣痛苦才可以。」

魏晨曦溫和謙遜板正的臉逐漸扭曲地說：「閉嘴，你閉嘴。」

我說：「來放木偶吧，放完，你就是求我，我也不會和你說話的。」

半晌，他像是放棄般站了起來，走到沙盤前，目光赤紅。

這裡有兩個沙盤，一個乾沙盤，一個濕沙盤。

沙盤遊戲是心理分析的常用工具，能體現人的集體潛意識，沙具的擺放和原型象徵，都能反映人的無意識層面。它並不能靠人的意志去控制和阻斷，它是投射性的，當事人自己也不知道他擺出來的代表著什麼。

魏晨曦形貌緊張，在兩個沙盤中看了許久，將木偶輕輕放在了乾沙盤裡。

我說：「乾沙盤……你沒有把她埋起來，她不在會被雨淋到的地方，不在野外。你把她藏在室內嗎？乾燥的地方。」

魏晨曦掩住了表情，他來到沙具箱，繞過了所有建築交通和房屋傢俱類的沙具，避免了任何提供地點的可能，聰明地去了動物沙具那兒。

這會兒單向窗後面的陳警官和小刻該急了，這是最後一個問題，而魏晨曦顯然知道該怎麼選沙具避開我關於地點的猜想。

他極快地隨手拿了兩隻動物，好似完全沒有思考，一條人魚，一隻龜。

他又極快地把那兩個沙具扔在了乾沙盤裡，沒有擺放，迅速退後。他在能動的範圍裡做了最少最聰明的選擇，沒有擺放，不給我呈現魏虹與沙具的關係，不涉及地點，我能獲得的資訊，僅僅只有那兩隻動物沙具。

我看了許久，資訊太有限，完全沒把握。但我藏起了慌張，努力找著其中的聯繫，無中生有般的聯繫。我有些自嘲，當決定用這個方法時，可不就是在無中生有嗎？良久，我沉凝道：「人魚，代表著過渡，半人半魚，是轉化的象徵……你對魏虹做了一種處理，讓她轉變了？」

「人魚和龜，都有長壽和永生的意義……你對魏虹做的處理，讓她趨向了某種永生。」

魏晨曦一言不發。

「這兩個都是水生物……你雖然把魏虹藏在室內，但那個地方有水？」

魏晨曦的緊張顯而易見。

我盯著那兩隻沙具看了許久，忽然一頓，說：「龜，還有一種意義，孵化後不管孩子……孵化。」

我深吸口氣，凌厲地盯住他說：「你是不是，把魏虹的孩子，剖出來了。」

魏晨曦完全僵在那。

我全身都在抖，「你要把胚胎剖出來，你沒有弄髒家裡，你需要工具和場所……」

我猛地抬頭看著他道，「醫學院，你就職的醫學院！」

魏晨曦的表情已經繃不住了。

我死死盯住他問：「你把她藏在醫學院的停屍房？永生……你是不是把她處理成解剖用的標本了？這樣就永遠在你的視線裡，永遠在你方圓幾里的控制下！」

魏晨曦頹靡地癱坐在地上，面露驚悚，板正的臉上是閘刀落下後的表情。

陳警官和小刻進來了，我還是死盯著他說：「那孩子呢，你這麼厭惡那個孩子，你剖出來之後放哪了？你不可能也讓它留在停屍房。」

魏晨曦忽然笑了出來，像是終於在這場輸得慘不忍睹的較量中，找到一個碾壓我的機會。

他朝我吐出了三個字，聲音低沉，充滿惡意：「餵狗了。」

小刻把他押走了。

我在原地站了很久。陳警官拍了拍我，說已經出警了。

＊＊＊

我回了醫院等消息，坐在吳向秋的病房裡，抱著虹的木偶。等待的時間是難熬的，我陷入了某種恍惚。

不知過去多久，手機響了，是小刻，說在魏晨曦就職的醫學院的屍體庫找到了一具截癱、肚子被撕裂的屍體，經過基因比對，是魏虹的。屍體的血已經被放光，泡在福馬林池裡。過一年多撈出來晾乾後，就能上學生的解剖台了。

但這具屍體居然是有捐贈協定的，魏虹在生前就曾簽署過遺體捐贈，魏晨曦是如何教唆她簽下的，多重精神控制，要她知道，即使死了也在他的眼皮下。

難以想像，魏虹短暫的二十三年，過的究竟是怎樣的人生。

塵埃落定，我沒有鬆口氣的感覺，只覺得小刻的聲音好遠好遠。

小栗子傻了，說：「你們居然真的從一個木偶的幻想找到了真人？這也太牛了，居然真的問出來了！」

我說：「是他自己也想說，我把木偶虹交到他手裡時，他的態度決定了我能否問出來。他沒法扔下她。」

「他殺了魏虹，殺了多年來的罪感，他的心，早就在地獄裡了。」

我看向懷裡的木偶，她依舊笑得無憂無慮，耳邊又響起吳向秋那番杖頭木偶的言論，他想支撐她，不束縛她，做她的腿。而對於魏晨曦來說，魏虹也是他的木偶，提線木偶，必須聽話，任擺佈，一旦傀儡有了自己的意識，哪怕斷了一根線，他都要將她抹殺。

陰溝裡的二兒子和輪椅上的二女兒相愛了，可是愛情沒能為他們帶去生命的希望。

或許有過吧，很短暫的有過吧。

我渾噩地離開了吳向秋的房間，離開那個一屍三命的地方。去了廁所，打開水龍頭，一個勁地洗手，我不知道為什麼要這麼做。

韓依依進來了：「你還好嗎？」

我沉默了一會兒才說：「如果我沒有問對那五個問題，吳向秋是不是還活著。」

韓依依皺眉道：「你別再想這個了，沒有如果。」

我洗著手，水聲嘩啦嘩啦，我問道：「齊素和你是什麼關係？」

韓依依一愣，沒料到我怎麼突然提這個。

我說：「我看到你私下和他說話了，你們不是醫患關係。」

韓依依沉默。

我盯住她說：「你有許可權查看他的病例嗎？」

韓依依說：「為什麼問這個？」

我說：「你沒有回答我的問題，眉毛下垂，前額微皺，你有點憤怒，你也沒有權限。但你眼神迴避，抿嘴，你對這個問題模棱兩可，不想告訴我……說明你不需要看他的病例，你知道他是誰，但不能告訴我。」

韓依依皺眉道：「我記得你很討厭微表情學。」

我說：「討厭又如何，人總要前進的。」

「所以他是你的誰？老師？」

韓依依的瞳孔收縮，我點頭道：「他是你的老師，你的催眠是他教的？」

韓依依說：「你別琢磨這些了，你現在需要休息，你的狀態不正常。你從以前開始就這樣，總是極其容易陷進去，曠課不睡覺，你這樣很危險，你根本不適合幹這行，畢業了別再回來。」

我說：「這就是你當初把我踢出社團的原因？因為你怕，你也被我捲進去。」

韓依依一窒，沒否認。

我說：「那你怎麼不遠離齊素呢？他比我更可怕吧。」

韓依依僵住。

我觀察了她一會兒，笑了起來，實在是好笑：「原來你怕他啊，你敬仰他，又恐懼他，想接近他，又害怕接近他。」我湊近她說：「那看來，我比你適合做他的徒弟。」

＊＊＊

我離開廁所，走去病區，停在齊素的病房前，我有快一個月沒來找他了。

我站在門前，沒有進去。

你是為什麼選了我呢？

我是不是也是你的木偶？你精心挑選，用心製作。

如果是的話，那我是提線木偶，還是杖頭木偶？

你需要我為你做什麼呢？

我打開房門，掛上無害的笑容，說：「師傅，我來找你督導。」

15 人類清除計畫

週一很忙，劉醫生要負責精神衛生國際學術研討會議，他的一部分查房工作分到了我頭上，包括齊素的病房。說來也巧，哪怕是跟著主任查房，我也從來沒查過齊素的房。齊素一直是劉醫生負責的，他有意阻止了我和齊素過多的接觸。

小栗子跟我搭檔，查完其他房要進齊素的病房前，我把小栗子趕走了。他不大高興，說我和齊素有小秘密，排擠他。我撥弄著他的栗子頭，和藹道：「就你這直腸式一通到底的思維，夠不上我們排擠你。」小栗子更生氣了，轉身跑了。

我看著走遠的小栗子，鬆口氣。他跟我太親近了，我不想讓他接觸齊素。

我忽然一頓，想到了劉醫生。現在的我跟他沒什麼區別，都在阻止齊素接觸身邊的人。

走進去，齊素正坐在床邊，看著窗外。這是個普通病房，除了齊素，還有其他五位患者。之前我沒怎麼注意過，每次來找齊素，都是挑其他患者在活動室的時候；這會兒人都在，我有種怪異的感覺。房間裡太安靜了。雖說不少患者本就不愛講話，但這間病房裡的安靜，和那種困於症狀和監視的壓抑式安靜不同，甚至是自如的。我一時不知道如何形容它。也許是我的錯覺，我對齊素的投射太嚴重了。

我走過去問：「師傅，你在做什麼？」

齊素依舊看著窗外，說：「呼吸。」他的手輕放在腿上，掌心有一塊疤，凹凸不平，應該是入院前傷的。

我學著他的樣子，坐到他身旁，也看著窗外，吸了口氣道：「呼吸需要一個特定的時間嗎？」

齊素說：「呼吸不是理所當然的，輕視它的人才會這麼問。」

我不說話了，安靜地跟他一起看著窗外呼吸，有點正念的意思。這讓我想起了學校裡愛好打太極的導師，一位上下求索的資深心理學者，對禪修總有特殊的迷戀。

過了一會兒，齊素才道：「今天怎麼是你？」

我說：「劉醫生去負責學術研討會了。」

齊素短促地嘆了一聲道：「又三年過去了嗎？」

我問：「嗯？」

齊素說：「這個會你可以去聽聽，沒壞處。」

我說：「實習生都要去的，師傅之前也與會過嗎？」

他沒回答我，轉而問道：「你最近來找我督導的次數少了。」

我一凜，隨即盡量自然地露出窘迫。在他面前，我只能相對誠實，才能保住虛偽。

我撓頭道：「如果一有問題就來找你，我要怎麼成長……我在試著看自己能不能戒掉你。」

齊素轉頭看我，示意他的呼吸時刻結束，為了我。「穆戈，你不必戒掉我。」

他的眼神像個慈父，如果是以前的我，一定會沉醉在這種偏愛裡，著迷於他直白的欣賞，如蒙神澤。這光環，我沐浴其中時看不見它收緊的幅度，等我意識到時，它早已在我的頸項，而我也早已習慣它。

出了病房，我才想起，我忘了問詢其他五個患者。我明明是來查房的。

我忽然明白了這間病房裡怪異的安靜，是一種舒適，過分舒適了。其他五個患者的症狀，自然流淌，自然得讓我忘了要去質疑它們的不合理。齊素所在的病房，被他養育得很好。這些患者，是否也跟我一樣，沐浴在那光環裡？

下午是每週一次的戲劇心理治療，我有段日子沒去了。到那兒時韓依依在帶教，裘非站在前排，齊素站在後排。這個戲劇心理小組的成員已經磨合了很長一段時間，互相之間有了默契和信任，開始往彼此更深的心摸索了。發現這一點，是因為我進門時感到了一種排外的情緒，只有他們之間的心理連結強了，才會發生明顯的排外。

韓依依看了我一眼，沒理會。裘非的視線從人群中落到我身上，我朝他揮了揮手，他朝我笑。我有些呆鈍，一時沒反應過來。

見到我就要笑，本是我同他做的約定，此刻我卻覺得分外陌生。裘非的笑不似以前那麼僵硬了，他的面部情緒表達有了很大改善。或許是因為我太久沒來看他了，覺得跨度有點大。

我忽而有些愧疚。在他努力成長自癒的時間裡，我沒有陪著他，沒有像我所承諾的那樣，一直看著他，只作為一朵花地看著他。他這笑容，沒有責怪我消失了兩個月，彷彿在說，我可以失約，但他答應我的，一定會做到。我的心又柔軟下來，警惕和懷疑開始受到譴責。我的警惕、懷疑和譴責，都如此無辜，它們不過隨我的動念而生，卻要背負我的罪孽。

我坐了下來，專注盯著裘非，開始解放我的愧疚，補償我的約定。

這次的戲劇心理劇的主題，是親情，沒有絕對的主角，也不是患者自身的事情。韓依依帶領他們走了一個故事，一個關於母親溺愛孩子，包括溺愛他的罪惡，原諒了兒子所犯之罪的故事。

扮演「罪惡」這個意象化角色的人，是裘非。他有一段對白，對話的對象，是它的主人——兒子。

「罪惡之於你，就像母親之於你，是她的愛催生了我的誕生，但我並不惡。我之於你沒有道德審判，我只是一個產物，應你的需要而生，可你要給我枷鎖，就像你母親要給你解放。你們玩著捉迷藏，卻要以我為主角，你愛她時恨她，恨她時又愛她，是你讓她的深情像博愛，光顧我後再殺死我。」

我聽著有些恍惚。中場休息，裘非朝我過來了。我知道這需要勇氣，走向一個拋棄他的「母親」。

他站到我面前，按照要求，笑了一笑。這笑裡有僵硬，不明朗，肉眼可見的表達障礙，可我卻放了心，這才是我熟悉的裘非。雖然這麼想有些卑鄙。

他坐在我身邊，一句責怪和埋怨都沒有，懂事而沉默。

看著這樣的他，我忽然意識到，或許我永遠都沒法向他問出關於淑芬的事，那些卡在我心裡兩個月的懷疑，淑芬跳樓的那封遺書是他寫的嗎？刺激教唆淑芬自殺的是他嗎？

這兩個月裡發生的事太多，一方面齊素攝取了我所有心神，另一方面我也不知如何去詢問裘非。過往我們之間沒有秘密，如今我卻單方面對他生出了嫌隙，我怕一見他就會被他察覺。情感表達有缺陷的人，內心卻往往敏感洶湧，所以我一直避著，沒來見他。

我今天原本是帶著問題來的，但問不出口了。我共情了那個母親，即使兒子的罪惡是真的，她也必然會原諒那罪惡。我試圖坦誠關懷，說：「我這兩個月在忙……」

「你沒睡好，黑眼圈重了。」他截斷我的話。

愧疚和心軟同時加深，我放棄了客套的解釋。他這一句話好像遞給了我一個修復關係的開關，按下去，這兩個月的嫌隙就不復存在，我依然能和他像從前一樣無話不談。

聊了一會兒，我得知他已經開始做韓依依的助手，也就是心理劇的副導。看得出他真的很努力地在擁抱新生活。

韓依依過來了，裘非起身離開，從書架拿了本書，去了另一側讀書。

韓依依坐在我旁邊，中間隔了一個位置，我們誰也沒說話。

我依舊專注地看著裘非，他正在認真閱讀，陽光落在他身上，像個聖子。

中場休息結束，戲劇繼續，裘非放下了書，落在座位上。

到再一次休息，齊素坐去了裘非原來的位置，拿起了他落下的那本書，翻看。

休息結束，齊素把這本書放回了書架。

這之後，我開始恍惚。我一直盯著那個書架，來回穿梭的戲劇場景於我如無物。直到戲劇心理治療結束，有患者同我告別，我都沒回應。

等人全部離開，我沉思了很久，才鼓起勇氣僵直地走向那個書架，抽出那本被齊素放回去的書。翻開，書裡夾著幾張字條，寫的是之前裘非念的那段「罪惡」的對白。

我霎時如墜冰窖。這不是裘非的筆跡，這段對白不是他寫的，是齊素寫的，齊素讓他念了這段對白，他們在用這本書交流。但讓我恐怖的不是字跡，而是右下角的落款，一個 β。

β，縱火犯喬郎的心理醫生叫β。

這個讓我受盡折磨的懷疑，當真相真的來臨時，我甚至有種踏實，踏實之後是荒誕。

這個懷疑起於一個荒誕的猜測，可它被證實了，荒誕就成了恐怖。

齊素就是β！他朝裘非下手了。他在教唆他什麼？

一種森然的爬蟲在脊般的直覺撥雲見日了——淑芬的遺書，讓裘非去教唆淑芬自殺的，是齊素嗎？他們一起在這個戲劇心理小組待了半年多，淑芬是中途加入的，和他們都接觸過。

我闔上這本書，封面上寫著《惶然錄》。這本我最愛的詩人寫的隨筆集，此刻在我眼裡卻滿是諷刺，恐怖至極。這本書是我放在這裡的，齊素當著我的面，用我放在這裡寄予了祝福的書和裘非做秘密交流，他知道我看到了，會來翻。

齊素發現我了！他知道我發現他了！

雖然早就知道瞞不了他多久，可他這個宣告，太像齊素會做的了。直到上午，他還在慈祥地與我說不必戒掉他，他給了我機會坦白，可我沒有，於是他寫了那段罪惡論，讓裘非念給我聽。

他要我愧疚，把裘非「作惡」的源頭指向「母親」，指向我，讓我愧疚。

我感到頸項上那如蒙神澤的光圈又勒緊了些，我要窒息了。

齊素開始了，他在懲罰我，警告我，控制我。在我依然對他一無所知毫無籌碼時，他居然早就抓住了我的命脈，裘非。

我的思維奔逸起來，他還做過什麼？不只是裘非，他這樣精湛的實幹家，怎麼可能只投資給一棵樹？一定還有其他患者，這段時間，還有其他不合理的地方。我的大腦在恐慌中遁入空白，又在空白中努力拼湊出一個個患者的臉，試圖在這些面孔裡找線索。

這是他給我出的題。

喬郎。喬郎被送來這裡不是意外，喬郎知道我也不是意外。

還有呢，還有呢？

「你怎麼還在這？」

我嚇了一跳，背上的虛汗涼透。回頭一看，是韓依依。她見我面色不好，皺眉道：「你怎麼了？」

我驚醒般抓住她，抓住這根救命稻草：「下週一的戲劇心理治療，能不能以齊素為主角，做他的故事？」我必須得拿到他的籌碼。

韓依依沉默著表示拒絕。

我幾乎是咆哮道：「韓依依，你知道這家醫院正在發生什麼事嗎?!」

她看了我一會兒，漠然道：「什麼都沒發生，有也是你的錯覺。」

韓依依離開了。

之後的幾天，我開始盤理之前覺得奇怪卻沒有細想的細節，羅列與齊素和我都接觸過的患者。

初次見到齊素，是宇可宇奇催眠結束後，在病區的茶水室，他指點了我的言論，但我沒記住他，是後來在戲劇心理治療小組上再次見到他，他遊刃有餘的狀態讓我認了出來。

或許就是在這個小組，齊素接觸到了袭非，發現了他身上可利用的特質，開始影響他。當時那齣被搬上舞台的心理劇，齊素扮演了袭非的替身，誘導抒發了他的情緒。那也是我第一次領教齊素的厲害，我是從那時開始關注他的。那他呢，是否早就觀察過我，從宇可宇奇那次就開始了，還是更早？

如果以戲劇心理治療那次為起點，往後算，目前已知的是出院的強迫症患者淑芬，齊素通過袭非去刺激淑芬自殺，引發網路輿論，被我誤打誤撞阻止了。淑芬的特質有些偏執，我大概能知道他選擇淑芬的原因，她不只本身容易被催化，她還能去催化他人，比如思澈。

再比較清楚的，是前不久的縱火犯喬郎。喬郎的心理醫生是齊素，齊素鼓勵喬郎隨心所欲地縱火，而他偏偏是被陳警官和小刻他們警局抓住的，偏偏送來了我們醫院鑑定，偏偏見到了我。

還有呢，在袭非之後，在淑芬之前……我的腦海中忽然閃現一攤紅油漆。

紅色恐怖症患者落落！她在做系統脫敏即將治癒時，脫敏室前不知被誰潑過一攤似血的紅油漆，差點就讓她的治療功虧一簣。脫敏室……脫敏室就在病區，齊素完全接觸得到，患者的活動室是有水墨畫顏料的！

室外豔陽高照，我卻冰冷發僵。我有點不敢再想下去了，可思緒不受控制，心裡的白熊強迫我繼續往前回憶。回憶止於一聲貓叫。

茉莉，那個週期性貓叫的女孩。她一直在逃跑，跑去男病區，製造混亂，我第一次見她就是在男病區的廁所，齊素病房所在的這層樓。齊素在安撫茉莉這件事上幫了我很多，她特別聽齊素的話。那時我和劉醫生都沒有細想，為什麼茉莉非要溜去男病區，現在想來，她可能就是去找齊素的。齊素說他們是在花園散步時認識的，也許那時他就開始影響她了。

我看著紙上羅列出的時間線和患者名字恍惚不已，背上涼意陣陣，居然這麼早嗎？齊素到底要做什麼？

裘非是筆，可以替他寫輿論；淑芬是演員，可以替他煽動輿論；茉莉是孩子，孩子永遠能輕易佔據輿論道德點；落落……紅色恐怖症的外化，也許是一次實驗，也許只是隨手為之，磨刀般的樂趣。喬郎，犯罪，是他吸引目光的一把火。他要吸引誰的目光？社會輿論的？他是要把大眾的目光吸引去精神病？

齊素到底想做什麼？為什麼要做這些？

那我呢？我，穆戈，在他的計畫中，扮演了什麼角色？

＊＊＊

工作容不得我沉浸於思考，國際精神衛生學術交流研討會開始了。院長主持，主任和劉醫生做副手。整個二科忙得不可開交，之前一直是總院負責這項研討會，今年不知怎麼落到了分院。

我還是完成了劉醫生佈置的任務，為來訪的外國嘉賓做PPT，裡面有不少精神醫學界的先鋒人物。會議當天，我很早就去幫著佈置現場，忙完又被劉醫生拉去做備場的會議記錄。

會議持續了一整天，聽到了不少前沿的新研究。讓我印象比較深的有兩個，一個是一位德國心理學教授帶來的研究，他們和中科院合作，在做電腦和精神病學的交叉研究，上台演講的是吳教授。

他指出，人的外在表現行為和腦內微觀環境是能關聯的。人的行為產生過程大致會經過這樣的通路：分子／離子通道——突觸環路——腦區功能——社會行為／症狀。簡言之，計算精神醫學研究，是基於實驗資料，類比腦部的神經網路，將症狀產生的原因，反映到神經元的變化上去解決。

吳教授說：「我們將從靈長類動物身上獲得的實驗結果構建成網路神經元，得到相似的過程，更好地模擬異常心理的產生過程。現在活體載體最小能夠觀測到神經元，可以精確到奈米，動物身上可以精確到突觸。」

他用了強迫症患者來進行舉例說明：「正常人的眶額葉和腹側前額葉之間達成平衡，可以調整腦內的獎賞機制，但是強迫症患者的眶額葉活性過高，以至於打破平衡，獎賞機制破壞，所以可以通過損壞眶額葉，降低它的活性，來達成與腹側前額葉的平衡，消去強迫性症狀。」

會場聽眾都對計算精神醫學產生了興趣，在下面熱烈討論；這些聽眾來自各大醫院、學校、醫學器械公司、培訓機構等的精神衛生從業人員。

吳教授正要講下去，突然有個人舉手提問，他接過話筒：「吳教授，想請教一下，如果破壞了眶額葉，但是患者的症狀並沒有得到改善怎麼辦，畢竟破壞是不可撤銷的。」

這確實是個問題，涉及了醫學倫理。破壞眶額葉不可撤銷，如果強迫症症狀沒能改變，還可能會併發其他病症，但這麼直接地當眾問，有點犀利了。我不由得多看了他幾眼，那是個與我年齡相仿的男人，他的脖子和衣服上並沒有掛隸屬機構的牌子，位置也是坐在散客區，不知道是哪家機構的。

吳教授沉默了片刻：「強迫症的病源有很多，現在計算精神醫學只能涉及腦內局部的，而病因可能是全腦的，我們一定覆蓋不全，出現你說的沒能及時改善的情況，所以我們需要更大的類比計算去操作，也需要更多實驗資料，這是計算精神醫學未來的一個方向。」

男人點點頭笑了笑：「好的，我明白了，謝謝吳教授。」他把話筒往前一遞，手彎了彎，顯得有些玩世不恭。不知是不是錯覺，他的眼神好像朝我這裡偏了偏。

會議繼續，另一個讓我印象深刻的研究，是一位癌症領域的日本醫學教授提出的，他叫三島育明，已經是第三次來與會了。我做PPT時還在疑問，癌症領域的怎麼會常來精神方面的學術會議，當天聽到後，有些震撼。他提出了一個驚人的說法：精神幹細胞。乍一聽是荒唐的，精神是不存在細胞的，更別說幹細胞了。幹細胞是再造細胞，是一類可以無限自我更新的永生細胞，目前醫學界普遍認為幹細胞來源於胚胎，能夠產生表現型和基因型與自己完全相同的細胞。

三島教授一邊說，翻譯員即時翻譯：「說幹細胞能完全再生是不可能的，最多只能部分再生。我們用了很多方法去誘導，都無法在體內造出一個絕對相似的細胞。我是做癌症研究的，平常就是跟間充質幹細胞打交道，七年前第一次受邀來做跨學術研究時，我就想，從我的專業出發，能為精神病學研究做些什麼。」他用鐳射筆指著大螢幕上的PPT說：「間充質幹細胞是一種多能幹細胞，在人體的各個組織都有，臨床價值非常高，能分化成多種組織細胞，修復受損組織。」

他演示了一張動態類比圖，一個小球，從斜坡滾落。

三島教授解釋說：「它就像這個小球一樣，從山頂滾下，滾到哪就變成了什麼。比如滾到骨頭就變成骨頭，滾到肌肉就變成肌肉，滾到腎就變成腎，現在已經可以倒過來向上走，去恢復。」「國際上現在都在做幹細胞相關的研究，研究它在延緩老化，治癒疾病等方面的效果，很有前景。我有一天突發奇想，如果用幹細胞去修復精神疾病，精神損傷，是不是也可以？」

底下一片譁然。精神說白了是不存在實體的，哪來的細胞，又哪來的幹細胞？

主任和劉醫生等人毫無表情，好像早就知道了一般。

三島教授笑笑說：「先別急著說我天方夜譚，MSC（間充質幹細胞）具有向神經細胞分化的潛能，它可以在受損的腦組織和脊髓中生存、增殖、遷移，分化成神經元樣細胞，由此改善脊髓損傷、中風等神經系統疾病。」

先前質疑吳教授的那個男人又舉手說：「三島教授，精神幹細胞和神經幹細胞，是兩個不同的概念，您可要分清楚。它們並不彼此覆蓋，您這個說法或許對阿爾茲海默症的治療有用，但可無法涵蓋廣闊的精神病種。」

三島教授可愛地聳了聳肩，道：「所以說，這是我的突發奇想，能不能辦到，還有很遠的路。」

雖然這個說法聽著天方夜譚，三島教授還是獲得了很多掌聲，那個質疑他的男人也笑著鼓掌。院長為了活躍氣氛，還向那個男人開玩笑，說他剛質疑完就熱烈鼓掌，別是三島教授請來的暗樁吧。三島教授大笑，那個男人也笑，眼睛瞇起道：「只是覺得，『精神幹細胞』這個詞，很有趣。」

會議結束後，院長帶著幾位相熟的教授去隔壁房間交流，劉醫生讓我收拾完也跟他過去。

我快速整理了會議資料，抱著電腦出門時，不小心撞到了人，是之前兩次質疑教授的男人。他背著一隻黑色的包，被撞到了也不吭聲，看我一眼直接就走了。

有張紙從他的包裡落到了地上，我撿起想還給他時，人已經走沒影了。

我打開紙，上面畫了一串符號。我看不懂，大概是他做的會議記錄。

劉醫生從隔壁房間出來，喊了我一聲，我把紙塞進口袋裡，連忙跑過去。教授們已經圍坐在圓桌邊交談，我在劉醫生身旁落座，把會議記錄匯出給他。另一邊坐著翻譯，正給他們翻譯。

我隱約能聽到有位德國心理學教授一直在提一個人，似乎在詢問。

我聽不懂德語，只能大概聽出發音和英文相似又反覆出現的詞，好像是Professor Qi。

齊教授？

翻譯說那位齊教授今年無法參會。德國心理學教授顯得有些失望。三島教授拍了拍他，繼續和劉醫生寒暄。他們好像互相認識，也都認識齊教授。

我有種怪異的感覺。

過了會兒，大佬們開始聊起今天的學術交流會，問會不會聽起來過於晦澀，來的機構裡的人很多都不搞學術，是搞實踐的。三島教授的性格很可愛，還自嘲他那天方夜譚的理論。

主任笑著指著我道：「應該還行，不然問問她，我們院的實習生。她要是能聽懂，應該也沒什麼問題了。」

我慚笑道：「感覺也不是很天方夜譚，三島教授提出的精神幹細胞，也許可以和吳教授他們的計算精神醫學研究合在一起做。」

圓桌上安靜了片刻。我更窘迫了，以為說錯了，趕忙找補：「雖然不存在精神幹細胞，但通過電腦類比神經網路，找到患者精神症狀相對應的腦區，再做針對性的神經幹細胞移植，好像也不是不實際？就是生物認知取向上的從腦部微觀環境改變精神行為，只是過去限制比較大，但通過電腦類比神經元網路，只要資料量足夠龐大和真實，應該能覆蓋更多精神病種？不過這涉及神經幹細胞移植，還有倫理問題，我就不懂了，只是乍一聽隨便想的……」

桌上沉默了一會兒，我發現劉醫生的面色有點難看。

我不明所以，德國心理學教授對我說了句話，翻譯告訴我：「他說，七年前，有個人跟你說了一樣的話。」之後閒聊時，翻譯告訴我，「精神幹細胞」這個詞就是那個人提出的，也是他把三島教授請來的。

我問：「是那位齊教授嗎？」

翻譯一愣，道：「你知道他呀？」

我搖頭說：「只是聽你們好像在聊他。他現在在哪兒？怎麼這次沒來與會？」

翻譯說：「不知道，可能退休了閑雲野鶴去了吧。那位齊教授一向是個不按常理出牌的主兒。」

討論直到晚上才結束，院長和主任帶著教授們去吃晚飯，我收拾東西回醫院。

劉醫生一直冷著臉，不理我。

回到醫院，我立刻打開電腦，搜索前幾屆的國際精神衛生學術交流會。

齊教授，姓齊，我無法不多想。

前幾屆的國際精神衛生學術交流會是在精衛總院辦的，主持是總院的前院長，前年離職的，叫齊志國。

我戰慄著輸入這位前院長的名字，點開他的照片。

是齊素。

我癱在椅子上半天沒有回神。齊志國，精神衛生中心總院的前院長，現在是分院的入院患者，改了名，叫齊素。雖然早就知道他的身分肯定不簡單，擁有這麼厲害的諮詢能力和如此龐大的知識量，人必定不平凡，可真相還是讓我震驚。

愣了許久後，我開始查他的資料。籌碼，我需要籌碼，能被我掌握在手裡，支撐我跟他對峙的有什麼？

我有些急，鍵盤按得很響。除了他具體的入職時間和在職時的一些貢獻，只有一段視頻，是他年輕時，大約三十出頭，帶領著一眾精神科醫生在做宣誓。有患者哭倒在他面前，連聲感謝。他那時笑得明媚，我很難把現在這個深沉的齊素，和視頻裡陽光感性的齊志國聯繫在一起。視頻下方配著齊志國的詞條介紹，裡面有一句他的座右銘：我的夢想，是活在一場浩瀚的陰影裡。

我盯著這句話許久，它戳中了我。這十幾年間，到底發生了什麼？

我又去搜他的學術論文，找「精神幹細胞」這個詞。翻譯員說這個詞是他提出來的，前幾年的學術交流會都是他在主持，也是他把三島教授與那位德國心理學教授網羅來共同研究這個問題；可奇怪的是，依然什麼都沒搜出來。齊志國的論文裡沒有一篇和「精神幹細胞」相關，也根本找不到這個詞。他的論文很少，像被人清理過一樣，剩的都是比較久遠的他學生時代的論文。

我有些洩氣，怎麼可能呢？憑他的成就，怎麼會半點資訊都沒有。

我更改檢索詞，一遍遍的找，終於找到一篇有關神經幹細胞和電腦神經網路類比的交叉研究。看到作者的名字，我愣住了。

劉祀。

劉醫生的名字叫劉祀。

論文是五年前發布的，是一篇碩士畢業論文，指導導師那一欄寫著：齊志國。

我心跳如雷。劉醫生，是齊素的學生，他和韓依依是同門！他們早就跟著齊素在研究這個項目了。可劉醫生和韓依依對待齊素的態度完全不同，韓依依尊敬崇拜他，劉醫生卻對他避之不及，為什麼？

我開始搜索劉祀的名字，加上關鍵字「神經元網路」。出現了幾篇相關論文，都與神經幹細胞移植對精神症狀的作用相關，但指導老師那一欄，再沒有出現過齊志國的名字。五年裡，劉醫生一直在獨立做這項研究。

發生了什麼？是齊素發起的這個項目，為什麼他從這個項目裡消失了？

我開始胡思亂想，會不會，齊素出現在這裡，是為了收集患者的大樣本？精神病學神經元網路類比研究，需要大量真實可靠的患者實驗資料。他是不是打算跳過靈長類動物實驗，直接在人身上模擬？這是違反倫理的！可他也接觸不到設備啊，況且這已經有劉醫生在了，他沒必要親自來，劉醫生和他是對立的。

「你在查什麼？」

身後出現的聲音嚇了我一跳，網頁已經來不及關了，是劉醫生。

我索性也不找藉口了，轉頭，問他：「你是齊素的學生？」

劉醫生不說話，沉著臉，將我的電腦關機了。

我問：「齊素為什麼會在這裡？」

劉醫生回答：「他病了。」

我繼續問：「他為什麼病了？」

劉醫生說：「這是主治醫生該查的，你不是。」

我問道：「他為什麼不再繼續研究『精神幹細胞』了？發生了什麼讓你和他分道揚鑣了？」

劉醫生說：「根本沒有『精神幹細胞』這種東西。」

我盯住他問：「沒有為什麼你還在獨自研究？他離開之後，這個項目就是你和吳教授他們接手了，你在繼承他的思想！我記得你之前好像是要讀博的，都申請了，後來放棄了，和他有關嗎？你申請的是齊素的博士生嗎？」

劉醫生看著我說：「穆戈，不要挑戰我的耐心。你再這麼不務正業不聽指揮，我真的會掛掉你，沒有醫院會要一個不受控制的實習生。」

我也直視著他問：「韓依依和你一樣，都在阻止我接觸他，你們寧可做壞人，你們在怕什麼？」

劉醫生一頓。

我說：「我和他真的很像嗎？」

雖然看不太出，但劉醫生的面部有些微僵硬。

我觀察著他的表情，緩緩道：「你年輕時，一定崇拜過齊素，很正常。見識過他的浩瀚，很少有人能逃離。他提出『精神幹細胞』，找到從生物認知角度去實踐它的方法時，你一定覺得那是天籟，認為找到了畢生努力的方向。那個時刻，即使你和齊素分裂了這麼久，每當回想起，依然會是你人生的高光時刻。直到今天，你在會後討論上，聽到我無心說出了和他當年說過的一模一樣的話，你才驚覺，那個高光時刻，有多高光，就有多可怕。齊素的陰影沒有過去，它重現了。」

我深吸口氣，繼續道：「劉醫生，你是不是，怕我？」

劉醫生猛地瞪住我，我卻從他的瞳孔裡見到了一個年輕時的齊素。

我盯著他瞳孔裡我的倒影，問：「齊素曾比我還陷得徹底，對嗎？極致共情，他比我寬厚，比我有力量，比我強大，救過數不清的人心，卻依然墮入了陰影。你親眼見證了一場毀滅，這毀滅波及了你，打擊了你的信仰，把自己從他的光環裡剝離，很艱難吧，我知道那種感覺。」

「一直以來，你可能不是在看我，而是在看另一個他，看一個你還有能力為他，做你想像中的彌補。你覺得這樣對我公平嗎，劉醫生，我憑什麼是齊素的替身？」

我承認我有點卑鄙，切入了一個奇詭的角度，但它顯然是有效的。倒不是劉醫生真的中招了，我不過是仗著他善良，一個總顯得冷漠避事卻心懷著全人類「精神幹細胞」的人，如何能忽視一個控訴他虛偽傷害的人。

我看著他說：「我不是齊素，我和他不一樣。」

劉醫生沉默了許久，才道：「好，那你回答我一個問題。」

我問：「什麼？」

劉醫生說：「一個快樂王子，和一個痛苦王子，他們被指控犯罪，但他們是被冤枉的。有一個辦法，只要能鑑定他們其中一個有精神障礙，這項指控就可以對他們兩人都失去效力。如果你是鑑定者，你會選擇哪個來鑑定？」

我一愣，這沒頭沒尾的化名問題，我說：「……兩個人都鑑定。實事求是，不可以嗎？」

劉醫生盯住我問：「假設不可以，你的第一感覺，回答我。」

我想了會兒說：「快樂王子，是在被指控犯罪後，依然快樂嗎？」

劉醫生回答：「對，選誰。」

我說：「快樂王子。」

劉醫生肉眼可見地鬆了口氣。他給定的有限條件下，這個問題問得其實是，我覺得這兩個人裡面哪個人有病。鑑別精神障礙中很重要的一點，就是看現實和精神是否統一。一個人被指控犯罪，但他是冤枉的，提出鑑定一說，必然是希望脫罪的，但他在被指控後依然快樂，他的情緒與現實是不符的，可能是有精神分裂或者反社會心理。

我繼續說：「快樂王子，是無論有沒有被指控，都快樂嗎？否則為什麼要叫快樂王子？痛苦王子，是無論被指控與否，都痛苦嗎？你用了很抽象的詞。王子，形容的是全態吧，而不是某種特定情況下的狀態？」

劉醫生沉默片刻道：「是。」

我點點頭說：「那我選痛苦王子。」

劉醫生僵在那兒。

我補充道：「一個人如果本身就快樂，為什麼還要去鑑別他有沒有病？需要幫助的是痛苦的那個。」

劉醫生說：「這是司法精神鑑定！」

我聳肩道：「你不是要我回答第一感覺嗎，就是這個。」

精神科醫生有時會陷入一種經驗論的傲慢裡，這種傲慢是，連一個人的快樂都要去審核，沒必要。

劉醫生深吸口氣，說：「如果，為了救他，必須鑑定他為精神障礙呢？」

這問題有些詭異，我下意識道：「犧牲一個人的精神就是在救他嗎？肉體和精神裡，你憑什麼覺得快樂王子會選擇肉體？」

劉醫生臉上浮現了駭人的情緒，我從沒見過他這種表情，以至於我愣在那兒，一時不敢說話。

他退後了一步，衝我道：「從現在起，停止你的一切好奇。我不是在徵求你同意，這是作為你上司的命令，否則我會立刻向學院報告，遣送回你。」

我不明白他情緒大變的原因，但似乎又有點答案。

「這是真事是不是？齊素也這麼選擇了是不是？」

劉醫生怒道：「我說了！別再問！」

他走了，有些慌不擇路。

劉醫生這裡的線索斷了。我隱約覺得快樂王子和痛苦王子的選擇，可能是齊素的籌碼，但劉醫生拒絕再提供給我任何資訊，甚至想把我調去康復科，還好主任沒同意。

我日漸焦慮，想去問裘非，看他知道什麼，但我和他太親近了，他不會願意跟我傾訴這些。從他隱瞞我與齊素的私交就可以知道。我得找一個與我不親近，但對我可能會有傾訴欲，泄罪欲的人。

我聯繫了小刻帶我去找小翼，那位縱火案的受害者，一個初中生男孩，喬郎為他放了一把火。

到小翼家門口時，我問小刻：「他父親還跟他住在一起？」

小刻說：「對。」

我皺眉，小刻道：「這個事情很複雜，官司都要打很久，畢竟小翼除了他父親沒有其他監護人，只能暫時先住在一起。公益律師那邊有人會定期上門檢查小翼有沒有傷勢的。」

我們進去時，小翼和他父親正在吃飯，吃的是外賣。他父親看到我們很不耐煩，似是被這段日子的「騷擾」整惱了，但小刻穿著警服，他不敢發洩出來，兀自煩躁，手不停摸著後脖子。吃完飯，他直接回了房間，門關得很響。我注意到一個細節，他離開桌子時，蹭到小翼的筷子，差點落地上了。他眼疾手快地接住，看了眼小翼，小心地放了回去。

小翼很有禮貌，給我和小刻倒了茶。

我問他：「現在去上學了嗎？」

小翼搖頭道：「看到同學會有點害怕，所以暫時沒去。」

縱火案之前，小翼是被父親監禁在家不讓上學的，常年的家暴使他產生了陰影，恐懼見到人群，這都說得通。

小刻擔心地詢問了一些近況，我起身在屋子裡轉悠。地上有點白乎乎的印跡，我看了看幾個煙灰缸和垃圾桶，再去廚房轉了轉，要進小翼房間前被他喊住了：「姐姐，過來坐吧，我房間好亂。」

我坐回去，和他隨意地聊天。我看了眼小刻，小刻按照我之前交代的，坐近了點，拿出打火機點燃一支煙，抽了一口，才假裝後知後覺地問小翼：「不介意我抽煙吧？」

小翼搖頭，很溫順。

我忽然問：「小翼，你不怕火嗎？」

小翼一頓。

我說：「他剛剛用打火機，你沒有避開。你經歷了火災不久，連見到人都會怕，見到火卻不怕嗎？」

小翼低著頭說：「怕的，忍著。」

我點點頭，下巴指著一邊的地上，說：「這些白乎乎的東西是乾粉嗎？」

小翼沉默。

我說：「火災到今天兩個多月了，屋子裡其他東西都收拾好了，那天滅火用的乾粉還沒擦乾淨？」

小翼眉眼微垂，沒說話。

小刻緩緩皺眉，反應過來我在說什麼。之前我沒同他說齊素的猜想，小翼也是縱火團一員。

我笑笑說：「這些是新的吧，你說你怕火，卻在家自己玩火呀？」

「房間裡藏著乾粉嗎，所以不敢讓我進去？」

小翼抬頭說：「姐姐你在說什麼？」

小刻已經起身，直接衝進小翼房間，我和小翼在客廳對視著。這一刻，我篤定了齊素的說法，這孩子太冷靜了，故作費解的目光裡有火光在跳動。他覺得刺激。

我指著桌上的煙灰缸說：「客廳裡就有三個煙灰缸，缸底已經燙糊了，是常年使用的痕跡，但現在煙灰缸裡卻很乾淨，沒有一點煙蒂，顯然已經不用了。這些是你爸爸的吧，他有暴力衝動控制障礙，一般都伴隨著強烈的物質成癮，也就是煙癮，他是怎麼戒掉的？今天我們來，他受到壓迫，焦慮萬分，一直在摸後脖子，焦慮時煙癮會放大，他是想抽煙的……但他不敢，是嗎？」

小翼沒說話，直直地看著我。

我問：「他為什麼不敢？他都能把你囚禁在家裡主導一切，他在怕什麼？」

「小翼，其實怕火的不是你，而是你父親。他眼見你在家玩火，一次比一次燒得大，恐懼逐漸升級，他怕到連煙都不敢點，你們家灶頭也不開火了，吃的都是外賣……或者更準確點說，他怕的不是火，而是你。」

小翼的臉上既沒有被冤枉的訝異，也沒有被拆穿的窘迫，他坦蕩蕩地盯著我，直白得令人心生涼意。

我彎起眼睛說：「開心嗎？終於有人發現你了。」

「一直以來，不是他在控制你，是你在控制他，控制他傷害你。他每傷害你一次，每見血一次，對你的愧疚就會更深，就會更好拿捏。大概他自己都沒想到，他的失控，完全是由你來主導的。」

小翼忽然笑了，說：「姐姐想說什麼呢？爸爸是愛我的？」

我沒說話，小刻從小翼房間出來了，皺眉搖頭道：「什麼都沒找到。」

小翼的笑容又天真起來，我盯了他一會兒，說：「小刻，你先出去等我。」

小刻看了我們一會兒，出去了。

我說：「直接點吧，周翼，這裡沒有礙事的人了。朝我炫耀吧，你都做了什麼。」

小翼笑而不語。

「喬郎進監獄了，齊素無法聯繫了，只剩一個不太好用的父親，你其實挺鬱悶吧？沒人欣賞你了，你運氣多好，把我盼來了。」

他還是不說話，我繼續道：「你不去上學，自然不是因為害怕同學……噢，倒也算害怕，你怕你一見到那些陽光樂天不知陰暗的同學們，就會忍不住燒了他們是吧。」

小翼搖搖頭說：「沒有陽光樂天，都是群傻子。」

我點點頭說：「沒想到同學才是你的開關，倒比我想的幼稚一點。」

小翼瞇起眼說：「姐姐，我爸爸還在家呢。」

我說：「員警就在門外，我喊一聲的事，你拿這個威脅我，更幼稚了。」

小翼愉快地笑出了聲，我的臉冷了下來：「說吧，齊素，我想知道他的事。」

小翼掛上明知故問的面孔問：「齊素？那是誰？」

我說：「齊志國，你們縱火團隊的心理醫生。」

這只是我的猜測，齊素與喬郎和小翼都有聯繫，兩人都是縱火團隊的。有這麼巧嗎，他是否和整個縱火團隊都有聯繫？

小翼問：「你是說，β嗎？」

我一頓，問：「β，他對你們都用了這個代號。」

小翼說：「我對他一無所知，他對我倒是瞭若指掌。」

我問：「一無所知？他是怎麼找上你的，喬郎又是怎麼參與你們的，這些你總知道吧。」

小翼反問道：「我為什麼要告訴你？」

我沉默著和他對視，思索籌碼。

他忽然伸出手，打開，掌心躺著一隻打火機，環形的，有兩層，分內圈和外圈。上面的圖案是藍色的，擴散型，外殼上刻著兩個字母：XX。這個設計有些眼熟，但我一時想不起來。

我正在看那打火機，就聽小翼笑道：「你用它燒我，燒痛我了，我就告訴你。」

他的目光滿含天真，語氣與先前請我喝茶時毫無差別。

我冷眼看了他許久：「你就是這樣控制你父親的。」

小翼不語，把手和打火機都朝前遞了遞，期待又嘲諷。

「好。」我接過那打火機。

打著，出現的是藍色的火，很美。我幾乎有瞬間也要沉醉在這打火機的設計感裡了。

小翼蒼白的手遞到我眼前，他在期待這把火燒到他手上，只要燒上去，我就是他的了。

我熄了打火機，從口袋裡拿出一支小的手電筒，打開，照著他的眼睛：「這把火，痛了嗎？」

看到這支手電筒，小翼臉色變了。燈光照在他眼裡，把他的瞳孔都打白了，配上他嘴角來不及收回去的笑意，和難掩驚異的憤怒，看著有些恐怖。

小翼問：「怎麼會在你這。」

我說：「喬郎送我的。」

小翼說：「不可能。」

我笑：「這麼篤定？你都已經拋棄他了。」

這支手電筒，是當日小翼送給喬郎的，作為替他放火的賞金，喬郎特別寶貝。他入獄後，員警在他家搜到了，本來在物證科，我托小刻申請拿了出來。

小翼看了我許久，目光陰晴不定，而後漸漸平靜下來，又露出天真的笑容：「如果一條狗，因為被我拋棄就忘了我，那他不配做我的狗。」

我一愣，隨即湧上些難遏的怒意，思緒在這怒意裡越發清晰，問：「這是誰教你的？β？喬郎是你的狗……你找上他，是不是因為，你覺得父親這條狗，越來越無趣又難以控制，所以，要換一條聽話的？」

小翼笑得古怪，古怪裡又有些得意，似乎把我的質問當做了欣賞。他用小鹿般純真的眼神盯著我：「姐姐，你不覺得奇怪嗎，為什麼你總能猜中……因為你跟他想的一樣，你們是一類人。」

這句話對我的殺傷力是巨大的，我可能面色有異了，根本無法控制，憤怒和恐懼交相升起。這一刻我忽然明白了，為什麼喬郎會認出我，知道我認識齊素，他們，都在我身上看到了那個人的影子。

小翼開始說了。他遇到喬郎的那天，β正在他家給他做心理諮詢。他們的諮詢經常是隔著陽台的柵欄進行的，β站在外面，他在裡面。β瞭解他，小翼喜歡被關著的快感。正聊著，β忽然停下來，轉頭遠遠地看著一個人。小翼順著看過去，是一個走得略有些跌撞的青年，是喬郎。β看了那青年一會兒，轉頭笑著問小翼：「你想擁有一條永遠對你忠誠的狗嗎？永遠屬於你，肯為你犧牲的狗，比你父親好用得多。」

小翼點頭，β從懷裡拿出一支手電筒，遞給他，誘哄般指著遠處走來的那個青年：「打開它，照亮他，這個人，就是你的了。」說完這句，β離開了，藏去了一處。小翼眼睜睜看著這個像是忽然失明了的男子，走到他家陽台的附近，跌撞著摔在了地上。這一刻，他亮起手電筒，朝他打了過去，在大白天，為他點亮了一盞燈。

我聽到這有些難以呼吸。喬郎患有嚴重的疑病症，雙目沒有器質性疾病，卻總在經歷間歇性失明，且正在墮入永恆的黑暗，永遠失明。他痛苦的、無人理解的前十八年以那一刻為轉折，把這道大白天為他打來的光當成此生唯一的奇跡，是他相信神存在的時刻。

可是他如何知道，這神跡，竟是被刻意安排的陷阱。這支作為賞金送給喬郎，他珍惜至極，讓他完成了生命最後一把救贖之火的手電筒，其實是他的心理醫生惡意而迂迴地送給他的一把刀，插入他的天真和絕望裡。而他直到被抓住，在審訊室的最後一刻還在為撇清小翼的嫌疑而努力，攬下所有罪過。

這個世界，果然不存在奇跡，也不存在神。

我難過極了，萬分心疼喬郎，小翼還在笑著訴說他的馴狗論。

我快速思考，喬郎遇到小翼時，已經和齊素有接觸了，那時齊素就已經是喬郎的心理醫生，是他一步步慫恿鼓動著喬郎完成縱火。後來，喬郎和小翼又隸屬於同個縱火團隊，所以，齊素是在四處網羅縱火者，將他們聚集起來。或者說，他在為縱火團隊吸納成員，讓他們彼此之間產生無法割斷的連結。所以那天喬郎來到小翼家那條街上，進入突發性失明，可能也是齊素引導的。他知道喬郎的失明復發期，他要喬郎在那個狀態下遇到小翼。

我的脊背一陣發涼，聚集縱火者，縱火，齊素到底想做什麼？我記得當時分析喬郎陷入死局時，齊素曾提醒過我，覺得混亂時，就回到原點去想。原點，火的原點，眼睛，呼救，他是想引發社會事件，吸引目光嗎？包括他在精神病院做的一切，他要燒掉點什麼，一些常人的「良知」？

有一瞬間，我好像捕捉到了他要做什麼，一種通感。我立刻停止，不敢再想下去。我不能再共情齊素了。

我問小翼：「所以你家的那場火，是喬郎放的，還是你放的？在自己家放火，你比他得心應手吧。」

小翼回答：「他放的。」

我一陣心痛，說：「你知道，當他放火燒你，他就徹底是你的了。」

像他的父親打他，像他要我燒他。

「這也是……齊素教你的嗎。」

小翼沒回答，他岔開了話題：「但是姐姐，有件事你誤會了。我爸爸打我，不是因為他愛我，他只是單純地害怕我，怕我變得和媽媽一樣。我媽媽是個變態，我身上有她的基因。」

我不說話。

小翼說：「你不好奇嗎，為什麼不問。」

我面無表情道：「我不在乎你是怎麼來的，你有多悲慘的過去，你身體裡流著人還是獸的血。我只想知道β，不用跟我說別的，我不關心。」

小翼頓了片刻，開始笑，笑得陰森。他是反社會人格，擅長欺騙和表演，最會博取同情。他沒有真正的情感，他對你表現痛苦，只是為了讓你聽話，他並不真的認識痛苦。他還有虐待狂傾向，同時具備虐待和被虐待的渴望，我對他越殘忍，他對我越是渴望。

果然，他的話匣子打開了，像是要吸引我的目光和讚賞一般，說了僅有的他所知道關於β的信息。

β是有一天忽然找上他的，在他用乾粉滅了家裡的一小撮火之後，他站在陽台外輕輕喊他，說火太小了，要不要出來放。

小翼走去陽台，看了他一會兒，問：「你也玩火？」

β搖頭道：「我喜歡看人玩火，有時候目光，就能讓火變大，很大，燒你燒不到的東西。你這太小兒科了。」

小翼把手伸出欄杆說：「那你敢燒我嗎？」他像看所有愚蠢的大人那般看著這個來招惹他的男人。

β就笑說：「這招其實沒那麼好用對吧。」

β沒有燒他，而是拿出了打火機，打出了藍色的火，然後燒了自己的手。

小翼眼睜睜看著他面目猙獰地燒傷自己，然後把那隻藍色的打火機遞到他伸出的手上：「痛了嗎？」

就這樣，β燒了自己，但小翼，是他的了。

我愣在那裡，所以齊素掌心的那道疤是這麼來的。

我舉起小翼給我的那隻打火機，這隻打火機是齊素給他的，我再看它外型的設計，忽然心中一動，這打火機的設計，像是……細胞，幹細胞！我被嚇住了，差點拿不住，各路線索正在逐漸串成一條。

那這上面的兩個X是什麼意思？縮寫？

之後，無論我再怎麼追問縱火團隊的事，小翼都沒再給出什麼資訊。他好像真的不知道。整個縱火團隊之間沒有真正的聯繫，他們通過一個樞紐達成合作，這個樞紐可能是齊素。齊素入院之後，這個縱火團隊的犯罪率逐漸下降，漸漸變得沒有組織性。

但這些只是猜測，對於β，小翼知道得很有限，從他的說辭裡也無法判斷齊素有沒有切實犯罪，包括教唆。

問話終止，離開前我對小翼說：「基因不能決定一切，別為惡找藉口，也別說服自己是被創造出來的惡，我見過遠比你悲慘的基因，他和你不一樣。」

「周翼，你把這世上最後一個真正關心你的人送進監獄了，我祝福你孤獨到死。」

小翼對這句話沒有反應，反而對我笑嘻嘻道：「你放棄吧，你抓不住他的，你能抓住火嗎？」

這個他指β。

我沉默良久道：「被燒的人，可以。」

出去之後，我見到小刻蹙額而立，關了和我通話的手機。他全聽到了。

我說：「我沒錄音。」

小刻說：「錄了也沒用，偷錄的不能作為證據。」

我問：「你們要怎麼抓他？他才十四歲，不滿十六歲，也不能判刑吧。」

小刻回答：「看情節惡劣程度，去少管所……從他爸那邊下手吧，他爸也快撐不住了，能說動，就是個證人。還有喬郎。」

說到喬郎，我心裡又一痛，說：「喬郎那邊，我去說吧。」

告訴他這一切，對他來說，也許是比他永墜黑暗更可怕的事。

小刻說：「周翼的母親……」

我說：「也是個縱火犯，我看過檔案，在過年的時候燒死了老家的人。周翼和他爸沒去，逃過一劫。」

小刻皺眉道：「犯罪的基因真會遺傳？」

我說：「基因不會直接導致犯罪，周翼的惡，和他母親關係不大。」

小刻看了我一會兒：「你和我第一次見到時相比，沒那麼聖母了。擱以前，你可能還想著普度這孩子。」

我失笑，茫然道：「本來，對所有人共情就是個笑話，我又不是耶穌，共情惡的人，會失去善的立場。」

像他那樣。

回到醫院，劉醫生氣勢洶洶地找來了，責問我道：「不是讓你別再管這些事嗎？你為什麼還去找小翼？」

我說：「你要嘛直接開除我吧。」

劉醫生幾乎要抓狂了。我拿出那隻打火機給他看，他沒什麼反應，問：「這什麼？」

他沒認出來，所以，這個「幹細胞」，和劉醫生的項目無關。

我提示道：「你覺得它像什麼？」

劉醫生的目光從混沌到清晰，他皺眉道：「……細胞？」

我說：「這是齊素送給那個縱火犯的。」

劉醫生大為震驚，臉色變了。

我坦白道：「齊素已經對裘非下手了，唆使他做了一些事。」

劉醫生一時說不出話來。

我有些激動道：「你還不告訴我嗎？無論怎麼樣，這件事我已經摘不出去了。他動裘非，是在威脅我。這些線索，包括小翼，都是他透露給我的，他一步步讓我了解到現在，你覺得，他會沒有算到，最後我會從你這得到真相嗎？」

劉醫生立在那，沉默了很久，似乎很糾結。

我問：「齊素，為什麼退出了精神幹細胞的研究？」

良久，劉醫生才妥協般開了口。

七年前，他跟著齊素做項目，第一次接觸了他提出的「精神幹細胞」學說，劉祀研究的是生物認知取向，他沒想到齊素能把這個天方夜譚的假說做成這個方向，通過神經元網路類比和神經幹細胞移植，解決外顯的精神問題。這讓他驚豔極了，他成了第一批跟著齊素做這個項目的學生。

專案研究的第三年，齊素忽然決定放棄。劉醫生不理解，雖然進展很慢，但實踐一個假說本來就需要時間，劉祀是看到希望了的。他在這件事上和齊素產生了分歧，劉祀不願意放棄，他們爭論了好幾次。

齊素告訴他：「小劉，你還沒明白嗎，關鍵不是個體疾病的治癒，精神癌症的關鍵，不在腦子裡，而在於關係。你今天治好了他的腦子，一旦把他放回社會裡，關係的癌症就會再將他破碎掉。這個世界需要的是關係的幹細胞，我們放錯重點了。」

「你能切斷他的病，但切不了源。你給他植入幹細胞的速度，遠遠趕不上這個世界毀滅幹細胞的速度，他總要經歷各種各樣的目光，健康的人都能被目光所燃燒致病，何況一個墮入過深淵的人。你治好了他，滿足了你的施展欲，可當他再度被目光和關係撕裂時，你能為他的絕望負擔什麼？」

「我沒有放棄『精神幹細胞』，而是，該啟動真正的『精神幹細胞』研究了。目標不是患者，而是，常人的目光。」

「幹細胞源於胚胎，那麼『精神幹細胞』，應該源於關係的胚胎，我們該做的，是替這世界重塑一場分娩，讓那些所謂的常人，和他們的目光，習慣精神病。當人群中的大多數都是患者，當他們不得不承認自己與患者其實是同類，『精神幹細胞』才是真的成功了。」

聽到這，我有些震驚，齊素所說真正的「精神幹細胞」，脫離了生物取向，是抽象的精神幹細胞，他和劉醫生完全相反了。一個想做精神實質化，一個想做精神虛無化，一個要把精神幹細胞植入患者，而另一個，認為所謂的精神幹細胞，應該植入的是世間「常人」。

齊素不打算治療患者了，他打算「治療」正常人。

我愣在那裡，久久緩不過來，所以齊素做的一切是想「瘋化」社會嗎？我被這個念頭嚇到了。

那幾次爭論過後，劉祀自然沒能說動齊素，他對齊素的言論大為震驚，意識到齊素的心態已經完全變了，這位過去讓他尊敬的老師，不知何時已經走偏了。

後來，齊素果真退出了專案，行為開始趨向極端。過去他有多體恤患者，現在對患者的操縱就有多可怕。

劉醫生也與他徹底分裂，獨自接替了那個項目與合作方聯繫，直到今年他生病入院，他們才再次見面。

我沉默片刻道：「他都這樣了，還會在乎生病嗎？他入院真的是因為生病？」

劉醫生不說話。

我說：「你還是沒告訴我，他為什麼忽然走偏了。他以前那麼愛患者，是發生了什麼？和你說的那個快樂王子和痛苦王子的問題相關是嗎？到底是什麼事？」

這次，劉醫生沉默了更久，提起這件事似乎比說齊素都難。良久他道：「快樂王子和痛苦王子，是兩個高中生。他們捲入了一起自殺案件，死者是他們的同學，根據監控，他們不能排除嫌疑，可能是在救人，也可能是在動手，但兩人的證詞一致，都說是在救人。兩個孩子彼此間關係不好，基本沒有合作的可能，也沒有證據能指控他們殺人，警方偏向於他們是清白的，但死者家屬和社會輿論不同意，認定了其中一個是兇手。齊素被請去給他們做精神鑑定，當時校方和律師的意思是，只要證實其中一個有精神障礙，判成過失，就能息事寧人，把輿論壓下去，兩個孩子都能保住。」

我愣了好一會兒才問：「認定是兇手，為什麼想到去做精神鑑定？這不是常規思路。」

劉醫生說：「因為他們其中一個，是連環殺人犯的兒子，所有輿論都指向他。」

我懂了：「是快樂王子嗎？」

劉醫生說：「對，所以他的快樂在那時更加被無限放大，大家認定他是反社會人格，有作案和欺騙的可能。」

我問：「快樂王子，名字是叫謝必嗎？」

劉醫生愣住了，面露驚恐道：「……你怎麼知道？」

我的眼前開始出現幻覺，一些塊狀的黑暗起起伏伏，病區的長廊也變得忽明忽暗，空間驟縮顛倒。

「他死前，見的最後一個人，是我。」

＊＊＊

我渾渾噩噩地走在病區長廊，一個聲音喊住了我。「穆戈。」

我抬頭，是齊素。

他依舊笑得很慈祥，說：「題做得怎麼樣了？」

我按順序報了幾個名字：裘非，茉莉，落落，淑芬，喬郎，小翼。

齊素說：「漏了，你還是不夠細緻。」

我看了他許久，道：「你規劃了這麼多，沒想到自己居然會入院吧，你的精神無法支撐你的行為。」

齊素說：「沒關係，在這裡，我找到了一個完美的人選替我完成它。」

我說：「我不會讓你動裘非的。」

齊素笑了：「我說的是你，穆戈，我親愛的徒弟。」

「我們太像了，你會認同我的，我對你來說太重要了。」

「別人或許不懂你，但我知道，哪怕我什麼都不做，什麼都不教唆你，你自己在腦子裡，就會把我共情完，包括我的惡。你會在腦子裡實踐我實踐過的惡，熟悉它，幫我開脫，然後自己陷進去。」

「反覆反覆，你是不需要給刺激就能自尋死路的人，是這個世界所創造的，特定的一種鑰匙，一種幹細胞，自殺式幹細胞。」

「我們這樣的人為什麼會存在呢？我曾經思考了很久，終於找到答案了。我們，是世界造出來，修復它的。我們生來就拿著鑰匙，體會這世界的精神癌症，再去擴散它。」

我打斷他的演講，喊他：「齊志國。」

齊素笑意不減：「我不是齊志國，他是我哥哥。」

我有那麼一刻真的愣住了，隨即失笑道：「哦？好事哥哥做，壞事弟弟做的那種哥哥嗎？」

齊素笑而不語。

我反駁他：「我沒有查到齊志國有個弟弟，你們是一個人。」

齊素說：「不，我們不同。」

我說：「師傅，我有段時間，也把自己分成兩個人，一個是白狼，一個是飼月。白天在這裡工作的是白狼，晚上寫作的是飼月，她們也是兩個人。你說，或許我該管白狼叫姐姐嗎？」

齊素笑出了聲，像是聽到了美妙的東西，他說：「穆戈，我親愛的徒弟，我們真的很像。」

看著他笑，我卻滿心悲哀，連恐怖都顯得悽楚。

師傅啊，或許我們都困在同一場黑暗裡。

16 快樂王子和痛苦王子

周茂死在週四，下了晚自習之後。

是從男生宿舍的天台跳下去的，宿舍有八層高，不是立刻死的，他摔下去後還撐了一會兒，送去醫院搶救了兩個小時，搶救無效。

周茂今年高三，再兩週就滿十八歲了，學習成績優異，人緣很好，平常是個小太陽一樣的人。說他會自殺，沒有人信。

周茂的母親來學校大鬧，說孩子不可能自殺，上個週末回家還好好的，有說有笑，非要學校給個交代，說他一定是被人害的。警方來調查，問她這麼說有沒有什麼根據，或者懷疑誰，母親脫口而出，說是周茂的同學，謝必。

這個懷疑不是空穴來風，因為周茂跳樓當晚，宿舍樓的天台上還有另外兩個學生，都是周茂的同班同學，一個是班長，一個是謝必。

周茂跳下去的時候，這兩個同學上前拉了一把，沒拉住，人還是掉下去了。這一點有監控為證。

能拍到八樓的監控，是警方繞了一大圈，從學校外的一個挨著高棟爛尾樓施工地找出來的，已經算廢棄監控了。角度很偏，拍攝得也不怎麼清晰，只拍到了這所學校男生宿舍樓頂的一角，正好就是周茂跳下去的位置。但是只堪堪看到兩雙手，在他摔出去後去拉他。周茂整個人就吊在天台邊沿，晃來晃去似乎在掙扎，八九秒之後還是掉下去了。那兩雙手的主人探出頭去看，露出了真容，透過模糊的畫質勉強能將學生的身形和臉對上號，正是周茂的同學——謝必和班長。

宿管直到出了事才知道。原來宿舍樓天台的鎖一直以來都是擺設，早就被人弄開了，還掛在那裝樣子，上面有斷口，也有化學品腐蝕的痕跡，應該是學生弄的，顯然已經很久了。

大晚上這兩個學生為什麼也在那兒，目睹了周茂自殺？

員警盤問下來，謝必和班長聲稱是去天台放鬆的，彼此不熟，也沒有約定，是分別上去的。三人在天台碰到純屬巧合，宿舍樓底層唯一一隻監控拍到了他們分別回宿舍的時間，再結合目擊到三人的同宿舍學生的說辭，時間線都對得上。

員警盤問了一圈，周茂、班長和謝必，三人之間都不熟，平常沒什麼往來。

周茂人緣不錯，沒有聽說與他二人發生過口角，快高考了，市重點學校，也沒人有心思吵鬧。

經過現場勘探，沒有任何爭鬥痕跡，也做了行為軌跡驗定，和兩個人說的一樣。班長是因為學習壓力大，偷偷上去抽煙的。警方確實在他說的位置發現了煙頭，有三四根，靠近門口，離周茂跳下去的位置很遠。而謝必是上去運動的，他的右腿殘疾，走路跛腳，是小兒麻痹引起的，需要經常運動防止萎縮，於是養成了爬樓梯去天台的運動習慣。他很早就發現天台的鎖是壞的，一週會上去三四次，許多學生都看見過，可以作證，謝必說宿管也見過。事發當日，他是最先上天台的，班長第二個上來，周茂最後，三人的位置彼此離得很遠。大晚上，天台沒燈，也沒人出聲，周茂一開始也沒有發現他們二人，是在要跳時，兩人才上前阻攔。

警方初步判定周茂跳樓是一起自殺事件，和在天台的另外兩個學生無關，他們目睹了自殺事件，且施救無效，可能產生PTSD（創傷後應激障礙），需要進行心理疏導。警方將他二人劃為了受害者。

周茂的母親不接受這個說法，歇斯底里地堅持說周茂死得太突然了，遺書都沒留下一封，她不相信一向聽話懂事的孩子會死得這麼突然，一點交代都沒有。她還說監控裡根本看不出這兩個學生是在拉他，還是扒開他，萬一周茂是被推出去的，他抓住了欄杆，卻被那兩人掰開了手呢。也可能他們一個在拉，另一個在推……

警方將監控還原到了最清楚的狀態，依舊無法證實他們是在施救還是在犯罪。因為離得太遠，而且爛尾樓施工地的廢棄監控紅外線功能非常差，夜視效果低微，監控錄影本身的圖元太低。但周茂是自己先掉下去的這點很清楚。技術人員對他掉出陽台的肢體反應和弧度等做了分析，認為他是主動跳下去的，不是被推的。

周茂的母親不依不饒，說警方想息事寧人，那兩個學生就是有問題，還威脅要把這件事爆料出去。員警自然不理會她的威脅，但還是把她提出的假設排查了一遍，確認謝必和班長是否有可能合謀殺害了周茂。

＊＊＊

兩個學生被分開審訊，所有質詢都沒有問題。他們關係一般，私下也沒有聯繫，不在同間宿舍，教室裡座位離得很遠。同學們也口徑一致稱兩人不熟，翻出兩人各自的手機通訊錄和即時通訊軟體，發現連好友都沒加上。就算是合謀，他們也得有管道溝通吧。

結合一系列現場的勘察結果，警方認為他們確實沒有嫌疑，也沒有撒謊，只是目擊者。

周茂被判定為自殺，自殺的原因沒人知道。但一個高三的學生自殺了，誰都能腦補出幾個原因來，除了那個失去兒子的女人。

本以為事情過去了。一週後，這件校園自殺事件卻在網上發酵了。源頭是一張動圖，動圖裡的人是謝必，他在笑，這是周茂死後的第二天早會課，謝必被人偷拍了。那時他剛被員警審訊完回來，從這個角度看，偷拍他的人顯然是他班裡的同學。

一個前一天夜裡剛剛目睹了同學自殺，且自己動手施救無果的人，在笑。

動圖是一組對比，還配上了說明，另一位目擊者——班長，精神萎靡，形貌痛苦，已經出現了一系列應激反應。他們認為這才是合情理的狀態。

那張動圖的討論度直升，網友認為謝必的狀態不正常，周茂的死可能有問題，「蓄意謀殺論」的傳言甚囂塵上。那段模糊的監控視頻流到了網上，線民就那視頻討論出了幾種可能，認為這兩個施救的目擊者截然不同的表現大有文章。

眾說紛紜，有人認為那位班長非常痛苦，可能是因為幫助謝必隱瞞了殺人真相，也可能他們兩個是一個推人，一個想拉沒拉住，總之這兩個人看起來有問題。

一名自稱是班主任的人寫了長文，希望眾人不要胡亂揣測，謝必和班長平時的性格就是如此。謝必是個很樂觀積極的男生，班長就比較嚴肅，不同性格的人經歷同一件事本就會產生不同的結果。

這番話沒有起到什麼正向效果，不少人吐槽：「是有多樂觀積極，同學死在自己手裡都還能笑得出來」；還有人惡意開玩笑，「若是他自己爹媽死了，還能樂觀得起來嗎？」這條評論，被一位匿名同學回覆爆料：「他爹媽早死了，謝必的父親是個連環殺人犯。」

自此，討論熱度再掀一層，一件往事又被扒了出來。

謝必的父親謝六剛（化名），十多年前，連殺了五個女童，後畏罪自殺，那年謝必五歲。

當年這件連環殺人案非常轟動，謝六剛是個幼稚園校車司機，他藉著接送幼童上幼稚園的機會，先後三次綁了五個女童，並將她們殘忍殺害，拋屍在五個不同的遊樂園，引起民眾慌亂。但最後殺人動機都沒查出來。法醫鑑定他有精神分裂症，而且有狂熱的宗教迷信，殺害女童可能跟迷信有關。

他的殺人拋屍行為具有儀式感，像是在進行什麼秘儀。最後法庭判了死刑，謝六剛是在看守所裡吞勺子自殺的。謝六剛的妻子不堪重壓，隨後就病倒，不久也去世了。獨留下一個謝必，在父母相繼死亡後，他發了一場高燒，患了小兒麻痹，腿部殘疾了。當時的輿論都認為，這是謝六剛的報應，報在了他兒子身上，活該。

一晃十多年過去，這個連環殺人犯的兒子捲入了這起校園自殺事件，眾人最關注的不是兒子是不是也成了嫌犯，而是，一個連環殺人犯的兒子，怎麼可能活得積極樂觀？輿論一陣接一陣，要推翻警方的判定，認為謝必遺傳了他父親的精神病，是心理變態，學生周茂的死亡和他脫不開關係，就是他推的。不然怎麼會笑？警方沒問出他什麼來，他是在高興自己脫罪了。

這張動圖顯然是謝必的同學偷拍了放出來的，看來他和同學之間也並不和睦。果然，沒幾天，又一位匿名同學發了長文，文裡什麼都沒寫，只羅列了一長串謝必的成績單，包括近期的模考和一些奧賽的獎項。謝必的成績拔尖，這一長條晦暗不明又意有所指的成績單立刻掀起另一波輿論。

爆料的同學雖然什麼都沒說，但透露了一種信號：一，同學和謝必的關係不好，否則不會接二連三地有人爆料，他人品可能有問題；二，謝必因為成績好，學校想保他，提高升學率。班裡學生在接受警方詢問時，可能已經被校方和老師授意，模糊掉了謝必和死者周茂之間的真實矛盾；三，也是最重要的一點，成績單的最後用紅筆標出了謝必即將去參加H大的保送冬令營。細心的人立刻扒出來，周茂的保送志願和他是同一所學校，也要去冬令營。於是，殺人動機有了，謝必和死者可能存在競爭關係。

有記者摸去了學校，不知使了什麼法子，真的找到一個學生做了五分鐘的採訪。那段採訪視頻非常抖，為了隱匿身分，當事人打了馬賽克，聲音也用了變音，只知道是個男生，是謝必和周茂的同學。那男生走得很快，似乎並不想受訪，記者就在後面緊追。追得煩了，那男生才罵了一句，是不是要他死，這麼掐他要是被人惦記上了怎麼辦。

記者一聽有料，哪裡肯放過，直追了那男生一條路，追到學校外邊的街道，問他是怕被誰惦記上？是謝必嗎？你很害怕謝必嗎？問題一個接一個，一個比一個犀利。

那男生受不了，罵道別問他關於那個神經病的事。記者又纏了良久，得到了一段背對著鏡頭的吐槽。那男生說，謝必會笑不奇怪，他就是不正常，腦子有病，總是很開心的樣子，很瘮人。一個殺人犯的兒子，又是殘疾，成天有什麼可樂的。

他養父母也不是好東西，好賭還家暴，有回鬧到學校來舉著刀要砍他，他就站在那兒也不躲。保安把人弄出去後，他居然若無其事跛著腳在那兒逗蝴蝶，太膈應人了。

不是「傻子」那種膈應，他聰明得不行，人也清醒，就是這樣才像個變態。

就這次的事，班裡同學死了，早會課所有人都很沉重，有的女生在哭，就他在那邊笑。班裡沒有人喜歡謝必，都不搭理他，他爸是殺人犯，自己又不正常，誰都怕被他傳染，班長尤其討厭他。

男生說，班長雖然平常就不苟言笑，總是一副很難過痛苦的樣子，看了也煩，但這次是真倒楣，跟謝必扯到一個案件裡去。這兩個人是不可能合作的，班長厭惡死他了，比誰都厭惡。

＊＊＊

採訪一經公布，又引起一陣討論熱潮。這下子，謝必的動機有了，變態人格也有了，這起校園自殺事件可不就是謀殺案?!更多的人把焦點放在謝必的快樂上，認為這不可思議。謝必的家庭關係被扒出來，父母都死後，他被一對遠方親戚收養，拿了政府撥的一筆撫養費。這對養父母好賭嗜酒，經常家暴，根據鄰里的消息，養父母脾氣上來經常指著他鼻子喊他殺人犯的種。在這樣的環境中長大的謝必，為什麼會快樂？

他是個殘疾，又是個連環殺人犯的兒子，還終日被家暴侮辱，被同學孤立厭棄，但凡一個精神正常的人，怎麼可能快樂？憑什麼快樂？而且居然還能分出精力學習優異，這哪裡正常？這就是個高智商的心理變態。

＊＊＊

警方也沒想到最後輿論居然集中在這方面，人們甚至給警方施壓，要求重新調查還原真相。謝必的精神狀態太可疑了，即使不是蓄意謀殺，也有衝動殺人的可能，這可是個精神病！誰能理解！有人直接喊出：「犯罪基因是會遺傳的，謝必很可能也是殺人犯，趕緊處理了吧。」

謝必的身分——一個連環殺人犯的兒子，讓這件早就該結案的自殺案風雲迭起，始終無法平息。當年查不出原因的女童拋屍案，到今天都沒有結論，受害者的冤屈，人們的憤怒，只能隨著那個在殺人犯的自殺咽了下去。當年的憎惡通過這次的事件再次得到了宣洩。

周茂的母親在知道了輿論後，更是在網上大做文章，煽動線民，博了一番同情。

不少人接受了周茂不可能自殺的說法，對謝必更加惡意。

學校的家長群也沸騰起來，希望校方開除謝必，至少隔離他，讓他遠離正常學生。

有些家長因為過於擔心，開始為孩子辦理轉學。半個月後，學校轉走了五個學生，而越來越多的人蠢蠢欲動。高考將近，對於高三生來說，這種變動實在傷害很大，學校人心惶惶。謝必的座位被單獨調到了最後，垃圾桶旁邊，就這樣還有學生不滿，說總感覺被他盯著，脊背發涼。

記者找到謝必的養父母家時，那房子已經出租，這對敗家夫妻早把房子賭沒了。

出了這事，最慘的是房東，好些人退租了，短期內也不可能找到租戶，他甚至還被當成謝必的親戚遭罵。他找記者哭訴，連連大罵這一家三口，那對養父母甚至還回來惡意地在門上塗了幾個大字：**要打要殺找謝必，替殺人犯養孩子不是我們願意的。**

這番話引起不少嘲弄：「不願意你們倒是把當初拿的政府撫養費吐出來。」「一家子都又蠢又壞又貪，都他媽有病。」「自己親戚都要扔掉他，可想而知謝必有多壞。」

警方再次調查。先前確實被誤導了謝必與死者的真實關係，校方隱瞞了兩人要去同一個冬令營的事情。可這案子無從查起，除了一個模糊的監控，所謂「犯罪動機」，兩人的證詞和行跡都毫無疑點。

這案子的特殊點，在於有、且只有兩個目擊者。班長和謝必同為目擊者，並且互為證人。這二人處在一個扭點，可以通向兩個極端，要嘛他們說謊了，被對方揭穿，要嘛他們將成為彼此謊言的壁壘。一旦這兩個關係惡劣的目擊者言辭一致，可信度是很高的。

換言之，如果確實有內幕，這二人是突破的關鍵。而這兩個目擊者證詞一致，卻顯出了截然不同的反應，一個愉快，一個痛苦，確實有些可疑。但無論是單獨審訊或者共同審訊，警方依舊沒從他們口中得出什麼值得懷疑的東西。

警方試圖維持原來的判斷，周茂是自殺。但在公布時，措辭更多側重了審訊內容，而模糊了結論。案子的關注度日益增高，警方在最終確定之前，不敢過於絕對。

眾人就公開的部分提出了諸多懷疑，從一份毫無問題的證詞中看出了好些個「陰謀論」，卻鮮有人承認證詞毫無問題，是因為兩人說了實話。他們對證明其中有問題抱著空前絕後的熱忱，一個個分析得頭頭是道，橫空出世了無數的「福爾摩斯」，這已然成了一場全民狂歡。

真相是什麼，不那麼重要了。

謝必因為反覆被審訊，錯過了H大的冬令營，保送資格沒了。人們歡天喜地地慶祝。

＊＊＊

輿論開始聚焦於兩個學生的精神狀況，要求對這兩個目擊者進行精神鑑定，以判斷他們的目擊證詞是否有效，一個過分痛苦，一個過分快樂，都不太正常。

有人提出周茂之死，即使不是蓄謀殺人，也可能是衝動殺人。精神病人的心理不穩定，看到一個站在天台邊的人，很可能產生惡意衝動，突然就發瘋推了他，人掉下去後恍然清醒又去撈，在撈的過程中又惡意衝動把手鬆開。另一個救人的目擊者因為害怕被瘋子報復，所以被迫撒謊，導致痛苦不已。也有人提出痛苦的那個，是因為殺了人而愧疚，被快樂的那個抓住了把柄，以此要脅，何況兩人的關係本來就不好。

諸如此類毫無根據的猜測層出不窮，關鍵是警方無法否定這些猜測，言辭激烈者，甚至認定兩人中必定至少有一個精神失常，目擊證詞不可靠。雖未指名道姓，說兩人都有嫌疑，看起來很客觀，但矛頭大多是指向謝必的。謝必事後的笑容動圖，匿名同學採訪中提到他隨時隨地都很快樂，已經把謝必的人格不正常顯露無遺。

一個在那樣扭曲痛苦的環境中長大的殘疾人居然這麼快樂這一點，是很多人詬病的核心，況且謝必身上本就背著另一條更惡性的懷疑——所謂「精神病會遺傳，犯罪基因會遺傳」。

因此，對謝必進行精神鑑定，是被迫，卻也是合理的。

精神衛生中心的副院長，齊志國，是這個時候被請去給謝必做精神鑑定的。

見到兩個學生時，齊志國先是朝班長走去，然後被警方提醒，需要鑑定的是旁邊那個，謝必。

齊志國觀察了一會兒，指著班長說：「他看起來更需要幫助。」

那會兒，齊志國還沒有明白這次鑑定的意義，他以為和往常做的司法精神鑑定一樣，實事求是鑑定，順便通過聊天套話。他很擅長此道，罪者、惡者、為惡而欣快者、偽善者，都很難逃過他的眼睛，甚至比起普通精神患者，他更容易得到這一類人的坦誠。

有人說過，他有吸引深淵的特質，他並不討厭這個說法，也不算認同，他相信沒有「天賦」是白來的。這也是他在司法鑑定和警方心理顧問這一行吃得很開的原因。

直到警方和他說了這次鑑定的目的，與其說是服務於案件，不如說是服務於輿論。

齊志國先是給這兩個學生做了幾套常規的心理鑑定量表，再分別和他們聊了一個小時，出來後，他只說了兩句話。一句是，「人是自殺的，他們不是兇手。班長的情況不太好，建議聯繫心理治療。同學從他手中摔死這件事的陰影導致了他的痛苦。」第二句是，「謝必沒有問題。」

齊志國的結論讓所有人犯了難，校方請的律師都已經擬好文書了，一旦謝必被鑑定為精神障礙，他還未滿十八週歲，可以用這兩重保險判他過失，先息事寧人。

這場輿論戰已經嚴重影響了兩人，整個學校，甚至陌生人。校外總堵著記者和一些好事者，還有人在學生上課時往玻璃窗扔石子。眼看高考將近，學生們的精神壓力很大，好幾個人崩潰了。警方也盼著儘快結案，這案子已經被迫拖了太久，而且引起的輿論之大，每拖一日風險更大一分。

警方不解道：「他的同學死在他手裡，他還這麼開心，他這是正常的？」

齊志國沒有直接回答，而是帶著警方和謝必去了一趟醫院，對謝必做了一次腦部的核磁共振掃描。他指著顯示幕中下丘腦的一塊區域給警方解釋：「謝必的腦部和常人有異，可能是小時候那場小兒麻痹引起的，也可能是遺傳的生理缺陷。這個地方，屬於邊緣系統，是調節和控制人類情感的地方，存在人腦中的快樂中樞，你們看，他這片區域的喚醒偏強，比較發達，他只是個對快樂很敏感的孩子而已。打個比方，你需要一瓶酒或蹦個迪才能達成的快感，他可能走幾步路就能達到。」

警方神情古怪，一個連環殺人犯的殘疾兒子，對快樂如此敏感?!

謝必此刻正躺在機器裡，顯示幕裡那塊區域依舊顯著，他連這會兒都心情愉悅。

警方將鑑定結果公布，輿論再一次炸了。鋪天蓋地的憤怒襲來，比以往任何一次都大都高，一個連環殺人犯的兒子，擁有了「得天獨厚」的快樂中樞，這合理嗎？憑什麼？

嘲弄紛遝而至，帶著點不可理喻：

「朋友們，想快樂嗎？勸自己的父親去殺人吧！」

「妙啊，投胎的精髓，下輩子擦亮眼睛，胎要朝著監獄投。」

「上帝投放快樂的標準如果是這樣的，那我活該抑鬱，想死。」

* * *

如果說，前期人們的不依不饒並不認真，甚至帶著點起哄的性質，那這一次的憤怒，性質徹底變了。憤怒是真實的，甚至是過盛的，不只出於對受害者的同情和憐憫，還踩到了他們自己的痛點。這樣的鑑定結果在證明一件事，謝必的快樂是真實的，科學的，甚至是道德的，他是人們所說的變態和異類，不是人們可以唾棄踩低的那一類人。他不只快樂，還積極學習，成績拔尖，甚至一隻腳踏入了著名的H大。在那樣糜爛恐怖的原生家庭裡，在周圍滿是骯髒、所有人都要把他拖下地獄的氛圍裡，竟活得如此陽光，他憑什麼？

他越努力越勵志越陽光，激起的不是眾人的同情和欽佩，而是憤怒，不可遏制的憤怒，他憑什麼？

他身上沒有陰影，沒有背負十字架，沒有任何當年的傷痛，他就像個飽滿乾燥的沙灘，本該留在他身上的腳印都被吹沒了，即使是精神再健康的人，也不會有這種能力。這種能力甚至是罪惡的，越快樂越罪惡。他把世人的痛苦置於何地，把曾經的受害者置於何地？

人們的怨氣，甚至出於對精神的本質拷問，因為他是缺陷者，一個「患者」，就可以得天獨厚成這樣嗎？那麼努力活著的，克服陰影的正常人，是否都成了笑話，「周茂」們成了笑話。

人心在這一刻，小得可憐。

＊＊＊

自案件發酵以來，從未出現過的當年女童拋屍案的受害者家屬在這時忽然冒了出來，是一位母親，她只說了一句話：「我可以接受他活著，但我不能接受他快樂。」

當年案子受害者的現狀都陸續被曝光出來，五個家庭，五對夫妻中，有兩對離婚了，有一位母親抑鬱自殺，一位至今都在醫院，已經瘋了。他們失去了未來，永遠困於噩夢，痛苦不已，這個殺人犯的兒子憑什麼擁有未來？憑什麼擁有這麼得天獨厚的快樂？

人們的憤怒的原因，也是謝必被同學討厭的原因，在知道內情的同學看來，最不該快樂、最可能墮落的一個人，卻在他們眼裡活得如此愉快而積極，這超出了他們的理解。他們不信這世上可以有這樣的人，或者說，他們不允許世上有這樣的人。

除非他有病。

陸續有懂的人出來說，謝必所謂的腦部缺陷，快樂中樞，其實也就是獎賞中樞。他的獎賞中樞過於發達，會與行為抑制系統不平衡。這兩個系統負責控制和調節人們的行為，行為抑制系統負責面對焦慮、挫折和迫近的懲罰，會讓人在經歷異常情景時反應停止或減慢，比如犯罪，目的是阻止我們做危險的事，增加生存概率。而獎賞系統則負責我們的趨近行為，會更把異常的行為作為正性獎賞，而去做。

獎賞中樞過於發達，導致與行為抑制系統不平衡的結果，就是他更傾向於去做危險和異常的事情，這是反社會人格的成因之一。二十世紀八〇年代對罪犯的研究，就已經發現他們中大腦不可逆損傷的比例令人吃驚，再加上謝必家庭的壓抑等社會心理因素，這個孩子是反社會人格的可能性極大，司法和學校都在包庇他。

這種說法立刻引起了擁護。

齊志國開始反駁，認為他們搞混了一件事，

反社會人格的大腦缺損，和低頻θ波過多有關，低頻θ波過多意味著大腦皮質的發展停留在了原始階段。這種波在睡眠中是常見的，意味著個體處於低喚醒狀態，這確實是個體趨向反社會和冒險行為的最初原因，為了尋求刺激。但這個低喚醒假說的本質是，反社會個體對「快感」的喚醒太低，普通人喝杯酒或蹦個迪就能達成的刺激，他們必須縱火甚至吸毒才能達成，所以才趨近冒險行為。這和謝必有著本質區別，謝必對「快感」的高喚醒狀態，讓他不需要做什麼就能獲得比常人更多的刺激和快樂，他根本沒必要去做危險的事。

再者，謝必未曾有過違法犯罪行為，不存在重犯率，在學校也沒有反社會行為。任何反社會人格從兒時起都會存在著重複的反社會行為，尋求刺激這點是難以遏制的，重犯率是鑑定反社會人格的一個重要指標，並且通常都伴隨藥物濫用史，而謝必甚至連煙都不抽，沒有任何一點能把謝必認定為反社會人格。

這番駁斥引起的是更大的反駁，眾人似乎執著於要給謝必定病，他有沒有病，甚至比他是不是兇手這點更重要了，他們急於要消滅這種快樂的道德，消滅這種快樂的「正常」。吵到最後，這件校園自殺案件的焦點，徹底變成了爭執謝必有沒有精神病，是不是變態。眾人要求對謝必重新進行精神鑑定。

他們可以放過一個有病的殺人犯之子，但不能放過一個快樂的罪人。

有人跑去齊志國的醫院舉報他徇私舞弊，在他的辦公室前貼滿了當年女童拋屍案的受害者照片。齊志國有一日下班走出醫院時，被當頭潑了一桶狗血。

齊志國始終沒有更改判斷，說，就算要拎出一份有問題的報告，也是班長的。班長的精神狀況欠佳，抑鬱焦慮嚴重。但這也跟精神變態無關，司法精神鑑定主要關注嫌犯的精神變態指數，這兩個孩子都沒有。

齊志國身邊的其他醫生，乃至院長，都建議他做出有病的判斷，畢竟謝必的腦部缺陷嚴格來說，確實有罹患精神疾病的可能。起碼他表現出的現實和精神不統一這點——同學在自己手裡死了，他卻快樂，養父母舉刀砍他，他也快樂——這和精神分裂症的症狀是對標的。儘管是因為他對快樂敏感，情緒轉變過快，可哪怕只是提出疾病合理的可能性，給予眾人交代，也好過這樣武斷地說他沒病。

律師也這麼勸他，這是一個兩全的方法，一旦認定謝必有病，再把案件處理成過失，這兩個孩子都能暫時相安無事，包括人心惶惶的學校，先把這一關過了再說。

齊志國拒絕了，他站在所有人的對立面，堅持認定謝必沒病。沒有人理解他為什麼這麼固執，那個孩子沒靠山，也沒人給他塞錢。

這件事因為齊志國的堅定，拖了半年才結案。警方最終還是判了周茂自殺，但這起校園自殺案的主角周茂，早就消失在了案件本身裡。案子的主角只有一個——謝必，再沒有人探究周茂為何自殺。

＊＊＊

謝必那一年沒考上大學，高考當日他被人堵在路上，錯過了一天的考試。

案子雖然結了，憤怒卻沒有了結。

謝必是在第三年被錄取的，一個不好不壞的大學，好像挺相稱。他不被允許優秀。

他再一次出現在公眾的視線下，是三年後，他們大學舉辦的校園馬拉松賽，有一段航拍，一個腿部殘疾的人，一瘸一拐混在一群人裡跑馬拉松，稍微有點吸睛。為了歌頌體育精神，報導還提了他一嘴。

一個很小的校園馬拉松賽，竟然引起了爭議。賽半程時，有一人摔跤，引起了後續的四人摔跤，差一點釀成局部踩踏事故。好在傷情不大，後面幾人是擦傷，最開始摔的人因為被踩了幾腳，小腿骨折了。

本來只是一起意外事故，但摔跤的畫面中，出現了謝必。他當時正跑在那個最開始摔跤的人旁邊，因為他一瘸一拐的姿態很吸引注意，於是有人認出了他——那個快樂的殺人犯之子。

不知道第一個提出陰謀論的人是誰，「真相」逐漸變成了：是謝必推了那個人一下，才引起的摔跤。而本來完全沒有提及這一點的摔跤者，也忽然改口，說感覺當時就是被推了一下，還意有所指地說了方向，就是謝必所在的方向。

＊＊＊

一時間，輿論的狂歡又回來了，人們像咬住了勾的饑餓的魚，歡天喜地地把他往下拽。這個之前逃過了法律制裁的校園嫌犯，這次又露出馬腳了。而傷者本來只是骨折的傷勢，忽然傳出更嚴重的問題，可能會導致癱瘓。

齊志國再一次被請去給謝必做精神鑑定，沒有誰說得清為什麼又走到了這一步，好像這迂迴的近六年，從未變過。人們的目的不變，高喊的旗幟不變，要打倒的敵人不變。變化的，只有謝必已經成年。

這次人們抱著必勝的姿態，熱忱地，狂烈地，要把他徹底踩下去。

齊志國那時已經是院長了，本不需要自己出面做這個精神鑑定，但對象是謝必，這六年來他都和謝必保持著聯繫，屬於個人諮商師的關係，要做精神鑑定，他必須在場。沒有人比他更瞭解謝必。

齊志國完整地把那段航拍錄影看了。他自認是個修養很好的人，沉默了片刻，還是問了一句：「你們瞎嗎？」

謝必和這個人根本沒有任何肢體接觸，是在他摔了之後，才上前想拉他起來。

警方聽了不太舒服，一個小員警當場生氣道：「縱火犯喜歡回到縱火之地，甚至衝進火場救人，變態殺人犯也喜歡回到兇殺之地，反覆查看屍體，他完全可以推了人之後，再去好心拉他。」

被警官瞪了一眼，小員警才縮了縮脖子說：「不是我說的，網上說的。」

警官好聲道：「你先別動怒，錄影不是絕對清晰，但現在出現了十多個目擊者都是當時參加馬拉松的，都說是謝必推了人。」

齊志國覺得荒唐，一笑：「哦？這些目擊者是不是在謝必的身分被公布後，才忽如春筍般一下子冒出來的？」

警官不說話了。

對謝必做精神鑑定的，除了齊志國，還有另外一個醫生。因為齊志國與謝必存在二重關係，所以只他一言不客觀，必須有另外的鑑定者。

那名醫生對謝必的鑑定和齊志國完全相反，他認為謝必是功能較好的精神分裂症，甚至急不可耐地在網上發布了相關言論，還刻意提及了會關注他反社會人格的可能性。齊志國專業上比他權威，但奈何他有更多人支持。經過了一番很激烈爭執，警方還是採納了齊志國的判定，認為謝必沒有精神障礙。

當時網上出現了一句話：你們越想保他，只會越把他往死裡推。

一語成讖，謝必自殺了。

＊＊＊

謝必死後，人們說，跟他父親一樣，他是畏罪自殺的。六年前的校園自殺案肯定也是他做的。很快，這起故意傷人案草草結案，一切煙消雲散。

這件事的結束就和它的興起一樣快而荒誕，人們心裡舒坦了，他們達成了內心的正義和平衡。

那天之後，齊志國成了齊素。

他那時已經是院長了，可即使是院長，他也沒能救成謝必。他意識到，精神科醫生根本救不了精神病人；醫生，根本救不了人。

齊素的精神幹細胞計畫徹底變了，他的治療對象不再是患者，而是那些口若懸河的「正常人」。

以上，是我從劉醫生那兒聽來的謝必事件全過程。他說齊素辭去院長職務的那天，桌面上留了一張字條，字條上寫：「**什麼都沒發生，這個世界，只是少了一個快樂的人而已。**」

這個快樂的人，是謝必，也是他。

＊＊＊

我沉默良久，問劉醫生：「這件事現在怎麼樣了？」

劉醫生說：「過去這麼久了，那些人，早都忘了。」

狂歡過後，誰也不記得謝必，他們只會馬不停蹄奔進下一場狂歡。

我說：「現在，你依然覺得齊素那時的選擇是錯的嗎，應該判謝必有病？」

劉醫生沉默片刻說：「那是個兩全的方法，他沒有必要那麼固執，況且謝必確實有病疑。」

我問他：「如果當時將謝必診斷為精神病了，然後呢，律師是怎麼計畫的？」

劉醫生一頓，說：「律師會為他辯護無刑事責任能力，不判刑。」

我點點頭道：「不判刑，意思是他們已經決定將案件定性成殺人案了，謝必精神病發作，所以推了周茂？」

劉醫生說：「這只是最壞的可能。就算證明謝必有病，也不能證明他殺人。警方還是偏向自殺。」

我笑了一下：「謝必沒病的時候，那些人都能把他逼成這樣，一旦他被精神權威確診為有病，你真的覺得他們會放過他？他們一定會就這個走向把殺人假說打到底的，其實你們都預想到這個結果了。」

劉醫生皺眉：「當時的情況沒辦法，這已經是最優考慮了。高三有三分之一的學生都破例被放回家複習了，剩下的人跟監禁一樣一步都不能出去，一出去就會被各種人跟上。那個班長更是被徹底孤立，被當作和謝必一樣的『殺人犯』。周茂的母親每天都來學校鬧，還跪在校門外面，只要先過了這關，給大眾交代，息事寧人，之後的事可以慢慢處理，謝必不會有實質損失。」

我看著他：「不會有實質損失？我問你，有哪一所大學會接收一個有前科的精神病殺人犯？」

劉醫生不說話了，半晌他目光清冷道：「所以呢，他被判了無病無罪，結果還是一樣，他連那年的高考都沒能參加。」

我呼吸一窒，半晌沒回過神來，良久才道：「你們早就知道謝必無論如何都沒救了，所以你們一早就打算犧牲他，是嗎？」

這件事的結果，其實只有兩個：謝必被法律制裁，或者被眾人的憤怒制裁。

我說：「你們要保護學校，保護無辜的同學，保護班長，保護周茂痛苦的母親，除了謝必，他是可以被犧牲的。多划算，犧牲一個無父無母滿身仇恨的『精神病』，天下就太平了。」

劉醫生臉上沒有絲毫羞愧之色：「那個宿管翻供了，說天台門鎖就是謝必弄壞的，他親眼看到的。還說懷疑他就是準備用天台做點什麼，嫌疑很大。」

我嘲諷一笑：「你是真的不知道他為什麼翻供嗎？他怕擔責！這個宿管早就知道天台門鎖壞了，只是懶得修。他見過無數次謝必上天台，都睜一隻眼閉一隻眼地讓他過去了。學生從天台跳樓，他的疏忽無可抵賴！他敢擔這個責嗎？他當然要拉個頂罪的。不只是他，我給你還原你口中當時毫無辦法的『最優考慮』。學校轉走了幾個學生，都是拔尖的，這所市重點眼看著升學率和口碑要完蛋了，他們必須趕緊把這件事了結，送一個人去監獄，何不就送那個家長最憂心最想趕走的人呢。律師是來為謝必辯護的嗎？謝必連家都沒了，他哪來的錢請律師。那律師是學校和家長一起花錢請來幫他們自己除去危險的。司法精神鑑定的程序都還沒走，他們就已經擬好戰略了，包括警方，他們能看不出那天台門鎖是壞了多久的嗎？就能任宿管胡言亂語地翻供，和謝必搭上關係。宿管為什麼能說這種完全經不起推敲的證詞？因為所有人都在對這個結局順水推舟。會有經常上天台的男生為謝必做證明嗎？會有真正弄壞了門鎖的人出來自首嗎？不會的，要不是天降一個莫名其妙的齊素，堅持判定他沒病，把這些人的順水推舟的路都堵死了，謝必啊，早就是殺人犯了。」

劉醫生沉默片刻：「你怎麼知道宿管見過無數次謝必上天台？」

我說：「他跟我說的。」

劉醫生眯起眼問：「你和謝必到底是怎麼認識的？」

我說：「你就只好奇這個嗎？」

劉醫生不語，只是用慣常的用像看個過分單純到愚蠢的孩子的目光那樣看著我：「我是醫生，只站在診斷的立場，謝必確實有病疑，這和是否要順水推舟無關。」

我不知該說什麼，或許在這群掌握著多數真理的高知眼裡，救一堆正常人，還是救一個謝必，根本不是什麼值得考慮的問題。一樣都是糟糕的結果，為什麼不選那條輕鬆的路走？或許大部分醫生、校方乃至警方，都無法理解齊素的選擇，他無論怎麼判都不算失德，明明有病論是呼聲更高的，他為什麼要選那條艱難的路走？

我卻似乎能明白一點，因為他一步都不能退。特別是當輿論一邊倒時，他一旦順應人們認證謝必有精神病，就是在為之後留下「可證之例」，為「罹患精神病的殺人犯會故意傷人，精神病會遺傳，所以罹患精神病的殺人犯之子也會攜帶犯罪基因故意傷人」這個三段論推理添磚加瓦。他要捍衛的不只是謝必的人權，還有之後每個可能罹患精神病、又可能置於不可預料的兩難陷阱中的患者。

謝必若是沒有被捲進那起校園自殺事件，他會這麼被討伐嗎？

會的，只要有一個契機，除非他一輩子都寂寂無聞，什麼事都不惹，一點水花波瀾都不起，否則他遲早要被眾人審判。就像那場馬拉松，哪怕不是這麼大範圍的「眾人」，也是他生活圈子中的「眾人」。他的世界遲早會崩塌，一次，兩次，無數次。

其他醫生真的就不明白齊素的意思嗎？也不見得，可能只是覺得沒必要，沒必要為了賭一口氣造成專業上的馬失前蹄。精神病人這個群體已經夠遭詬病的了，他們沒必要再去觸大眾的逆鱗，沒必要非做一個刺頭，這也是另一重意義上的保護精神病患者。

而即使齊素這麼努力試圖捍衛什麼，這世上也依然有純粹的惡，依然有因為罹患精神病而殺人放火的人，依然有犯罪者被檢查出高度的腦部缺損和精神障礙。「精神病」依然會和無窮無盡的罪惡和悲痛連繫在一起，人們也依然需要防備這些可能犯罪的失格者。

那個三段論推理在謝必之前，早就有無數的人添磚加瓦；齊素一人之力，綿薄無用。

那麼他這麼努力是在做什麼？為了什麼？

他只是試圖將「患者」送回「人類」這個大集合裡，在犯罪中，罹患精神病的比例只占了極少數，為什麼要把他們特別挑出來，為什麼要像區分物種那樣隔離他們？

他只是不想再看到，無論下一個是誰，再面臨這種情況——當兩個人裡必須放棄一個時，那個人，一定是「有病」的那個。

＊＊＊

我沉默了許久，思緒不知散去了哪，忽然問他：「所以你是不是也無論如何都無法理解，齊素為什麼最後會變得瘋狂了？你覺得即使發生這樣的事了，齊素也不該如此，是嗎？」

劉醫生反問：「你理解？」

我沉默了更久，說：「我不確定。但，謝必，是一個最典型的證明，精神治療是無效的，無意義的證明。」

劉醫生皺眉道：「什麼意思？」

我深吸口氣說：「哪怕我們將患者治療到和常人無異了，他的心智和抗壓力最多也就是常人的水準，面對旁人的眼光，面對曾是患者的身分，面對關係的壓迫和畸形，依然會產生和常人一樣的應激反應，甚至是遠超的。我們都知道讓患者恢復到正常水準已經是不可能的，而任何應激反應又都會促使精神病的復發，現在出現了一個最優解——謝必，一個常人中的超人。他的精神狀態和心智是得天獨厚的，他是最不會被旁人的眼光，被世俗的理解所壓抑的人。他隨時隨地都能快樂，都能轉換情緒，他是最能把自己從關係中解放出來的人。老天讓他擁有了儘管特殊卻能在人群中生活的能力，結果呢？這樣一個得天獨厚的人也活不下去。齊素是在怨恨嗎？不是，他是在對自己絕望，對這個世界絕望，對精神病這種關係類的疾病絕望，因為無論如何只要出院，患者就得回到人群中去，回到那個連謝必都扛不住的人群中去。」

劉醫生啞口無言，儘管面色無恙，我卻一下子覺得他老了許多歲。

我從他的眼裡看到了惘然和平靜，死水一般的平靜，他其實知道的，一直知道的。

我們站著，明明無聲無淚，卻似乎哭了很久。

良久，劉醫生道：「也不用這麼絕望，謝必的情況特殊，並不是每個患者都會遭遇他這樣的背景。而且事實是什麼沒人知道，也許那起校園案件真的不是自殺也說不定。」

我說：「周茂是自殺的。」

劉醫生一頓，問：「你為什麼這麼肯定，警方都不肯定。」

我說：「謝必說的，周茂留了遺書。」

劉醫生訝異道：「遺書？當年根本沒搜到任何周茂留下的資訊啊，在哪裡？」

我說：「監控拍到他被兩人拉住在掙扎的那幾秒鐘，周茂讓他們放手，說遺書寫好了的，放在家裡，他心意已決。」

劉醫生蹙眉道：「放在家裡？那周茂的母親為什麼說沒有遺書？」

我沉默片刻：「如果遺書裡寫了她不能接受的自殺原因呢？她把那封遺書藏起來了，不希望真正的死因公布。」

這種懷疑不是毫無根據，周茂的母親對於孩子不是自殺這點有著超乎尋常的執著。我可以理解一個母親對喪子之痛的不甘，現實點講，這還是個培育了十八年的高材生。但她的一系列舉動，包括一開始就嚴厲反對警方對現場做出的任何一項判斷，提出了一個接一個的陰謀猜想，包括後來的煽動網友，她的目的性太強了。與其說是悲痛，不如說像是刻意在引導結果。

最可疑的，是她在悲痛欲絕地向警方申訴時，立刻就提到了周茂連遺書都沒有留下一封，怎麼會就這麼不明不白地死了。這是在她當時接到通知剛趕來學校時，難道她出門前還沒看到兒子的屍體，就已經有精力先把家裡翻個底朝天知道沒留遺書了？何況那時候連學校教室，寢室等地方都沒有查，她怎麼能肯定沒留遺書？

劉醫生的眉頭更深了，說：「那謝必和班長為什麼不跟警方說這一點？」

我說：「他說了，但根本找不到遺書，加上周茂母親的自證，他的說辭才看起來更像欲蓋彌彰。後續，警方可能將之作為周茂當時想擺脫他們而說的藉口處理了。」

謝必和班長，這兩個本來關係不對付的人在這件事上口徑一致，甚至是團結的，排除他們為彼此做了假證，是兇手，在他們都說了實話的基礎上，也可能是他們因為知道了某些艱險的事實而被綁在了一條繩上。

劉醫生說：「你的意思是，謝必和周茂母親之間，有一個在說謊？遺書裡到底寫了什麼？」

我聳肩道：「我不知道，沒人知道。」

周茂死了，謝必死了，遺書消失了，這個世上，再沒人會去追查這件事。再沒人會去追問，一個豆蔻年華的少年，到底是因為什麼，自殺了。

劉醫生沉默片刻說：「你相信謝必？」

我直視他道：「警方也相信謝必，況且，人之將死其言也善，沒人會在自己的遺書裡說謊。」

劉醫生一愣說：「謝必是死前見的你，他也留遺書了？」

我搖搖頭說：「我就是他的遺書。」

＊＊＊

我見到謝必，是在大三的時候。

那時我在學校的心理諮詢中心兼職，只安排我處理登記和預約，不同意讓我接諮詢。本來有機會做電話諮詢，只因為我反駁了中心裡一個小有權威的諮商師。他們也不辭退我，就是不讓我做諮詢，還在我的兼職檔案上寫差評。我一氣之下，跑去樓下在大學生活動中心豎了塊牌子，寫著接心理諮詢，免費，聊到解決為止。

心裡頭負氣的成分太多，我年輕時衝動任性，有一種誰壓迫我弄死誰的勁頭。那個舉動主要也是想給活動中心抹黑，路過的人都覺得我有病似的。學校的活動中心有兩個門，東門在校外，我是在東門舉牌，路過的除了學生還有很多路人，非常尷尬。為了掩飾尷尬，我反而把姿態做得更傲，儘管根本沒人找我。

直到一個跛著腳的男生經過。他跛腳跛得特別難看，路過的人都會不由自主看他，然後再移開視線。我卻直勾勾盯著他，盯到他回頭看我。我當時也沒想什麼，甚至有些惡意地覺得，這樣的人心理肯定有問題吧，要不就盯到他來找我吧。

他真的過來了，和我想的不同，他面上掛著和善的笑，看看我的牌子，再看看我。唔了一聲，說：「聊到解決為止？」

我一頓，為自己眼神的冒犯感到羞愧，磕巴道：「對，對的，多久都可以，您如果需要的話，可以給您做長期。」

男生笑了笑，是那種毫無陰影的笑，他說：「長期恐怕不行，那我找你聊聊吧。」

不能去活動中心的心理諮詢室，沒鬧這一通前他們都不讓我做諮詢，更別說我今天的舉動了。我只好帶他去我學院，申請了一個小教室。學院保安看了他很久不肯放行，我們學院不讓外人進，我只好謊稱他是我的實驗被試。保安問我什麼實驗，我說殘疾人特殊心理研究。保安又向他確認了很多事情，扣壓了他的身分證，問他怎麼找的我，是否自願參加這個實驗，他都好脾氣地答了，才放行的。

想來十分尷尬，那天，我的每句話每個舉動都像在他傷口上撒鹽，還如此不專業地讓一個來訪者折騰了這麼久才進入「諮詢室」。我覺得自己是荒唐的，先前的憤怒和衝動讓我口不擇言，明明做諮詢是想治癒別人，還沒做之前，已經把人冒犯了。

到了申請到的小教室，我先是跟他鞠躬道歉，這麼做其實非常損壞諮商師的權威感，但我一向不在意這個。他倒也沒介意，心情始終很好的樣子。一番寒暄，進入正題，諮詢開始了。

然後，我經歷了人生中最漫長的四十五分鐘。

他講了一個駭人聽聞的故事，而他是那個故事的主角，他的出生，家庭，殺人犯父親，家暴的養父母，校園自殺案，網路狂歡，馬拉松……我聽傻了，他的故事超出了我人生覆蓋的範圍，我甚至不知道要怎麼反應，侷促不已。那是一種對駭然的深淵般的人生的震驚，我立刻就知道，我搞不定。

可他始終保持微笑的表情，輕快的語氣，又讓我覺得他根本不是來諮詢的，他就是來碾壓我的。

會有一些來訪者，故意讓自己的話語顯得輕鬆，抗壓力強，來獲得諮商師的贊賞。

但他不一樣，他不在乎我，也不在乎這段經歷。

我問了我最先該確定的事：「那你們兩個人，到底有沒有推周茂？」

謝必說沒有，然後笑問：「你信嗎？」

我說：「我信。」

可能是回答得過於斬釘截鐵，他頓了片刻才笑道：「謝謝。」

我問他周茂死後第二天早上，他為什麼笑，就是那張笑的動圖引發了後續一系列的事。

他說：「當時窗台上停著一隻蝴蝶，我覺得很漂亮。」

我不知該作何回答。他對快樂非常敏感，極其容易從任何不良情緒中抽身，把注意轉移到快樂的事物上去，包括欣賞美。可讓他大受折磨的這張笑容動圖的原因，居然只是因為欣賞一隻蝴蝶。我又一次感受到了自己的侷促，這樣的答案，被那些人知道，只會加深對他的厭惡吧。

他的下一句話是：「也許那隻蝴蝶是周茂呢？」

我聽著忽然想哭。

＊＊＊

我問他對班長是什麼想法。初聽到這個故事時，我更懷疑的人是班長，不是周茂母親，因為整件事情裡只有班長最後被摘了出去，甚至連名字都沒被公布。我是從謝必那才知道，原來班長也要和他二人去同一個冬令營，但這件事，沒有被任何人爆出來，為什麼？班長的家境很好，那年順利參加了高考，考了個好學校。我有理由懷疑這場網路狂歡最初是被有心人操控轉移注意力的。

同一個案子的嫌疑人和目擊者，這個痛苦王子卻有著和謝必截然不同的人生。

謝必卻笑了笑說：「班長啊，他是個好人，而且我們挺有緣的，都姓謝，我叫謝必，他叫謝行。」

謝行，我默念這個名字。

我問他為什麼跟這班長關係這麼差，謝行對他尤其厭惡，好像比尋常人還要厭惡。

他說他不討厭謝行，是謝行討厭他。因為謝行，是他父親當年女童拋屍案的「受害者」。其中一個女童，是謝行親手送上謝六剛的車的。

那天幼稚園放學，謝行和同班的一個女童在門衛等人接，來得比較晚，其他孩子都走得七七八八了。謝六剛的車先到，車梯有些高，謝行把那女童扶了上去，兩人互道了再見。

謝行看到了謝六剛，還喊了聲叔叔再見，謝六剛摸了他的頭。

三天後，這個女童的屍體在附近的遊樂園被發現，警方知道謝行見到了兇手，對他一陣問詢。但他嚇傻了，只會哭，他看到警方給的照片裡有謝六剛，也不敢指認，不知道為什麼。再往後，又接連有兩個女童出事了。老師對他的語氣不好，說就是他的扭捏導致員警抓壞人慢了，說他和兇手一樣壞。

這件事讓謝行自閉了，轉了學也沒用，直到長大，兒時的陰影和愧疚都一直在。他十多年來都是個痛苦王子，所以在知道那個殺人犯的兒子和自己同班時，他的厭惡是難以遏制的。

這種厭惡，在兩人被捲進一個案子，在不得不連續幾月被警方不斷傳訊的騷擾且與謝必朝夕相處中爆發了。他們被外界的惡意強行綁在一起，被迫體會對方的苦楚，被迫在身上蹭上對方的氣味，被拖入彼此截然相反的精神世界裡，衝撞，憤怒，撕扯，否定。

他們成了彼此唯一的宣洩口，再沒有比那樣的患難更能讓兩人共生了。謝行清楚意識到，這個殺人犯的兒子和自己一樣，是謝六剛一手造成的受害者，他們和解了。

＊＊＊

我沒想到還有這麼曲折的經過，當下也明白了為何兩人在周茂死後出現截然不同的反應。謝必一直是個快樂王子，而謝行，在曾經親手把女童送向死神後，又經歷了第二次，周茂從他手中失去生命。他本就是個痛苦王子，當這樣的陰影再現，他如何能安然度過。

計時器響了，提示諮詢時間結束，我都沒回過神來。發生周茂校園自殺案的那年，我還在悶頭苦讀，別說上網了，我連手機都沒有，當時網路也不像如今這麼發達，我完全錯過了那場狂歡，卻從當事人的嘴裡，聽到了一場災難。

我甚至都不敢認為自己做到共情了，而這是最基礎的。

最後我只磕巴著說了一句話：「這個快樂中樞，也許是你父親留給你的禮物。」

他笑了笑說：「有人也這麼跟我說。」

「可是有時候，快樂在這個世上，是罪。」

他看著窗外，可能那裡又飛過一隻蝴蝶，他是笑著說這句話的。

離開時他跟我道謝，說跟我聊天很快樂，他跛著腳出去了，又狼狽地問保安要回身分證，簽字，費勁地推開學院大門，頂著眾人打探的目光，一瘸一拐地邊看指示牌繞過大半個校園，出校門。我甚至不敢跟上去給他指路，更沒勇氣問他要不要做後續的諮詢，我知道這是一場徹頭徹尾失敗的預檢。

說實話，當時的我根本無法理解他的快樂，我無法想像一個人過著這樣的生活卻是快樂的。

這讓我很沮喪，這樣的人存在，似乎是在鞭撻我這種人的愚蠢。

然後，這個跟我說著謝謝，跟你聊天很快樂的人，下午就跳樓了。

謝必回到了自己的高中，在周茂自殺的那個宿舍天台，跳了下去。

我看到這條新聞時以為是幻覺。算了下時間，從我學校到那所高中，剛好三個小時左右，意味著謝必從這裡離開就直奔死亡，我是他死前見的最後一個人。

為什麼他朝我走來了？他本來就準備去死，路上看到一個蠢貨在招攬痛苦。他想了下，那就在我這留下點東西，我就是他在這世上的一封遺書。

他把我拖入了黑暗，卻說自己快樂。

我幾乎快瘋了，我無法理解他所謂的快樂。那天的諮詢讓我意識到自己的侷限，什麼共情力強大，什麼對諮詢有天賦，都是騙人的，這個世界上存在著這樣我根本無法理解，讓我手足無措的人。他的快樂我不懂，痛苦我也不懂，他給我劈開了地獄的大門，卻把我孤零零地丟在門前，自己走進去了，讓我無盡地對著這扇門的縫隙，重覆他的背影，幻想門後的世界。

他只是在生命的盡頭於我這裡停頓了片刻，卻讓我的世界從此難有陽光。

所以吳向秋自殺時，我是極端恐懼的，那種恐怖又包圍了我，我又是他死前見的最後一個人，又大言不慚說著想解決，想治癒，卻只是加速了他的死亡。我毫無作用，我蠢得無可救藥。

一個人站在我面前，他想去死，我不只沒拉住他，我甚至根本沒發現。不作為的幫兇，和作為的兇手，某種程度上承擔著相似的痛苦，前者甚至更痛苦。如果說吳向秋的求救我沒聽見，那麼謝必，他沒有求救，沒有訴求，他只是要把一部分東西拓印在我身上。面對這樣的死志，我能做什麼？我又算什麼？

我輕便得像一張廁紙。

那段時間我狀態很差，曠課，棄考，不參加社團活動，對整個世界失去希望。

韓依依來寢室把我揪出去，我以為她要安慰我，結果她讓我寫退社聲明，她把我踢出了戲劇社。

她那時跟我講了一句話：「穆戈，你該考慮清楚你是否適合這一行。你也許沒發現，你有吸引痛苦的特質，那些人，那些活在深淵裡的人，都會朝你走來。你無法拉上來所有的人，於是你就會被拉下去。事實上，你根本無法保護你自己，你並不強大，你孱弱極了，對痛苦這麼敏感，一點點就能把你擊碎。想想清楚吧，你不必要非得是個心理醫生。」

「強撐，也是一種病。」

我哪裡聽得進去這種話，我當然知道我孱弱不堪，但我已經受夠了這種自我厭棄，我不需要誰來當面讓我更清楚。那天我和她吵得非常厲害，非常難看，我什麼髒話都往外吐，韓依依只是對著我冷笑。那種笑又讓我想到謝必，我和她打了一架，退社了。那之後，跟她就一直不對付，她始終不認可我繼續做這一行。

劉醫生聽完，沉默了許久。

我並不像說了一個遙遠的故事，那段時間發生的一切我都很清晰，它們像生活在我牙縫間的微小生物，每一次咀嚼和吞咽，甚至說話，都與我共生。

是在很後來，我開始平靜地思考謝必的快樂時，逐漸想明白了這個人。

他平靜地面對了死亡，不是他捱不住被全民審判的痛苦，他只是做了一件眾望所歸的事，那就是，抹殺自己的存在，給世人行個方便。他連縱身一躍的那一刻或許都是快樂的，他沒有瞻前顧後的能力，他每時每刻都活在當下，死的那一刻，和以往見到蝴蝶的每一刻，一樣。

而自此，我看到的每只蝴蝶，都是謝必。

＊＊＊

我問劉醫生：「你知道我是怎麼走出來的嗎？」

劉醫生說：「怎麼走出來的？」

我說：「極致共情，我走了一遍謝必死前經過的路線，發現時間對不上，他繞了路。從我學校出發到他的高中，只有兩條路線，一條直達，一條需要換車。按實際時間來算，他沒有坐直達車，而是換車了，繞了遠路。這一步是多餘的，他不是那種會因為死前對生留戀而故意多磨那無意義的半小時的人。我於是順著他的路線換車，你猜我發現了什麼？那輛換過的車經過了一個遊樂場，是他父親當年拋屍的地方之一，那裡有座非常高的樓，就在遊樂場旁邊，他曾經想過從那裡跳下去。」

「可他最終還是沒下車，為什麼？那裡的樓更高，人也更多，又是他父親的罪惡發源地，更能滿足他的儀式感，他為什麼還要選擇在高中去做這件事？」

「我當時就明白了，因為他要告訴世人，他的悲劇不是起源於他的父親，而是這裡，是這場校園自殺，是你們。」

劉醫生一僵。

當時這個認知讓我非常崩潰，卻徹底清醒了，即使是這樣擁有得天獨厚快樂的人，也有著天大的委屈。我看到了他人性的一面，他終於在我眼裡從一個快樂而古怪的巨人，變成了一個叼著棒棒糖的孩子，純粹而普通，可他甚至不識委屈，他只是求全了。

這個世界上的精神病症多種多樣，同一種病在不同的人身上表現也不同，有的精神病會催化一個人行惡，也有的「病」，會讓一個人得到純粹而普通的快樂。

可即使連這樣的「病」，世人也容不得它。

那次崩潰之後，我重塑了信念，還是要從事這一行，為的是不要再有更多的謝必出現，我不想再成為任何人的遺書了。

所以我能理解齊素，我只是短暫接觸了謝必一會兒已經陰影甚重，而齊素，努力了六年。

我難以想像，那六年他是怎麼過來的，特別是，六年諮詢的徒勞，最終等來了謝必的自殺。

我恍惚想起昨日與齊素對峙時，我問他為什麼要做這些，逆反的精神幹細胞計畫，瘋化社會。他笑了笑，和藹地告訴我，像教一個插班生：「當犯罪者，當瘋子，成為人群中的大多數，他們不得不承認自己基因裡的恐怖，不得不承認自己是他們的同類，不得不承認即使他們罵得再多，但人與人之間的基因百分之九十九相似，他們只是那百分之一的不同，而很快，這百分之一的不同都要消失了。到那時，精神幹細胞才算去了對的地方，這個世界要治療的，不是那些患者，而是所謂的正常人。」

我依然覺得這番話駭然，只是多了一絲了然。他從事這一行近三十年，以他極致共情的要求，本來就常年遊走在深淵裡，總有手伸上來拽他。他守著自己的心，抵禦無數個地獄大門縫隙的誘惑，但依然有一腳踏空的時候。謝必跳下去的那刻，終於把他也拉下去了。

＊＊＊

幾日後，裘非不見了，他缺席了戲劇心理治療小組，也聯繫不上人。裘非的母親也不知道他去哪了。

同樣缺席的，還有齊素，他不在病房，他也不見了。

醫院急了，一個住院患者，和一個康復返院患者不見了，難不成逃了？

可沒有任何警報響起。而且齊素在少數知情者眼裡，更是個危險人物。

在院的安保人員立馬調派人手搜尋，醫生們也查起了監控，終於從監控裡找到了齊素。他是從護士台走的。重症二科有兩個門，一個是病區大門，一個是醫生的辦公通道門，齊素從護士台進入醫生的辦公通道出去的，自然沒有警報響。他不知怎麼弄到了護士台的鑰匙，當時護士台正巧沒人。齊素離開病區後，並沒有出院，而是往上走了。我看著他的背影消失在樓梯間，心中一凜，知道了他要去哪，他走得極慢，淡定從容，似乎有意在被監控拍到。

我立刻出了病區，沿著樓梯向上疾奔，衝去天台。

天台的門留了條縫，他果然在那裡。樓下傳來腳步聲，是劉醫生，他追上來了，喊我停下。

我先一步跑到了天台，拉開門，轉身，在劉醫生衝上來的當口，朝他笑了笑，然後在他驚恐的表情中關了門，上鎖，任他在外面敲喊。

對不起，劉醫生，這是我和齊素之間必須解決的事。

我轉身，看向站在天台邊的齊素。他背對著我說：「來得晚了點。」

我說：「裘非在哪。」

他沒有回答我，俯瞰著天台外道：「每次站在高處看，都會覺得玄妙，這一個個房屋的視窗，那麼小那麼普通，看著都一樣，可裡面的瘡痍卻千奇百怪。上帝就是這麼看著我們的吧，人太多太小了，同情不夠用了。」

我說：「裘非在哪？」

齊素沉默片刻，轉過身溫和道：「在他該在的地方。」

我說：「是哪裡？」

齊素說：「他很安全。」

我知道是問不出了，齊素沒有直接給我答案，意味著此路不通。

我說：「線索。」

齊素說：「什麼？」

我顯出一絲不耐煩：「這不就是你又一個功課？就像茉莉，落落，淑芬，喬郎，小翼，謝必一樣。」我面不改色地說出最後一個名字。

齊素一頓，沒什麼大反應，笑道：「我看起來這麼無聊嗎？」

我說：「那你為什麼把他們的線索告訴我，為什麼要給我機會了解你？」

「為了鍛煉你。」

我說：「鍛煉我做什麼，成為另一個你？」

他上次的話還在我耳邊迴盪，他找到了一個完美的人選替他做完這一切，是我。

齊素笑道：「你已經想像過了。」

我一愣，掩飾了神色：「我不會讓裘非和喬郎這樣的悲劇出現，不會在報復計畫裡製造嶄新的犧牲者，這是我成不了你的原因。」

齊素輕抿唇，溫和的笑意裡顯出輕蔑：「你說它是報復，難道我高看你了。」

我說：「我本來就很普通，你也是，我們都沒什麼特別的。」

齊素笑出了聲：「這麼排斥啊。真可惜，我找了你好久呢，你想像不到有多久，有一個星球從誕生到爆炸那麼久。」

爆炸這個詞讓我心生煩躁和惶恐。

齊素說：「穆戈，你在害怕嗎？每次你害怕，臉上都是興奮的表情，你是怎麼養成這個習慣的？我很好奇，騙過了很多人吧，而當你真的興奮時，臉上卻是害怕的表情。你猜你現在是什麼表情？」

我努力控制著不露出窘迫，儘管知道在他面前我是赤裸的，他可以隨意蹂躪我的羞恥心，折磨我的言不由衷，賞玩我的尷尬。我越是不想讓他得逞，結果只會背道而馳。我已習慣於此，所以每當想防禦，我就鬆弛下來，向他投降，任他處置我的真實。

他看夠了，才道：「你知道心理諮詢的秘訣吧。」

我說：「共情力？」

他搖了搖頭說：「不，是對話。強大的是對話的能力。我有時會希望我的患者，聽我說話的人，都不要信我說的，不要相信話語的虛偽。」

我點頭，確實如此，話語的虛偽遠超諮商師的虛偽。當我說「共情惡的人，會失去善的立場」時，我已經在共情惡了。

齊素說：「口是心非，是每個諮商師的天賦，你該知道你越是排斥，就越是在對這個計畫投誠。特別是你，穆戈，特別是我，我們這樣的人，天生比常人多了一個器官，用於感受和貯藏殘忍。你難道沒有一刻想切了這個器官嗎？當我這把刀遞到你的面前，你會一點都不心動？它就應該在那，在人群裡，讓精神幹細胞把這個器官送進所有人，他們無知太久了，該來我們的世界坐一坐了。」

「如果只是虛偽，我有足夠的耐心等到你剝掉這層虛偽，可你總是讓我驚喜，因為你對自己如此誠實。穆戈，你會一直崇拜我，因為我代表了所有你沒有勇氣實施的瘋狂，我在你眼裡，可能比太陽還惹眼吧。」

我不說話。

齊素張開雙臂說：「包括這裡，這家醫院，這無數的視窗，它們都好像是我冥冥中精心包裝的禮物，盛大地迎接你來到這，見到我。可我什麼都沒對你做，你是被什麼吸引來了？穆戈，你相信命運的手嗎，它的拇指輕輕碰到你時，小指已經墊在你腳下了。」

我沉默了許久，舒了口氣道：「也許你是對的，我確實會一直崇拜你。」

他的笑容還來不及收斂，我繼續道：「但我崇拜這裡的每個人，他們都代表了我無法舒展的瘋狂，你不是唯一，也沒什麼特別的，齊素。」

他瞇起了眼。

我說：「命運說是最俗氣最沒意義的說法，我不喜歡，你也不喜歡，甚至是貶斥的。我們貶斥一切投機取巧理所當然的歸因，這是用來騙那些信仰匱乏的懶人的。你用這套說辭對付我，也太敷衍了，師傅，我看起來這麼好騙嗎？」

齊素笑著，眼裡卻看不出悲喜。

我說：「別再說我有多特殊，別再高揚命運論、選中論。你只是身為患者在這家醫院無能為力，陷入泥潭時，身邊迴光返照般出現了一根勉強能用的枝芽，它是扁是黃，是粗是細，耐不耐抓，都不重要，關鍵是你只能抓住它。這裡只有我這麼好騙。我幾斤幾兩自己有數，你也一樣，你不過是在貶黜了這糟糕透頂的世界後，在你的最高價值失去價值後，把自己踢向了命運論、超人論。我們都不特殊，你遠比我清楚，我們極度渺小。命運的手？它既不會碰到我們，也不會繞過我們，它看不見我們，我們也不過是那普通的尋常的視窗裡，各自千奇百怪中的一個而已。」

我看著他說：「你要教我話語的虛偽，可我只希望你對我永遠真誠，我們能坦白點嗎，我不是你的對手，也沒把你當成對手。我尊敬你，不是因為你厲害，你能掌控我，而是因為，你是齊素。」

＊＊＊

一陣沉默，齊素笑了，拍了拍手：「好了，我們都結束試探吧，看來你上來前，已經找准今天的話語設定了，挺好的。」

我暗自握緊了拳頭，憋住氣，不能崩塌。

齊素說：「十年前，這種說法或許會對我奏效，現在，也有點敷衍了。」

我點點頭說：「那不如你教我吧，你這樣的人，什麼最能擊中你。」

齊素笑道：「你就可以。」

我聳肩道：「這好像不是什麼好話。」

齊素大笑。

我說：「你這麼自信一定能把我拖下去嗎？」

齊素說：「我是對你有信心，我看到了，你心裡已經在畫我的十字架了。」

他說著，往後退了一步。那輕輕地一步，一聲，像一個十字，他在加深我心裡的東西。

我面無表情地看著，他於是殘忍地又退了一步，又一個十字，他像是迷上了這個遊戲，迷上了凌遲我的平靜。

他離天台邊沿不足兩步了，這兩步足夠他把十字架塗得漆黑，遮天蔽日。

我依舊平靜地說：「師傅，你是不是覺得我特別天真，不要命，很蠢，給個洞就會往下跳？」

齊素虛偽又溫和道：「我以為這是優點。」

去。」

我點點頭，然後笑了：「但其實我特別務實，特別惜命，特別要活著。得出這個結論時我也很驚訝，我最大的優點不是你以為的那些，敏感，善良，共情，而是耐受，這種耐受說直白點，就是自私——誰也別想把我拖下去。」

齊素不語，目光依舊。

我說：「我若是想見黑暗，照鏡子就可以。如果它真的奏效，我也活不到今天了。誰也別想拖我下去，我一直是這麼過來的，你也不例外。」

「這裡有什麼吸引我的？我在患者身上投射自己啊，投射人類最底層最陰影的那部分東西。有的人為了活下去，連黑暗都是養分。我是這樣的人，我在窮盡世上所有的活法，給自己無數生的理由，增加生的概率。」

「你可能對我有誤會，為了活下來，我非常非常耐扛。我的敏感、共情、善良、諮詢天賦，比起我的耐扛性來說，真的不算什麼。敏感的人，不只對痛苦敏感，對快樂也會敏感。」

我看著他說：「你想見識一下我的自私嗎？看看我能記你多久，就讓自己快樂起來。」

一陣沉默，我和齊素隔著天台的空地遙相望著，他不知何時臉上沒了表情，氣氛一時有些凝固。

突然飛過一隻蝴蝶，這隻靈巧自在又脆弱的生命，把先前玻璃碴般的對峙氛圍衝散了。

我甚至懷疑它是我的幻覺，可齊素的目光也停在這隻撲棱的蝴蝶身上。它飛得似乎有些辛苦，很慢，忽上忽下，有些跌撞。我們等了可能有一個世紀那麼久，等它旁若無人地蹣跚過這片天台，消失不見。

而直到它消失不見，我依然無法確定它是真是假，無論是不是，我和齊素都陷入了同一場幻覺。

回神時，先前的氣氛已經變了。

齊素看了我很久，目光顯出柔和。他說：「穆戈，這樣，你會很辛苦的。」

我一愣，險些沒繃住。

他垂下了眼簾，似乎卸下了什麼：「如果決定了，就不要露出破綻。真正勇敢的人，不會大聲報告勇敢。」

我鼻子一酸。

他的目光飄去了天外，不知是在對誰說：「有時候，我們會把精神病稱為固執病，患者們都固執在自己光怪陸離的世界，不肯與旁人為伍，無法與大眾相似，他們固執地折磨著自己。」

「可以說，這個世界上最不可能固執，最不可能患病的人，就是他。然而人們把一個最不可能患病的人，逼死了。」他就這麼忽然提起了他。

齊素仰頭看天道：「到底什麼，才是精神病呢？從我住院開始，一直在想這個問題。大概，我是想不到答案了。穆戈，你繼續想吧。」他的視線落回了我身上，是和往常一樣眼神，那種讓我沉迷的如蒙神澤的目光，此刻我卻恐慌不已。我想大聲地喊，不要這麼看我，不要托孤般看著我，不要又把這個糟糕的世界留給我一個人。

然而我始終平靜地看著他。

「穆戈啊，一直走直線，是很累的。」

「我太累了。」

從他要我接班起，我就知道他撐不下去了。他做的一切早已違背了初衷，他決定來醫院，就證明他內心已經潰爛不堪了。我曾以為他漏算了自己會在半途崩潰，可如今明白，從他計畫的那一刻，他就知道結局了，知道自己會死在半途，區別只是能夠走多久。

他比誰都清楚憑他一己之力對抗人的浩瀚，什麼都做不到。他就像個打更的人，在濃重的黑夜裡徒勞地敲一敲，喊一喊，看看吧，看看人的痛苦、人的委屈吧，看看你們都做了什麼，能有點羞恥心嗎？能看看燈嗎？燈不夠亮，不夠響，那便把自己也投入火裡，連肉帶骨，燒得劈啪作響。他燃燒了自己，以痛醒世，開著這輛崩壞的身體，沿途留下焦煙和悲鳴，哪怕只能多引起一個人的注意，然後朝著懸崖，一截一截地墜去。

遇到我，是一個意外，一個不知道是好是壞，但並不會改變進程的意外。

他往後退，把那兩步走完了，然後歪頭看我，笑容裡有不忍，卻很坦然：「害怕嗎？」

我搖頭，再搖頭，然後大聲報告：「不怕。」

齊素笑出了聲。

我說：「我會睜大眼睛看著，一眨都不眨，每一個瞬間都記住，永遠不會忘。」

齊素說：「真記仇，你這是要報復我吧。」

我如言，睜大了眼睛。

我看著他的身體朝後倒去，消失，像蝴蝶搧了一下翅膀。

落地的聲音來得很快，「嘭」！像泡沫紙被捏碎的動靜。

從此，我的世界，蝴蝶搧動翅膀，有了聲音。

我不知道我是怎麼下樓梯的，或許是滾下去的，但明明所有人看著我淡定地走回了辦公區。

我要把「自私」貫徹到底，把這句話語的虛偽，做成現實，如他所說，沒有破綻。

警方來了，是陳警官和小刻，帶我去問話。我對答如流，神色如常，沒有人問我，有沒有拉他，為什麼不拉。

我又一次，成了一個人的遺書。

但這一次，我無比清晰地知道，是我送他走的，我讓他對我放心了。我會和這片黑暗繼續苟且下去。

齊素選擇的路是爆炸，用自己在黑暗裡炸開一把火，刺眼片刻，然後永恆消失。而我找到的路，是忍受和苟著，是在黑暗裡發著羸弱的光，耐住，不讓它熄滅。然後在浩瀚無盡裡，孤獨地走，窮盡方法地走，能走一點是一點。

＊＊＊

兩天後，我申請去收拾齊素的遺物。兩天來也沒人動，好像默認是留給我的。我和往常一般走到他的床位，窗外的日光和尋常一樣，好像他只是去上廁所了，我在等他回來。

非常齊整乾淨的床鋪，和病房裡其他床鋪的隨意和雜亂不同，他們的更有生活氣，更像住戶。齊素的床齊整得有些排外，也許他從進來的那天起就沒有對這有過歸屬感，連床鋪都透著疏離。他是整理過再離開的，他知道他不會再回來。

我坐了一會兒，開始收拾，掀開枕頭時看到一封信。信和床單一樣白，黑黝黝的字像是直接寫在床單上的：

致穆戈。

我愣了好一會兒，才敢打開它。是齊素的字，蒼勁有力，紙張都有筆痕。

穆戈：

展信佳。

這封信很早就寫好了，今天才補了開頭，筆色不同，請見諒，護士不會每次給我同一支筆。一直想送你點什麼，作為慰藉也好，或是道歉。我不知道我算不算一個壞榜樣，但我曾經真的非常優秀，雖然稱不上桃李滿天，想喊我師傅的人還是很多的。這封信當然不是為了自誇，只是希望你有一絲寬心，崇拜我並不是你有問題。

我和你聊過的命題太多了，如果有什麼再值得放信裡一提的，是從業的倫理，比如與患者的距離。這個我們每次聊都會吵架的話題，你總是指出我倚老賣老，說我像個坐擁空中花園的煙草暴發戶在指責煙草，於是我會反駁你。我來說這個事，確實不太靠譜，但更像是個經商失敗一屁股爛債的賭徒侃談商機。這次也一樣，你可以選擇聽，或者闔上這封信，我對你的祝福已經寫在前面了：無論何時，展信佳。

如果你讀下去了，那麼你已經犯了禁忌，在與患者的距離上，我和你之間一直都是危險的，我們迴避了這個問題，因為那樣更簡單。與患者親密，比疏離更簡單。你可能又在生氣，我把與你的關係定義成醫患，可現在我沒什麼可顧慮的了。我終於不用再害怕你的惱怒和失望，你知道你對我有這樣的影響力，每一個精神科醫生都對患者有這樣的影響力。

你想探究我，和我想探究你，本質上的不同，是我不需要對你負責；而你對患者有責任，你更容易掉入一個陷阱：我需要你。一旦這個陷阱成立，那麼我無論做什麼，好與壞，惡劣與殘暴，在你眼裡都是可憐的。你總會為我預設理由，然後為精神預設自由的邊界，這太危險了。你總是試圖塗抹那條邊界，如果這世上還有什麼權威是你不得不遵守的，只有時間；可你連時間都想反抗，這或許是你能抵抗我的原因。你心中的權威感很低，思緒不受束縛，你在想像中已經能超度痛苦了，不必在現實中墜落；可相應的，代價是你得永遠背著想像的痛苦。我無法判斷，究竟是現實的墜落更痛，還是想像的墜落更痛。

我本想與你聊，「何時該對患者轉身」這個倫理，細想一下，又覺得無話可說。你必然不會聽，而我的「諄諄教導」也只會讓我自己覺得虛偽。年輕時，若有人耳提面命，要我養成對痛苦視而不見的能力，我或許會朝他臉上吐痰。

在這件事上，我沒有資格成為一個教導者，經驗比我更會說話，但我未曾有過兒女，我不知此時的心情是否像一個摔倒的父親，想著剛走路的孩子。不能再發散了，你又該說我以老賣老。

那就希望你記著，穆戈，你還年輕，你還能選擇成為一個愚蠢卻快樂的商人。當然這不是年輕的權利，十年後，二十年後，三十年後，任何時候，你都可以選擇成為一個愚蠢卻快樂的商人，沒有誰能指責你，你自己也不可以。當你有一日想對痛苦轉身了，或者終於麻木了，對自己厭棄了，請毫不猶豫地走開，去陽光下，殘忍又驕傲。

但如果不幸，你始終在這裡，始終帶著這封信，那也許到時，你的想像已經龐大到從想像痛苦，變成了想像想像中的痛苦。如果你堅持要這麼活著，堅持要對安逸視而不見，堅持要自找苦吃，那麼我祝福你。你已明白，世上不存在真正的安逸，明白那些快樂的空虛，明白活著就會有使命，而你確認了你的使命，不用試圖去找一條不危險的路，這片土地的精神貧瘠與你個人無關。你見過掰起一塊石頭，下面慌亂逃竄的蟲子吧？慌亂一陣，它們會去找另一塊石頭。石頭永遠掰不完，這和你付出多大的意志無關，所以，輕鬆點，時間還長。

我此刻感到矛盾，我既希望你會把這封信帶在身邊，在任何撐不下去、感到迷惑的時候打開它，它是一封武林秘笈。可我同時又希望你將它永遠壓箱底，藏起來，或者和我的遺體一起處理掉，或者燒掉、撕掉。我害怕它變成潘朵拉的魔盒，害怕你記得我這個先驗者，而將所有不必要的苦難當成必然。

我好像說得過分了，其實沒有這麼可怕。我跌倒了，是我太孱弱了。你不是我，我一直都知道，你非常頑強。

我還記得第一次見你，你在為某個病人頭疼不已，我本來不想接近你，只是看著，想著這個孩子什麼時候跌倒。可你一直就這麼站著，雨天晴天，雷劈下來也都這麼站著，我也就一直這麼看著，久了，我走向你了，只是像個普通的患者走向光那樣走向你了。

所以穆戈，抬頭，昂首挺胸，和以前一樣，沒有人能讓你彎了膝蓋，包括我。

你的師傅，齊素。

補充：如果可以，請讓我穿著病服入殮，謝謝。

看完齊素的信，我靜了好一會兒，然後開始哭，大哭，哭了好久，涕淚橫流。這幾天來都沒有哭過，這一刻，自私的設定崩潰得一塌糊塗，就是覺得好累啊，真的好累啊。

他早就準備好赴死了。他最後要我上天台，還給我上了一課，讓我學會盛放死亡，消解前兩次作為遺書的陰影，還逼我說出頑強的話語設定，逼我把自己趕入這個設定。這可真是一個殘忍又偉大的父親，他若真能讓我只是怨他就好了，偏偏字裡行間又如此溫柔，我真是太可憐了。

＊＊＊

哭了不知多久，窗外的明光變得昏黃，我手麻腳麻地把那張蹭了鼻涕的信紙塞回信封裡，卻發現封底寫著一個字，挺小的。犯了會兒難，那個字在角落，如果不撕開信封，我看不見，於是又悲上心頭。齊素把字寫在那，不就是要逼我撕信封，逼我毀掉心裡的柔軟？我好想賭氣不看了，又耐不住誘惑，這是他最後給我留的東西了。

我還是撕開了信封，小心翼翼地沿著邊緣，這才發現信封是齊素自己黏起來的，紙張還是康復科手工課的紙。他把字寫在那之後，再折了這信封。

一番折騰，我總算看到了那個小字：逃。

逃？什麼意思，讓我逃嗎？逃去哪？是要逃什麼？

沒頭沒尾的一個字。

我收好了信，開始整理其他的遺物。齊素的抽屜也很乾淨，他好歹住了一年半，居然沒留下什麼，好像已經收拾走了一樣，可護士說沒動過這裡的東西。

清理完，遺物加起來不足床單的十分之一，我有些悵然，從口袋裡拿出了一隻打火機，藍色環形，細胞模樣，上面刻著兩個字母：XX。

這是那天從小翼手裡得來的，齊素慫恿他為惡時送給他的打火機，外型做成了細胞模樣，應該是暗喻了精神幹細胞計畫，這也算是齊素的遺物了，我把它放進了遺物堆裡。齊素死後，這個瘋狂的計畫也算消失了。

抽屜底還有一本書，《惶然錄》，是我放在戲劇心理治療室的書，不知何時被他拿來看了。我拿起這本書，封面已經有些陳舊了，看來經常被人翻閱，之前也成了齊素和裘非聯絡的媒介。裘非至今消息全無，齊素說他去了該去的地方，卻到死都沒有說出那個地方。我翻開書，書自動停在有折頁的地方，我一愣，翻開折頁，折頁下方留了一行字。

新的β，我會來找你的。——α

我頓住了，新的β？什麼意思，α又是誰？

這不是齊素的字，也不是裘非的字，他們愛護這本書，要聯絡向來用夾在書裡的紙條，不會直接寫在書上。是他們以外的人寫的，這個字有力而冒犯，直接拓在書裡，像是對前者的輕蔑。

我有些恍惚，齊素的代號是β，現在又出現了一個α。

α，β，我忽然有個荒唐的想法，會不會，精神幹細胞計畫不是齊素一個人的瘋狂想法，它是一個組織，背後還有人，齊素並不是唯一的成員，這就出現一個α了！

我再看了看這行字，「新的β，我會來找你的」。

齊素是β，但β齊素死了，這個α是來找下一個β的，他鎖定了β的繼承者！

我一下子扔開了書，恐慌至極，想起了齊素在信封底寫的那個「逃」字。是這樣嗎，是這個意思嗎？

我看向遺物堆裡那隻藍色的幹細胞打火機，它的外觀如此美麗，在雜亂的遺物中一眼就能吸引目光。它哪裡像個遺物，它分明是個活物，越美麗，此刻在我眼裡越恐怖。

我看回書中的字，看回那個 α，筆者的個性在這個字母上展露無遺，向上的尾巴尖延了很長，拉回來，像刀尖般扎入了中間的圓裡，非常特別的寫法。我看著看著忽然一陣頭皮發麻，顫抖著把手伸進白大褂的口袋裡，掏了幾次才掏出來一張皺巴巴的演算紙，是那天國際精神衛生學術交流研討會上，那個兩次質疑了教授的男人落下的。我和他在門口撞到了，這張紙從他的包裡掉出來。

我顫抖地打開紙，鋪平，上面隨意記了些公式，是電腦精神類比那塊的內容，這就是一張尋常的會議記錄隨筆，我當時想追上去還掉，但他人已經走了。

我把紙移到書邊，對比，紙中的很多公式都出現了 α 這個字母，尾巴尖延長，拉回來，扎入中間的圈。

一樣，一模一樣，這個特殊的 α 的寫法。

我忍住尖叫的衝動，所以我們已經見過面了。

那天那個看起來與我年齡相仿，冒犯張揚又笑意盈盈的男人，就是 α。

我呆愣了許久，目光又回到那隻藍色打火機上，死死盯著那兩個刻上去的XX，張揚有力，讓人不確定第一眼到底是被打火機的外型吸引的，還是這兩個點綴的字母。它如果是人名的縮寫的話……一個不可思議的想法衝破壓抑飄了上來。

XX，會不會是，謝行。

我想為這荒唐的想法笑一笑，卻怎麼都笑不出。我的思緒為什麼會忽然跳脫到這裡？因為我在回憶那個 α 時，他笑意盈盈的樣子讓我想起了謝必。

我這才恍然發覺，那幾場災難裡，周茂死了，謝必死了，齊素死了，他們都在不同人的視角裡「有始有終」

了，除了一個人，謝行。他消失在了幾乎所有的討論中。我對他僅剩的印象是謝必說的，他是個好人，他們和解了。

於是謝必死後，謝行就成了謝必。這個曾經的痛苦王子，現在笑成了謝必的樣子。

一旦這個假設冒出來，一切都在自動填充。齊素在那六年裡都和謝必這個快樂王子保持著諮詢關係，那他怎麼可能會漏掉謝行這個痛苦王子不管？所以謝行那六年裡也極有可能一直跟在齊素身邊，而在謝必死後，也開始接觸齊素的精神幹細胞計畫。

他是當年那場校園自殺案天台上的三個孩子裡，如今唯一活著的，如果真的還有誰可能知道關於周茂的遺書，他真正自殺的原因，除了周茂的母親，那就是他了。

我忽然想到，迄今為止，我成為三個人的遺書，謝必，吳向秋，和齊素；而同樣成了三個人的遺書的，還有一個人，謝行——幼年時的女童，高中時的周茂，長大後的謝必，如今又多了一個齊素。

謝行，或許經歷著遠超我的黑暗和真相，他選擇邁向了齊素，或者說邁向了精神幹細胞計畫。

寒意爬上脊背，我像被掐住了脖子，喘不上氣來。還有多少人呢？多少人在這個計畫裡？齊素真的是撐不下去了才選擇死亡的嗎？會不會是他想擺脫和消亡這個計畫，唯一的路就是死亡？他作為創始者，無法控制這個計畫了嗎……

我駭然丟開紙張，像逃避天災那樣驚慌地跑了。這張床上的東西，不是我能接觸的。

＊＊＊

一個月後，我的實習期滿了，離院。

劉醫生問我考不考慮畢業後，留院做CDC的諮商師。我有些驚訝，我以為最巴不得我趕緊走的就是他。

我搖頭說：「我想休息一陣子，順便，找找裘非。」

我摸了摸口袋，裡面有個藍色的環狀物，我沒有把它上交為遺物，它不是齊素的，而是α謝行的。

裘非始終沒有消息，他徹底失蹤了。齊素說他去了該去的地方，我隱約意識到，他或許，是代替我成為β去了。

齊素到最後都在保護我。

韓依依給了我一張沉浸式戲劇的門票，是她的社團畢業後堅持做戲劇的又一次創新，將心理劇與沉浸式戲劇結合，她們邁出了新的一步。

我有些愣怔，自從被她踢出社團，她再沒有主動與我有過這方面的交流。

韓依依說：「別急著感動，讓你過來做反面教材，給孩子們見識一下什麼雷不該踩。」

我看著這個女人，很想擁抱一下她，但最後我們還是和以往一樣，互相罵了一句，掉頭就走。來日方長。

小栗子哭了，他哭得越慘我笑得越大聲。我把剩下沒吃完的飯票都給了他，他才止住了淚，還嘛著嘴數了起來。我沒好氣地摸了摸他的栗子頭，說有機會一定給他介紹母栗子，不要再做光棍栗子了。

離院那天，送我的只有劉醫生。小栗子執拗地認為不要搞什麼離別，我肯定還會回來的。他要我欠他一句再見，這樣就一定會再見。

醫院門口，我和劉醫生都沉默了許久。

劉醫生說：「他穿著病服入殮了。」

我說：「嗯。」

齊素的後事，我沒有參與分毫。

我看著天喃喃道：「他最討厭病服了，這是他的贖罪嗎？」

劉醫生說：「什麼時候回來。」

我說：「不知道，我得去清空一些東西，養一下我的精神狀態。我對她太不好了，萬一她報復我。」

劉醫生掛上招牌冷笑道：「她早在報復你了。」

我也笑。

劉醫生說：「要清空他應該很難吧。」

我搖搖頭說：「我清空陰影，不是要趕走他，而是為了給他騰地方，把他永遠放在心裡，烙在上面，一直記著。有些痛苦沒必要遺忘，何況他帶給我的遠超過痛苦，我要把他原原本本地留著，該是什麼樣，就是什麼樣。他的深淵，他的仁愛，我都要。人不必非得輕鬆地活著，也能自由。」

劉醫生沒說什麼，很難得地笑了笑。

＊＊＊

走出醫院，看到幾個工人在修理伸縮電動門，他們掀起了地上的一條工具鐵皮，那裡頓時空落落的，像是把院內和院外的一條界線拿掉了。工人們在門邊來來回回，一隻腳在院內，一隻腳在院外，來看診的人，和出院的人，都走身旁的窄道，進進出出，擦肩謙讓。

我不知為何就看了許久，到我離開時，鐵皮已經全收起來了。我跨出院外都沒有實感，再回頭看，恍然發現，醫院的建築風格和身旁的社區建築好像啊。

我走出了一陣，沒來由地想起了茨維塔耶娃的詩句，「沉重的地球，永遠不會從我們腳下消失。」

我不知不覺開始走直線，掉出去了，就再走回來，一直走，毫無緣由地，一步都不再邁出去。

他走不完的直線，我想替他走一走。

17 番外——年輕時的齊志國

是從一滴水開始的。

屋簷上漏下一滴水，持續的水，那水開始堆積，他彷彿在那屋簷下站了千年，看著滴水成淹，漫了這座寺廟。他明明也在其中，但他是從外面看到的這一切，他看到寺廟被淹了，他被淹了，整座廟在下沉，他卻浮了上來，身體是赤裸的，可他明明是穿了衣服的。

他看到那具裸體的自己順著水飄出去，陽光能穿透他，脖子，身體，陽具，他赤裸得好乾淨，水就顯得污穢了，他隨著水飄，逐漸飄成了一條河，他流了出來，他是河，河水流到了自己腳下。他看到了他在河裡的影子，沒有臉。

齊志國醒了過來。

身上有些汗濕，他摸了摸脖子，汗涼了，究竟是這汗引起的夢，還是夢引起的汗。

天還未亮，齊志國起身了，來廟裡，他沒有隨身帶筆記本，本也沒打算住下。他調開燈，扯了張紙巾，隨手寫了幾個夢裡的意象：寺廟，水，自己，裸體，河，無臉。

寺廟，他就在廟裡，是寫實意象。水，水的解釋太多了，如果象徵生命力，夢裡的水如此之多，意味他旺盛；可還要區分水的性質，那從屋簷上落下的是什麼水，雨水？還是河水？滴水。晨露？滴了千年的晨露嗎？

滴水成淹，水漫寺廟。

滴水，恒久之事，或許可釋為他在做的職業，寺廟在水中下沉了，寺廟若不釋為現實意象，做房屋想，可代表他的身體，他的身體下沉了。沉有個井的意象，代表他的潛意識，廟下沉了，他卻浮了上來，或許釋為有被他壓抑的內容從潛意識浮出來了。

如果夢裡的水乾淨，則表明深層情緒狀態好，他記得夢中的水是挺清澈的，但因為裸體被陽光照得過於乾淨，那水相較之下就顯得污穢，這是在提醒他的深層情緒有波動。

是什麼使得那水污穢了，陽光？還是裸體？還是寺廟？

齊志國想了想，在寺廟兩個字上圈了一下，是寺廟，寺廟沉下去了。而裸體，可釋為真誠坦率，不欺騙，重要的是夢中對自己裸體的感受，如果感到侷促和遮掩，可釋為怕被看穿，但他並未感到不適或尷尬，是舒服的，說明他對自己坦誠，還有陽光做輔，裸體乾淨到透明，把水都襯托得污穢，是想說他對自己太誠實了。這並不是優點，他對陰影也過分坦誠了。

他的身體變成了河，河意為道路，水是新生，有新的階段要展開，齊志國想了想，近期並沒有什麼新項目，難道是預言夢？他又在無臉兩個字上看了看，將燈熄了，紙揉作一團，扔進垃圾簍。

齊志國打開門，山中的空氣清新，他深吸了口氣，氣裡有濃重的焚香。

很久沒記錄了，他常給人解夢，但每到給自己解，總覺得不準。

他常做夢，曾也試過像榮格那樣堅持不懈地記錄分析夢境，努力構建原型和夢境意象之間的聯繫，找到那條通往祖先的神秘之路。

沒多久，他就不再這麼做了，發現對於夢和意象，他並不虔誠，他並非不肯定那些在一戰開始前就看到或夢到了漫天血紅的人的靈性。如果可以，他也希望能窺視一番，但畢竟神跡不會看人下飯，他雖願做努力實踐煉金術的徒勞者，而非那無意拾到了煉金石的幸運兒，但他的煉金術，不在夢途。

＊＊＊

齊志國洗漱一番後，天微亮。他等了一會兒，什麼都沒等來。意識到在等待什麼後才恍然想到，這廟還沒開張，半個和尚都沒有，誰會去敲鐘？一陣失笑，索性也就出門逛逛了，廟裡很安靜，四千坪的地，沒什麼人聲，廟裡也不是沒人，有好些個修復工程師，但還沒到點開工。

這寺廟的經營者是他的一位來訪者，這次請他來廟裡坐坐，是盤算著要開張了。

廟有六百四十年的歷史，在一座不算偏遠的小山上，但沒什麼知名度。政府拍賣這座寺廟三十年的經營權，這位來訪者的父親就買了下來，然後花了兩年時間請了許多專業人士對寺廟進行修復，如今已經初成模樣了。

齊志國逛完一圈，太陽已經興盛起來，他坐到一處，閉目曬太陽。

約莫一小時後，一人朝他走來：「齊師，起這麼早。」

齊志國睜眼，笑笑：「不早了，九點了。」

那人長著一張圓臉，額頭偏高，該是有福相的，偏偏五官挨得緊，湊在一塊占面小，似與額頭在這臉上各執一半分庭抗禮。他還有只鷹鼻，豎在扁平的面上，翹破了福相，顴骨外開，嘴唇厚實，笑起來露出牙上的豁縫，據他說是兒時迷信，磕破了牙但不願意補，就一直這樣了。那豁縫像道牙眼子，齊志國時常有種錯覺，和他對視的不是眼睛，而是那條豁縫。

這位就是他的來訪者，叫馬賨，三十七歲，是個商人。是他把他請來做客的，這廟是他父親拍下的，而他父親在前年去世了。

馬賨頭一回來找他諮詢，就是為父親離世的事情。他本人並不信這一套，是一個朋友介紹來的，進了他的辦公室，點完頭就坐下了，還點煙，完全沒把他放在眼裡，拒絕的姿態做得很明顯。諮詢室是不能吸煙的，但齊志國沒有提醒，隨他的意什麼話都沒說，與他靜靜對坐，直到他抽完了一根煙。

然後他說了那天唯一的一句話：「我繼承了一座寺廟。」

＊＊＊

馬賨伸著懶腰，走到他跟前：「齊師精神氣好，起得早，我就不行了，年紀越大越沒精氣兒。」

齊志國：「這兒打理得這麼好，說沒精氣，這廟恐怕不同意。」

馬賨大笑了幾聲，拍了拍齊志國：「齊師別埋汰我了，這哪是我弄的，都是我爸生前請的好師傅，一個個都是匠人，鑽裡頭弄呢。」

齊志國：「你父親是藝術家。」

馬竇撇嘴：「他要是聽到該笑活了，一輩子被套了個附庸風雅的名頭，誰肯承認他真懂這些。」

齊志國沒再說什麼。馬竇帶他去吃早茶，與他說今日會來一個行家，給他規劃這寺廟要怎麼經營，如果能規劃得妥當，他希望今年就開業。

早茶吃了齋菜和饅頭，是助理下山買來的，吃時已經涼了。缽盂筷子的擺放挺有講究，馬竇邊吃，邊給他比劃寺裡的行餐禮儀，持碗要如龍含珠，持筷要如鳳點頭，食前要頌唸供養偈，還會行出食禮，捧少許饅頭渣去外面的施食台，意為體恤饑困，施捨給眾生和野鬼眾神。

馬竇沒有這麼做，只是說了一下，供養偈也沒有唸，說不記得，這些都是父親做過的事，小時候還會強迫他學和看。父親離世前的一個月，天天住在這廟裡，和那群修復古廟的匠人們同吃同睡。他當時不理解，後來細想，莫不是他早就知道自己命不久矣。

馬竇父親的遺體就埋在這寺廟的後山，這也是他要求的，還不准立碑，他說要做隻孤魂野鬼，守著這廟，來日盼來個成心求子的，看得順眼，就投進去。馬竇覺得他這父親簡直荒謬，有病，他們家世代從商，家大業大，就到他父親這代出了個奇葩，是家族的笑柄，終日和出家人為伴，終日折騰那些附庸風雅的古物，生意雖說沒有折騰得一敗塗地，但也業績平平，他不明白這寺廟到底有什麼好的，埋在裡頭有什麼意思，能長金子不成？

拍下了寺廟也不好好經營，整整兩年，光是修復花掉了多少錢，再加上拍的經營權，他根本沒想著這玩意是能賺錢的，毫無遠見。每次他試圖跟他提提關於這廟的經營法子，怎麼回本，怎麼生錢，他們是生意人，沒有道理做虧本買賣，父親也不拒絕，但根本不認真聽，就當他是小孩，什麼都不懂。

馬竇剛來找齊志國諮詢時，是他父親去世的第三個月，他閉口不談父親的離世，只說不想繼承這間寺廟，他有其他生意，沒心思管這賠錢的破地方。

齊志國也不談他父親的離世，順著他道：「寺廟賺不了錢嗎？你找行家問過嗎？」

馬竇頓了一會兒：「沒有。」

齊志國：「我以前遊歷，去過不少寺廟，也聽過些經營的法子。經營得好，香火旺的寺廟能賺不少。」

馬竇蹙眉：「可他前期敗了這麼多錢，我現在光是養那些匠人和維修費就要開支一大堆，還買了眾多耗錢的古玩廢物，這都賠了多少了，回本就要多久？」

齊志國沒有提醒他重心偏了，只道：「去找個行家問問吧，把這些都算進去，算筆帳，看多久能回本。」

馬竇再來時臉更臭了，往椅子上一躺，什麼話都不說。這臉色看了，任誰都以為是問過之後知道徹底賠本了。

齊志國任他沉默，沒有搭話。

半晌，馬竇氣焰起來了：「你為什麼不問我？」

齊志國：「你在氣什麼，我忽略了你？還是問了的結果？」

馬竇沉默良久：「行家說，只要經營妥當，十五年內必回本，穩賺不賠。這廟不收稅，日常成本也不會高。」

齊志國點頭：「你父親經營權買了三十年，那麼這個寺廟起碼有十五年能讓你生財，哦，去掉過去的兩年，十三年。」

馬竇又不說話了。

齊志國：「能賺錢，你不高興嗎？」

馬竇沉默。

齊志國：「知道父親的投入並不是沉沒成本，所以不高興？」

馬竇看他，又聽他道：「這不是什麼大事，該的，你父親也是個生意人，不做賠本買賣是本分，並不值得你推翻他過往的『離譜』，沒什麼好擔心的。」

馬竇瞪大了眼似有些心虛，兩側的顴骨上升，牙齒的豁縫漏了出來。

這是他第一次對他露出這種表情：好奇下文的表情。

齊志國笑了笑：「沒人逼你認可他。你朋友把你介紹來，也不是要給你們父子倆和解，不用這麼警惕我。」

馬竇沉默了很久，點點頭沒再說什麼，腿卻緩緩併攏了，坐得老實，像個學生。這個坐姿，是小時候父親一鞭子一鞭子打出來的，要他面對他時永遠得這麼坐，永遠得低著頭聽話，永遠得忍受他的喜怒無常，一邊殘忍，一邊又對天道虔誠。恍惚間，想到那個說一不二，訓狗一樣訓他的父親，如今已經離開了。而在他離開前，他甚至已經掌控不了自己了，那隻曾經拿鞭子的手，現在只能舉起佛珠和缽盂。

諮詢結束前，齊志國對他道：「下次來，或許可以跟我聊聊你的父親。」

＊＊＊

再來時，馬竇確實聊起了父親，繼承寺廟只是他父親眾多事蹟中一項很小的典型。他現在的妻子，也是父親指給他的，他並不喜歡，雖然也不反對商業聯姻，但這個女人是父親指給他的，他就打心眼裡抗拒。結婚快十年了，孩子都沒有。

他躺在躺椅上，暖光照得舒服，他並不那麼喜歡這種姿勢，這種講述，但像他所不喜歡的一切，都還是推著他往前走了。他繼續說，學業，事業，高考志願，專業，都是父親給他指的，他小時候想養狗，父親不讓，說家裡只能有一條狗。

齊志國：「你覺得他說的是你？」

馬竇看著光，目光彌散：「不然呢。」

齊志國：「會不會他說的是自己？」

馬竇一頓：「不可能。」

齊志國：「你爺爺是怎麼對你父親的？」

馬竇沉默了，再沒開口。

齊志國：「他修佛問道，癡迷於此，在家族看來是個叛逆的人，他的叛逆會不會也有方向呢？」

馬竇皺眉：「齊師，你還說不是勸我和他和解的，你們這些人，一個個都是糊弄人的騙子。」這話並沒有侮辱人的意思，反而帶點狎昵的抱怨意味，齊志國知道這是他與他親近了些的表現。

齊志國笑了笑：「和不和解並不重要，一條破褲子，你就是把它翻過來，窟窿還是那麼多。」

馬竇一愣，露出牙齒的豁縫：「你這話還挺有意思。」

齊志國：「不是我說的，是肖洛霍夫。」他走到書架前，把那本《靜靜的頓河》取下來，遞給馬竇。

馬竇一頓，從躺椅上起身，沒接：「我是個商人。」

齊志國：「你讀它，或者不讀它，你都是個商人。」

馬竇猶豫了一會兒，接了。

下回他來時，居然正兒八經地做了讀書筆記。當問到感想時，馬竇只說了一句：「它太龐大了，與我無關，我甚至無法每個字都看懂，不是看不懂，而是連在一起太費勁了，我不想這麼費勁。」

齊志國：「你總是不想費勁。父親在時不想費勁，父親走了，也不想費勁，於是你來找我，讓我替你費勁。」

馬竇抿嘴，鷹鼻子嚴肅了起來，豁縫消失了。他的顴骨像兩顆高爾夫球，鷹鼻子是球杆，這是他思考的模樣，為數不多的，思考的模樣。

齊志國曾經做過一個專案，聯繫了攝影師，和來訪者溝通之後，同意在諮詢過程中允許攝影師在場，並在任何時候經他授意按下快門。齊志國讓攝影師拍下了諮詢室中來訪者最耐人尋味的一刻，讓他看那張照片，看那個陌生的自己。

有些來訪者驚訝，有些流下了淚，說從未見過這樣的自己。馬竇此刻的表情，他獨特的思考的表情，齊志國就很想拍下來。

可惜那個項目已經廢除了，當時的諮詢機構認為這個項目違反倫理。天知道諮詢機構為何總能在倫理這件事上無下限地新增禁條。

但這與他無關，他依然熱衷於在禁條後新增專案。領導說他在和禁條賽跑，他不以為然，是禁條非要與他賽跑，他並不在乎禁條，他只忠於他應做的人間事。

良久，馬竇的高爾夫球杆鼻子決定了它的方向，向一側的顴骨擊出了球，他聳肩：「好的，我會回去認真用力地讀完它，我是說每個字。」

再來時，他們相談甚歡，馬竇說他有決定了：「他指給我的東西，我決定只繼承一樣。女人和寺廟，只繼承一樣。」

馬賨和妻子離婚了，馬賨繼承了寺廟。

之後，他還做了件事，把他父親本來已經入土的家族墓地給掘了，連人帶棺搬到了那座寺廟的後山，埋了。真的沒有給他立碑。

那天起，他也成了家族的笑柄。

＊＊＊

馬賨前後在他那做了一年的諮詢，至今結束已有幾個月，他們沒怎麼再聯繫。寺廟經過近三年的修復，即將竣工，馬賨邀請他上山看看，他便去了。本來只打算看一下就走，被馬賨勸著又住了一晚，這裡確實修復得很好，足見他父親的用心。

吃過早齋，馬賨請的那位行家就來了，一見他二人就遞名片，熱絡地說話。齊志國暗嘆口氣，本來打算趁機離開的，看這場面，又走不了了。馬賨帶著他和行家又走了一遍寺廟，聽行家給出的經營意見，廟有六百四十多年的歷史，但他對外宣稱的是七百年，也沒人會去認真考究那六十年的縮水。

行家是個專營寺廟生意的，他來前就知道這地方擱在犄角旮旯，沒什麼人知道，沒名望，但經營者是個有錢人，把這修復出了點名堂，寺名叫「無佛寺」，說是這寺裡不供佛，沒有像。跑經驗多年，無佛寺他也見過幾個，並不稀罕，稀罕的是這廟裡，說是不供佛，卻又塑了座無佛像。

什麼叫無佛像，行家好奇去看了一眼，一愣，這不就是個泥塑的胚胎麼，沒臉沒型的，就上了一層白乎乎的釉，看著是個不站不坐的姿勢，什麼都瞧不出來，這就是無佛像？真是個故弄玄虛的。他見過的無相佛，雖沒有臉，好歹身姿上是個佛樣，這玩意兒卻連個身姿都沒有。

行家沒好意思直說，只慚笑道：「這佛像有玄機，有玄機。」

齊志國在一旁有些尷尬，昨日他剛見著時也是一愣，這哪是什麼無佛像，這是他擺在諮詢辦公室裡的瓷雕，是他做壞了的陶藝，拿回來，就擺上了。馬賨後幾日回來時還問了這白釉無形像一嘴，他隨口扯了個「無佛像」，馬竇問為何供這樣一尊像，齊志國道：「因為該有信仰，但不確定信什麼，那便什麼都信，什麼都可，無需具體的形，無需具體的神，或佛，或鬼，或人。」

馬竇一副大受指導的樣子，對著那小小的無形白釉塑看了許久。

齊志國是真沒想到馬竇會把它供成寺廟裡的佛，一時有些堂皇。

連他那白釉塑腰封上的一道剮蹭口都原封不動地搬來了，這是他有回不小心碰掉了它，手忙腳亂接住時，剮蹭到了桌角，碎了一小塊。他記得馬竇當時也問了，這道口子是什麼，他隨口謅了一句：「主的創口。」

馬竇一愣，問道：「主有創口啊。」

齊志國又謅了一句：「隨便想想罷，興許這塵世，都是從神的創口流出來的，你我，眾生，皆是疼痛的原因，我們是神的疼痛。」

馬竇又一副受教樣，又看了那白釉塑良久。

行家果然也問了一句，那道剮蹭在白釉塑做成了三米的大塑像後，也變得顯眼起來。

馬竇照搬道：「這叫主的創口。」

齊志國心中嘆一氣，現在該叫佛的創口才對。他心裡無佛無神，隨口謅了個主，在這廟裡是水土不服的呀。轉念一想，他隨口謅的那句塵世是從神的創口流出來的，與印度三相神毗濕奴的典故有點形似，佛陀有時也被稱為毗濕奴的化身，雖說諸天二十中並沒有列入毗濕奴，但到底和佛家是有關係的，這亂了套的一圈謅，最後居然誤打誤撞地殊途同歸了。

齊志國在心裡荒唐一笑。

那無佛像的身旁還豎了個講解碑，抄了一段關於無相佛的碑文：

佛本無相，一切歸於大自在。心中無佛，佛何在？心中有佛，佛何在？佛本是一執念，我心既我佛，佛者，自然也。佛本無相，因眾生生佛相心而有佛相。佛本無相，以眾生相為其相。

齊志國跟著行家上前看完，又有些哭笑不得。

馬竇還在等他的回饋，有點求表揚的意思。

齊志國只好順了一句：「佛有八萬四千相，本意即為無相，是個好寓意。」

馬竇笑了，似乎放了心，跟行家聊起來更得勁了。

齊志國卻看了那無佛像好一陣，無相佛，他捏出那玩意兒擺在辦公室，有想佛嗎？沒有，想神了嗎，沒有，那像非佛非神，非人非鬼，不過是他心念的一縷雜思，具象化以討怨。如果非要說那尊不足一尺的無形白釉塑有什麼象徵，也不過是他的業障，他從未拜過，只在諮詢陷入苦頓時會望上一會兒，那會兒，這塑就有臉了，是來訪者的臉，患者的臉，他的臉，眾生業障之臉。

佛又何止八萬四千相。

＊＊＊

一旁的行家還在說道：「那這無佛像的故事呢？故事很重要，求財的求子的求姻緣的求健康的，您這廟的特色要打出去，這尊無佛像的名頭，比如摸一下能生子，拜一下能斂財，哎，您這可是七百年的古廟！四捨五入一下那就是座千年古剎啊，可不得發揮它歷史悠久的長處。廟吧，越是久，人越信，故事一上來，其餘就都妥了。門票吧，不用多，我建議六十就行，門票你定得再少都有人嫌貴，關鍵是香油錢，只要門客他信，幾百幾千的香油錢不會手軟。嘿，再找一大和尚鎮宅，要有點名望的，沒名望你也得堆上去了。再找一大施主，給他在門口刻一功德碑，捐了多少都榜上。最好還能找幾個會行銷的明星，他們上這一拜，人還不得趕著來，租出去當拍攝場地也行啊，等香油錢上來了，用品買賣跟上，賣開了光的茶葉、玉雕、紙人紙馬、糕點之類的，再想想和旅行社的合作，畢竟七百年，賣點足啊。我剛上來時看了，依山傍水的景色也不錯……」行家越說越興奮，馬竇也和顏悅色的，應和幾句後，轉過身忽然問他：「齊師，要不您給這無佛像說個故事吧。」

齊志國一愣，這怎麼行，他哪裡配。

馬竇卻覺得主意不錯，跟他拗上了。齊志國腦門一抹黑，覺得昨晚就該走。

拗不過，他便當真講了個故事，馬竇聽了會兒蹙眉道：「故事是好故事，可這不是佛的故事呀。」

齊志國笑而不語，本來，這尊「無佛像」，在他那也不是佛，佛只是個介詞。

＊＊＊

寺廟開業了，馬竇再次邀請齊志國過去。他帶上了兩個學生，當是社會實踐了。每年他總會抽出三五次時間，帶學生上山修行。

馬竇一見他就笑得見牙不見眼，一旁的女學生小聲說了句：「這豁縫真像他的眼睛。」

馬竇聽見，豁縫露得更大了，笑問這兩個背著大小包的孩子。齊志國道：「我的學生，帶他們來長見識。」又轉頭朝一男一女兩個學生道：「這位是馬老師，寺廟的經營者。」

馬竇：「我哪是什麼馬老師，齊師又折煞我，喊我馬叔就行。」

兩學生恭聲喊道：「馬老師好。」

馬竇一臉無奈相，齊志國笑著給指他介紹：「韓依依，劉祀。」

四人又去了主殿，有零星的三兩個人，不多，畢竟才開業第一天。無佛像旁的講解碑上多了段傳說，不是他講的那個故事，馬竇還是沒有用。

齊志國沒有任何不滿，反倒有些輕鬆，沒讓他擔了大事。是一個新的故事。

齊志國看了會兒，還挺津津有味，便問了馬竇：「這是誰想的故事？」

馬竇似乎為沒用他的故事顯得不好意思：「買來的，一小孩寫的。」

齊志國：「小孩？」

馬竇的豁縫又露了出來，也不想多說：「一個高中生，花了點錢徵集了一下，覺得這個故事不錯。」

齊志國點點頭，沒再問什麼。

這個新故事裡，也有關於創口的故事。

之後用餐，講法，廟裡真的來了個大和尚，是位方丈。

齊志國和他聊了幾句，覺得不是徒有虛名的，也就放心把那倆學生丟給這大和尚了。

馬竇逮著他一頓熱絡，齊志國卻婉拒了馬竇希望他再住下來的請求，並稱自己應該有段時間不會來了，若要做諮詢，還是來諮詢室，他們這樣頻繁地保持聯繫，不利於馬竇的復健。

馬竇皺起了眉，顯然不滿意，可能是覺得齊志國不識抬舉。

齊志國沒吭聲，等著他自己想通，他知道馬竇現在這樣多數是移情的後果，他心理上無法和自己斷聯，還貪圖於求助他的能量，接受他的肯定。

良久，馬竇點了點頭：「齊師忙，我是不該耽誤你這麼久，但若是之後，不經常地邀請你，逢年過節之類的，你可別拒絕我，你知道的，我真的非常尊敬你，你對我的幫助很大。」

齊志國點頭：「一定。」

＊＊＊

離開前，經過主殿，齊志國又望了望那尊無佛像。忽聽一人問道這無佛像是個什麼名堂，一旁傳來一道哈欠聲：「能有什麼名堂，指不定就是個做壞的雕塑，拿來故弄玄虛了。」

齊志國忍俊不禁了一下，看過去，是個女孩，高中生，來寺廟還穿著校服，紮著馬尾，露著大額頭，鼻尖上冒著小痘。寺廟才剛開業，怎麼就有高中生知道了？馬竇夠可以的。

那女孩長著張半開化的臉，佛燈打下去，半邊臉在光亮裡，絨毛似羽化，半邊臉在陰影裡，和眼睛一起通向原始，這或許是一張但丁筆下的臉，不知在第幾層，不知正在下還是上，光影微調後，那臉又普通起來，笑時五官揉開，嚴肅時稚氣間或老成，眉宇像寺外一棵老槐樹上的褶皺，有種虔誠。

可她沒有對任何事物發表觀感，她只是望著，只是發呆，連發呆都是虔誠的。

身旁的女生拉她去看講解碑，她興趣缺缺，掃了一眼就撇開了視線，走去一旁要了紙和毛筆，寫了一段靜心帖，掛在那。

臨走時，一旁的女生問她高考想填什麼志願，只見她望著那無佛像，囫圇說了一句：「心理學吧。」哦，所以無相佛於她們，是考神。

待人離開後，齊志國順路上前，看了看那女生寫的靜心帖，被那「筆走龍蛇」的字跡給逗到了，一看就是沒練過的。再看內容，是一段摘錄：

他從來沒有像人類一樣做過夢，也從來沒有像馬一樣做過夢。當人和馬都醒著時，很少能夠相安無事。但是，是人的夢和馬的夢一共構成了半人馬的夢。——《半人馬》

齊志國看了良久，下意識回頭想找人，那女孩早就不見蹤影了。

* * *

馬竇將他們送到寺門口，表達了依依不捨之情。

齊志國看了看門匾上的三個大字：無佛寺，對馬竇道：「以後不做這一行了，或許我會來這無佛寺住，這兒是個不錯的歸宿。」

馬竇笑了，開心了，再沒有什麼話比這句更能肯定他了。

又聊了會兒，齊素收到一條短信，請他去做一個精神鑑定。

俗間事來了，還是得去俗間做。齊志國告別了馬竇，帶著兩個學生下山去了。

走著下山的路，他忽而想到了傳教上帝之死的查拉圖斯特拉，如果今日他下山也能撞見一位勸他回頭的老聖者，他會說什麼呢？

大概也和查先生一樣吧，他會說：「上帝死了，但無相佛在，我要下山啦，我愛世人，我淌火去啦。」

被這輕快的念頭逗趣到，齊志國又一轉念想到之前在這廟裡做過的那個夢，最後在河中見到的無臉的自己，就是這無佛像，他見無相佛是自己。

後記

大家好，我是穆戈，《瘋人說》完結啦！

這個系列可能是我今年費力費心最多的事情，我總對它有諸多不滿，對親手孕育它的自己有諸多不滿。我給自己布置了許多任務，雖然完成得都不怎麼樣，但我盡力了。在寫作上，遺憾是永久的，無止境的，必然的，我接受。

記得寫完齊素跳樓那段時，是早上大概五點多。我推開陽台門站在外面，祈求老天這時再送我一隻蝴蝶，幻覺也好。我從盼望變成祈求，從祈求變成哀求，蝴蝶始終沒有出現。於是我繼續等，等日出，可那天是個陰天，沒有日出。我在冷風裡站了一個小時，無法說清那一個小時裡我在求什麼，非常不講理，非常莫名。

《瘋人說》，讀起來不輕鬆。我寫的時候不敢崩潰，怕卸掉了情緒，就憋著，延長那個感受，把情緒放到文裡。寫作真是項苦差，不是嗎？

今年，也不是個輕鬆的年，人類的生活搖搖欲墜。在不輕鬆的日子裡看不輕鬆的東西，會不會有負負得正的奇效？哈哈！人類就算沒有天災，也常常處於人禍中，災難是生活的本質啊。所以，繼續「不擇手段」地活下去吧，我們其實遠比想像的要堅強多了。

還有好多想說的，又好像都在文裡了。我最真摯的時刻，是用文字面對你們的時刻。它要告一段落了，但筆不會，就像文裡說的，我想用我的方法，替他走一走直線。精神病的題材，我還會一直寫下去。

非常愛你們，非常愛人。

最後，還是用我的人生座右銘作為結尾啦：

我愛人勝過愛原則，我愛沒原則的人勝過世間一切。——王爾德

穆戈，二〇二〇年十月二十六日晚上九點二十七分

《我要如何訴說自己》，是為紀念。

我要如何訴說自己
一位自海底來的不良民
混入人群，裝成大地的子嗣
我總是誠惶誠恐
生怕被大地發現我這個異鄉者
再被流放去海裡

我要如何訴說自己
我的毛髮長在不該長的地方
於是隨著我的咒罵脫落
我光滑了，也失去庇護了
我羞恥地敞著腿，走在孤魂野鬼間
找我我的毛髮

我要如何訴說自己
如果有人願意托我的足
他會不會滿手瘡疤，直至面目全非
他是否願意去舔一柄鐵錨
在官能睡下後，清洗齒間的恐怖
他能否接受這位海底的騙子，
借他的愛意　偽裝成人
親吻時，嘔出海底的腥泥

我要如何訴說自己
我沒有器官，它們鄉愁犯了
回家去了
我只能膽怯地望著海
呼喚我的眼睛，鼻子，嘴巴和內臟
可我沒有嘴巴，海裡的耳朵聽不見

我要如何訴說自己
我可以是一道下酒菜
一塊斬板，一個馬凳，或一隻痰盂
隨便如何使用我，用爛我
我毫無尊嚴，或者其他阻抗
只要讓我留在大地

我要如何訴說自己
海底給我判的罪是異鄉罪
斥責我這個騙子偽裝成海民，
對它演得多麼深情
海底驅逐了我，讓我滾回大地
我對大地重覆了我對海底的深情
它從故鄉變成他鄉
又從他鄉變成故鄉

我該如何訴說自己
我永遠惶恐，永遠流浪
一位鄉愁永遠在出軌的，不良民

穆戈

兩岸名詞用語差異對照表

※部分專有名詞同時出現在不同章節，此表歸納以第一次出現的章節為主。

篇章	書籍原始用語	台灣主要用語	參考英文
序言	抑鬱（症）	憂鬱（症）	depression (disorder)
	積極心理學	正向心理學	positive psychology
[1]	躁狂（症）	躁症／狂躁	manic
	雙相情感障礙	躁鬱症／雙極性疾患	bipolar disorder
	雙重人格	解離性身分疾患	dissociative identity disorder
	康復科	一般狀況下指復健科；惟本書情境指的應是精神科之慢性與一般病房（有別於收置症狀較嚴重的急性病房）	department of rehabilitation
	思維聯想障礙	思考障礙	thought disorder
	精神變態	心理病態	psychopathy
[2]	輕度躁狂	輕躁	hypomanic
	異食症	異食癖	pica
[3]	氯丙嗪	治療思覺失調、躁鬱症之常見用藥，在台之商品名常見如「穩舒眠」	Chlorpromazine
[4]	分離性身分識別障礙	解離性身分疾患	dissociative identity disorder
[6]	體象	身體意象	body image
	進食障礙	飲食疾患	eating disorder
	神經性貪食症	神經性暴食症	bulimia nervosa
	暴食症	狂食症／嗜食症	binge eating disorder

[7]	阿爾茲海默症	阿茲海默症	Alzheimer's disease
	精神分裂	思覺失調	schizophrenia
[8]	鍾情妄想	情愛妄想	erotomania
	偏執型精神分裂障礙	妄想型思覺失調症	paranoid schizophrenia
[10]	索引病人	被辨識出來的病人／代罪羔羊（家族治療用語）	identified patient (IP)
	創傷後應激障礙	創傷後壓力症候群	posttraumatic stress disorder (PTSD)
[11]	恐怖症	恐懼症	phobia
	條件反射	制約	conditioning
	干預	介入	intervention
	系統脫敏	系統減敏感法	systematic desensitization
[12]	精神發育遲滯	智能發展障礙症	intellectual disabilities
	陽性症狀	正性症狀（思覺失調之核心症狀）	positive symptom
	陰性症狀	負性症狀（思覺失調之核心症狀）	negative symptom
[13]	軀體轉換障礙症	轉化症	conversion disorder
	心理測試	心理衡鑑／心理評估	psychological assessment
	疑病症	慮病症／疾病焦慮症	hypochondriasis / illness anxiety disorder
[14]	自殺意向	自殺意念／念頭	suicidal ideation
[16]	應激反應	壓力反應	stress reaction
	被試	受試者	subject

★表格說明：

本書關於精神病患的故事，乃由真實個案改編，加上高度藝術手法，介於虛實之間的細節拿捏，情節跌宕起伏，精彩動人。這些故事的價值，在於反映了許多真實的心理困境，藉由病患的生命經歷，反思諸如瘋狂與正常的界線、生命的崩潰與重建、社會輿論對精神疾患的負面標籤等重要議題。

但由於本書為對岸著作，書裡牽涉到醫療方面的專有名詞都是大陸用語，包括病名、藥名或體制現狀，以及主角身分的設定（在台稱「臨床心理師」）。

當然，這種情況完全可以理解，既然創作環境在對岸，角色設定或治療脈絡理應遵循大陸現行作法。對一般大眾讀者來說，大陸醫界通用的專有名詞概念相通，無妨閱讀理解；然而對精神醫療專業的讀者來說，出版社無疑肩負著對知識的推廣與教育責任。

在尊重對岸的環境脈絡、顧及本書的創作性質，以及幫助台灣讀者在專業知識上能順利接軌，編輯部特邀在台長年推動心理健康不遺餘力的臨床心理師蘇益賢先生，針對書中出現的精神醫療領域詞彙，製作如右頁的「兩岸名詞用語差異對照表」。該表以章為單位，列出各章中出現的專有名詞，比較兩岸用法差異，並附上原文以供參考，意在不更動原作者文字的前提下，裨益讀者進一步理解，提升本書的專業價值。

瘋人說

作　　者　穆戈
封面設計　BIANCO
內頁排版　高巧怡
行銷企劃　蕭浩仰、江紫涓
行銷統籌　駱漢琦
業務發行　邱紹溢
營運顧問　郭其彬
責任編輯　李嘉琪
總 編 輯　李亞南
出　　版　漫遊者文化事業股份有限公司
地　　址　台北市103大同區重慶北路二段88號2樓之6
電　　話　(02) 2715-2022
傳　　真　(02) 2715-2021
服務信箱　service@azothbooks.com
網路書店　www.azothbooks.com
臉　　書　www.facebook.com/azothbooks.read
營運統籌　大雁文化事業股份有限公司
地　　址　新北市231新店區北新路三段207-3號5樓
電　　話　(02) 8913-1005
傳　　真　(02) 8913-1056
初版一刷　2022年9月
初版四刷(1)　2024年2月
定　　價　台幣480元

ISBN　978-986-489-677-6
有著作權・侵害必究（Printed in Taiwan）
本書如有缺頁、破損、裝訂錯誤，請寄回本公司更換。

瘋人說© 穆戈 2020
本作品中文繁體版通過成都天鳶文化傳播有限公司代理，經金城出版社有限公司授與漫遊者文化事業股份有限公司獨家出版發行，非經書面同意，不得以任何形式，任意重製轉載。

國家圖書館出版品預行編目 (CIP) 資料

瘋人說/ 穆戈著. -- 初版. -- 臺北市 : 漫遊者文化事業股份有限公司出版 : 大雁文化事業股份有限公司發行, 2022.09
面；　公分
ISBN 978-986-489-677-6(平裝)
1.CST: 精神疾病 2.CST: 心理治療 3.CST: 通俗作品
415.98　　111010735

azoth books
漫遊者
漫遊，一種新的路上觀察學
www.azothbooks.com
漫遊者文化

遍路文化
on the road
大人的素養課，通往自由學習之路
www.ontheroad.today
遍路文化・線上課程